高等卫生职业教育临床医学专业
（3+2）"十四五"规划教材

供临床医学、预防医学、康复治疗技术、口腔医学、护理、健康管理等专业使用

儿科学

ER' KE XUE

主　编　王洪涛　刘　奉　周建林

副主编　韩秀慈　欧明娥　蒋祥林　马宁生

编　委　（以姓氏笔画为序）

丁雪霞　孝南区妇幼保健院

马宁生　金华职业技术学院

王洪涛　湖北职业技术学院

达朝玲　邢台医学高等专科学校

刘　奉　重庆三峡医药高等专科学校

李　鹏　内蒙古医科大学附属医院

李月灵　黄河科技学院

欧明娥　肇庆医学高等专科学校

周建林　泉州医学高等专科学校

胡燕琪　上海健康医学院

蒋祥林　重庆三峡医药高等专科学校

韩秀慈　邢台医学高等专科学校

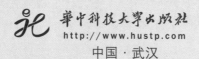

华中科技大学出版社
http://www.hustp.com
中国·武汉

内 容 简 介

本教材是高等卫生职业教育临床医学专业(3＋2)"十四五"规划教材。

本教材共16章,内容包括绪论、生长发育、儿童保健、儿科疾病治疗原则、营养和营养障碍性疾病、新生儿与新生儿疾病、消化系统疾病、呼吸系统疾病、循环系统疾病、泌尿系统疾病、造血系统疾病、神经系统疾病、感染性疾病、遗传代谢内分泌疾病、免疫性疾病及儿科急症。

本教材可供高职高专临床医学、预防医学、康复治疗技术、口腔医学、护理、健康管理等专业使用。

图书在版编目(CIP)数据

儿科学/王洪涛,刘奉,周建林主编.—武汉:华中科技大学出版社,2022.5
ISBN 978-7-5680-8157-3

Ⅰ.①儿… Ⅱ.①王… ②刘… ③周… Ⅲ.①儿科学-高等职业教育-教材 Ⅳ.①R72

中国版本图书馆 CIP 数据核字(2022)第 075093 号

儿科学
Erkexue

王洪涛 刘 奉 周建林 主编

策划编辑:蔡秀芳
责任编辑:余 雯
封面设计:原色设计
责任校对:刘 竣
责任监印:周治超
出版发行:华中科技大学出版社(中国·武汉)　　电话:(027)81321913
　　　　　武汉市东湖新技术开发区华工科技园　　邮编:430223
录　排:华中科技大学惠友文印中心
印　刷:武汉市籍缘印刷厂
开　本:889mm×1194mm　1/16
印　张:15.5
字　数:433 千字
版　次:2022 年 5 月第 1 版第 1 次印刷
定　价:52.80 元

高等卫生职业教育
临床医学专业(3+2)"十四五"规划教材

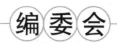

编 委 会

网络增值服务使用说明

欢迎使用华中科技大学出版社医学资源服务网yixue.hustp.com

1.教师使用流程

（1）登录网址：http://yixue.hustp.com（注册时请选择教师用户）

注册 ▶ 登录 ▶ 完善个人信息 ▶ 等待审核

（2）审核通过后，您可以在网站使用以下功能：

管理学生
建立课程　　　　　　　　　布置作业
下载教学　　　　　教师　　　　查询学生学习
资源　　　　　　　　　　　　记录等

2.学员使用流程

建议学员在PC端完成注册、登录、完善个人信息的操作。

（1）PC端学员操作步骤

①登录网址：http://yixue.hustp.com（注册时请选择普通用户）

注册 ▶ 登录 ▶ 完善个人信息

②查看课程资源

如有学习码，请在个人中心-学习码验证中先验证，再进行操作。

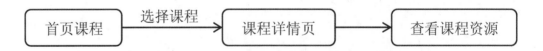

首页课程 ──选择课程──▶ 课程详情页 ──▶ 查看课程资源

（2）手机端扫码操作步骤

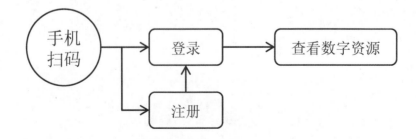

手机扫码 ──▶ 登录 ──▶ 查看数字资源
　　　　　　　↑
　　　　　　注册

Preface

前　言

儿科学是临床医学中的一门重要学科,主要内容包括从胎儿至青春期的生长发育、卫生保健和疾病防治。通过学习本课程,学生能够掌握儿童正常生长发育的规律、营养需求及预防保健措施;掌握儿科常见病、多发病的诊断与防治;掌握儿科常用诊疗操作技能和危重症患儿急救,为学生今后从事儿科临床及儿童保健工作奠定基础。

本教材遵循国务院办公厅印发的《关于深化医教协同进一步推进医学教育改革与发展的意见》的重要指导思想,以培养实用型人才为导向,以立德树人为根本任务,坚持"三基"(基本理论、基本知识和基本内容)、"五性"(思想性、科学性、先进性、启发性和适用性)、"三特定"(特定的对象、特定的要求、特定的限制)的原则,充分体现对素质教育、创新能力与实践能力的培养;坚持"贴近实际、关注需求、注重实践、突出特色"的基本原则,适应现代教育思想与理念;以学生认知规律为导向,以培养目标为依据,尽可能地调动学生主动学习的积极性,培养学生应用所学知识解决问题的能力和创新精神。本教材的编写框架及内容与国家执业助理医师资格考试大纲相衔接。本教材内容包括绪论、生长发育、儿童保健、儿科疾病治疗原则、营养和营养障碍性疾病、新生儿与新生儿疾病、感染性疾病、儿科急症及各系统常见病和多发病等,共16 章。

为了更好地引导学生学习,章节开头明确"学习目标",以"案例导入"引入教学内容,理论联系实际,基础与临床相结合,引导学生思考,培养学生的临床思维能力;根据需要,适时插入"知识链接",丰富教学内容,开阔学生视野,增强学生学习兴趣;章节后均配有本章小结与在线能力检测,在线能力检测力求与国家执业助理医师资格考试题型相一致,便于学生思考及复习,巩固学习效果。

本教材参编人员是各院校长期在教学一线工作的教师,具有丰富的教学经验,同时吸纳附属医院或教学医院的临床双师型教师参与教材编写,学校教师与行业专家"双元"共建,使教材内容符合行业发展、符合人才培养需求。在教材编写过程中编者参阅了大量最新文献和学术专著,博采众长,力求反映儿科学的新进展。

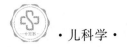

　　本教材可供高职高专临床医学、预防医学、康复治疗技术、口腔医学、护理、健康管理等医学相关专业和基层社区医务工作者等使用，还可作为国家执业助理医师资格考试及相关工作人员的参考用书。

　　本教材的编写力求科学、严谨、准确、实用，但是由于我们水平有限，对于本教材存在的遗漏和不足之处，敬请读者提出宝贵的建议和意见。

王洪涛

目　录

MULU

第一章 绪 论

1. 掌握：儿童年龄分期及各期特点。
2. 熟悉：儿童与成人不同的基础及临床特点。
3. 了解：儿科医生的工作任务及工作范围。

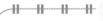

本章 PPT

第一节 儿科学的范围和任务

一、儿科学的范围

儿科学属于临床医学范畴中的二级学科，是研究儿童生长发育、卫生保健与疾病防治的综合医学学科。其研究的对象是体格和智能、心理都处于不断生长发育过程中，自胎儿至青春期阶段的儿童。

二、儿科学的任务

儿科医生的工作任务是保障儿童健康，提高生命质量。其研究内容可以分为如下几个方面。

1. 发育儿科学 研究儿童生长发育的规律及其影响因素，不断提高儿童的发育水平和社会适应性。

2. 临床儿科学 研究儿童时期各种疾病的发生、发展规律及临床诊断和治疗的理论和技术，不断降低疾病的发生率和死亡率，提高疾病的治愈率。

3. 预防儿科学 研究各种儿童疾病的预防措施，包括免疫接种、疾病筛查、健康教育等。

4. 儿童康复学 研究各种儿童疾病的康复可能性及具体方法，帮助患儿提高生活质量乃至完全恢复健康。

第二节 儿科学的特点

儿童不是成人的缩影，由于儿童时期处在不断生长发育阶段，无论是解剖机能还是疾病的发展规律都和成人有许多不同之处，熟悉和掌握儿童的这些特点，对指导临床工作十分重要。

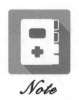

Note

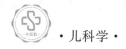

一、解剖特点

儿童在解剖形态上与成人有明显的不同,如身高(长)、体重、头围、身体各部位比例等均随生长发育的进展而不断变化;内脏器官的大小、位置在不同年龄也有其特点,例如,正常肝脏的位置,3 岁前在右肋缘下可触及(2 cm 以内),3 岁后逐渐抬高,6~7 岁后则不应触及。儿童骨骼的生长、骨化中心的出现、牙齿的萌出与更换等,都因年龄不同而不同。只有熟悉儿童体格生长发育的规律,才能正确诊断和处理临床问题。

二、机能特点

儿童各系统器官的发育(如神经、呼吸、心、肝、肾等)随着年龄的增长而逐渐成熟,而且某一年龄阶段机能的不成熟也是疾病发生的内在因素。例如,儿童年龄越小,体格生长发育的速度越快,对热量、营养物质和水分的需要量相对较成人高,但因消化吸收功能不成熟,若喂养不当,易引起消化吸收功能紊乱和水电解质失衡。又如,不同年龄儿童的生理正常值如呼吸频率、心率、血压、尿量,血液生化检查等亦不同。掌握这些儿童的机能变化特点,是儿科临床诊疗工作的基本要求。

三、病理特点

儿童由于发育不够成熟,即使同一致病因素引起的病理反应也和成人不同,例如,同为肺炎球菌所致肺部感染,婴儿表现多为支气管肺炎,年长儿与成人则引起大叶性肺炎。维生素 D 缺乏时,儿童患佝偻病,成人则患骨软化症。

四、免疫特点

儿童皮肤黏膜屏障功能及体液免疫和细胞免疫功能均不成熟,防御能力差,易患感染性疾病。新生儿经胎盘从母体获得免疫球蛋白 G(IgG)抗体,在出生后 6 个月内起一定的免疫作用,而其自身合成的 IgG 要到 6~7 岁时才能达成人水平;但母体中的免疫球蛋白 M(IgM)不能通过胎盘吸收,故新生儿体内 IgM 含量很低,易患细菌感染。婴幼儿期分泌型 IgA(SIgA)和 IgG 水平较低,易发生消化系统和呼吸系统感染。因此,加强针对婴幼儿的预防措施,对降低感染性疾病发病率尤其重要。

五、诊断特点

由于婴幼儿疾病起病急,病情进展快,患儿又不能准确地表述病情,且年龄越小,疾病明确的症状和体征就越不典型,特别是新生儿疾病常表现为体温不升、表情淡漠、拒乳、不哭、不动等;婴幼儿的急性感染性疾病,由于其免疫功能不完善,感染容易扩散甚至发展为败血症。疾病种类在不同年龄中也有很大差异,新生儿疾病多与先天性、遗传性或围生期因素关系密切,婴幼儿以感染性疾病多见,年长儿疾病以结缔组织病为多;心血管疾病中,儿童以先天性心脏病多见,成人则以冠心病为多。因而,对儿童疾病的诊断需要详细询问家长病史,细致的病情观察和全面准确的体格检查对儿童疾病的临床诊断非常重要,有时甚至是关键性的,必要的辅助检查及流行病学资料也有助于某些疾病的诊断,应特别注意。

六、治疗特点

儿科疾病强调综合治疗,包括尽快采用有效的病因治疗、护理和心理支持等。不仅要重视主要疾病的治疗,更不可忽视对各种并存症与并发症的处理,有时并存症可加重病情,影响疗效,并发症可能就是致死的原因。在使用药物进行临床治疗时,要注意把握儿童用药特点和药

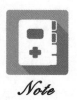

物剂量,选择最佳给药途径。

七、预后特点

儿科疾病来势凶猛,进展快,变化多端,一方面危重症患儿若能及时得到有效诊治,度过危险期后可迅速转危为安,而且较少转变成慢性疾病或留下后遗症;另一方面,某些轻症患儿若延误诊断与治疗,则可病情突然加重,甚至死亡,故强调儿童疾病的早期诊断和治疗。

八、预防特点

加强预防措施是降低儿童疾病发病率和死亡率的重要环节,而且不少疾病是可以预防的。例如,我国施行免疫规划后,不少严重威胁人类健康的急性传染病得以避免;做好母亲怀孕期间的产前咨询,胎儿期或新生儿期筛查及早期干预,可减少畸形和遗传性疾病的发生概率,有利于促进优生优育国策的实施和提高我国儿童健康水平;大力宣传科学育儿知识,增强儿童体质,定期健康检查,重点预防肺炎、腹泻、营养性贫血和佝偻病等常见病、多发病;某些成人疾病如高血压、冠心病和糖尿病等,与儿童时期的饮食关系密切;成人后的心理问题也和儿童时期的心理卫生及环境有关,应当加以预防。

第三节　儿童年龄分期及特点

生长和发育是儿童不同于成人的重要特点,生长发育又是一个连续和渐进的动态过程,在不同的年龄阶段可以表现出与年龄相关的解剖、生理和心理等功能的规律性,根据这些规律将儿童年龄划分为 7 个时期。熟悉和掌握不同年龄阶段儿童特点,能更好地帮助我们开展工作。

一、胎儿期

从受精卵形成到胎儿娩出为胎儿期,正常约 40 周(280 天)。其中受精后前 8 周称为胚胎期,此期各系统的器官发育非常迅速,各重要器官的发育已见雏形,如果此阶段受到外界干扰,容易引发胎儿严重畸形甚至死胎并流产。胎儿期完全依靠母体生存,孕妇的身心健康、营养、疾病与用药、内外环境的影响等,都可能对胎儿的生长发育造成重大影响,各种不利因素均易导致流产、早产、畸形、死胎、感染、创伤等,故加强对孕妇和胎儿的保健十分重要。

二、新生儿期

从胎儿娩出结扎脐带至满 28 天为新生儿期。生后 1 周内称早期新生儿,2~4 周称晚期新生儿。此期按年龄划分包含在婴儿期内,特点是发病率高、死亡率也高,而且在生长发育和疾病方面都具有非常明显的特殊性,故将此期单独列出。新生儿刚脱离母体转为独立生存,内外环境发生巨大的变化,但因其生理调节与适度能力尚不完善,加上分娩过程中的损伤、感染延续存在、先天畸形等常在此期表现,需注意保暖、提倡母乳喂养、加强隔离及消毒等工作,杜绝感染的发生。

围生期是指出生前后的一个阶段。我国把怀孕第 28 周到出生后 1 周这段时期定为围生期,在此阶段中的胎儿和新生儿则称为围生儿。围生儿很容易受到胎内、分娩过程中及出生后各种因素的影响而患病,甚至死亡。围生儿死亡率是衡量一个国家或地区妇幼卫生工作质量的重要指标,所以要做好围生期保健工作。

三、婴儿期

从出生到满1周岁为婴儿期。此期是体格生长发育速度最快的时期,1年内体重增加3倍,身长增加50%。由于新陈代谢旺盛,对热量及营养素(尤其是蛋白质需求量)较高,但其消化吸收功能尚不完善,易发生营养缺乏和消化功能紊乱,故应提倡母乳喂养,给予合理的营养指导。5~6个月后来自母体的免疫抗体逐渐消失,自身免疫功能又未发育成熟,抗感染能力差,易患传染病和感染性疾病,应做好免疫规划,完成基础免疫程序;同时要培养良好的卫生习惯,注意消毒隔离。

四、幼儿期

从满1周岁至满3周岁为幼儿期。此期特点是体格生长发育速度较前减慢,智力发育迅速,语言思维和应人应物能力发育日渐增强;但随着活动范围扩大,自身免疫力尚不完善,识别危险的能力差,意外伤害、中毒、传染病发病率较高;同时,断乳后膳食结构变化较大,消化功能也不够成熟,营养缺乏和消化功能紊乱仍常发生,应注意适宜的喂养、加强防护,防止意外伤害、中毒及传染病发生。

五、学龄前期

从3周岁后至6~7岁入小学前为学龄前期。此期特点是体格发育稳步增长,智力、语言和理解能力发育更为迅速,求知欲强,喜欢模仿,有高度可塑性。应注意在幼儿园的集体游戏中开发智力,倡导优良的道德品质,培养良好的生活自理能力和生活习惯。另外,由于接触外界事物与活动增多,意外伤害概率亦随之增加,急性传染病仍较常见;随着免疫力的提高,自身免疫性疾病如急性肾炎、风湿病等发病率有增多趋势,应做好防治工作。

六、学龄期

从6~7岁(入小学始)至青春期之前为学龄期。此期特点是智力发育更成熟,理解、分析、判断等综合能力渐趋完善,是长知识、接受科学文化教育的重要时期,应注意全方位正确引导;体格生长仍稳步增加,各系统器官发育(除生殖系统外)至本期末已接近成人水平。此期疾病的发生率较前明显降低,但应注意预防近视和龋齿,矫治慢性病灶,保证充足的营养和休息,防止精神或情绪异常。

七、青春期

青春期年龄范围一般为10~20岁,是儿童发育到成人的过渡阶段,经历了体格大小、形态、生理、心理和社会功能的快速变化。青春期的进入和结束年龄有较大的个体差异,女孩的青春期开始和结束的年龄均较男孩早2年左右。此期由于受性激素等因素影响,体格生长出现出生后的第二次高峰,最大特点为生殖系统迅速发育,生殖器官渐趋成熟,第二性征逐渐明显,女孩出现月经、男孩发生遗精,可以引起他(她)们对自身和异性的好奇及神秘感。但由于神经、内分泌调节不稳定,加上广泛接触社会,易发生心理、精神、行为和社会适应等方面的一些特殊健康问题,如性早熟、青春期延迟、抑郁症、伤害、性传染性疾病等,应加强教育(包括生理、心理卫生和性知识等方面教育)和引导,使其树立正确的人生观、世界观,培养良好的道德品质,让每个青春期孩子都能健康成长。

第四节　我国儿科学的发展与展望

一、我国儿科学的发展

在数千年的医学历史中,中医儿科的起源比西方儿科学早得多,我国最早的医书《黄帝内经》中就有关于儿童疾病的描述,在儿科学方面有着丰富的经验和卓越的贡献。2400 余年前的春秋战国时期,名医扁鹊被人誉为"小儿医"。唐代太医署正规培养了五年制的少小科专科医生,隋唐时期就有多部记述儿童疾病的专著问世,隋朝巢元方的《诸病源候论》叙述儿童传染病如伤寒、痢疾、肺结核,营养缺乏性疾病如夜盲、脚气病等;唐代孙思邈所著《备急千金方》论述了儿童发育进程、用兽乳喂哺、用动物肝脏治疗夜盲及雷丸治疗肠寄生虫病等方法。宋代名医钱乙《小儿药证直诀》总结了儿童常见症状和出疹性疾病的处理经验。明代儿科预防成就突出,薛已提出用烧灼脐带法预防新生儿破伤风;张琰的专著《种痘新书》记载了人痘接种预防天花的方法,较欧洲人发明的牛痘接种早了百余年。清代的《幼科铁镜》《幼儿集成》《医林改错》等,均为我国儿科学的瑰宝。

19 世纪后,西方儿科学迅速发展,并随着商品和教会进入我国。20 世纪 30 年代,西方儿科学开始在我国受到重视,但由于儿科人才紧缺,各医学院校的儿科学教育应运而生,1937 年成立了中华儿科学会。20 世纪 40 年代儿科临床医疗初具规模,各大城市医院普遍设立儿科,工作的重点在于诊治各种儿童传染病和防治营养不良,到国外学习儿科者也日渐增多,对引进国外先进的儿科学经验起了很大作用。1943 年,我国现代儿科学的奠基人诸福棠教授编写的《实用儿科学》首版问世,成为我国第一部大型儿科学参考书,标志着我国现代儿科学的建立。

中华人民共和国成立后,党和政府对儿童的医疗卫生事业非常关心。新中国成立初期的《宪法》明确规定"母亲与儿童应受到保护",并且在全国城乡建立和完善了各级儿科医疗及儿童保健机构,通过推广新法接生、倡导科学育儿、实施免疫规划、儿童生长发育监测、先天性遗传性疾病的筛查、儿童常见病和多发病的及时诊治等,大幅度地降低了儿童疾病的发生率和死亡率,对保障我国儿童健康,提高生命质量起到了至关重要作用。儿童常见的肺炎、腹泻、维生素 D 缺乏性佝偻病和营养性贫血"四病"防治也得到了落实。2021 年国务院发布了《中国妇女发展纲要(2021—2030 年)》和《中国儿童发展纲要(2021—2030 年)》,进一步将妇女和儿童健康纳入国民经济和社会发展规划,作为优先发展的领域之一。儿科的专题研究也有长足进步,特别是儿童先天性心脏病的外科手术和介入疗法、白血病的综合治疗、微量元素与儿童生长发育、热性惊厥及癫痫与智力发育的研究、儿科急重症的诊疗等方面,都取得了令人瞩目的成绩。

二、我国儿科学的展望

20 世纪 70 年代,世界卫生组织(WHO)对健康做了如下定义:"健康不仅是躯体无病,还要有完整的生理、心理状态和社会适应能力。"对照此健康目标,我国儿科学在探索如何维护和促进儿童的心理和行为发育,增强儿童的社会适应能力方面还需要继续努力。

随着科学知识的普及和社会的发展,儿科疾病谱也在发生变化,儿科工作者的注意力应当向新的领域延伸和发展,从治病、防病到促进儿童身心健康,从药物防治到心理-行为治疗与预防,全面均衡发展。医学的进展,往往是相关学科革命性突破的连锁反应,2005 年人类基因组DNA 全序列测定最终完成,对于攻克目前威胁人类生命健康的疑难杂症具有里程碑的意义。基因组学在基因活性和疾病的相关性方面为破解疾病发生、发展的本源提供了有力的根据和方向,生物医学的研究结果为某些临床疾病治疗提供了前所未有的效果,分子生物工程的进展会给临床诊疗工作开辟新的道路,医学信息的进展不仅给医学影像带来了革命性的飞跃,而且会在更广泛的领域产生深远影响。我国的儿科工作者必须团结协作、求实创新,努力为提高中华民族的整体素质和下一代的健康水平作出新的贡献。

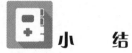

小　结

　　儿童时期机体处于不断生长发育的阶段,儿童不是成人的缩影,无论是解剖、生理还是疾病的发展规律都和成人有许多不同的特点;儿童的生长发育是一个连续渐进的动态过程,随着年龄的增长,儿童的解剖、生理和心理等功能在不同的阶段表现出与年龄相关的规律性。掌握这些特点和规律对于保障儿童的健康和提高儿童的生命质量起着至关重要的作用。

（王洪涛）

能力检测

第二章 生长发育

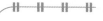

学习目标

1. 掌握：儿童体格发育的常用指标及测量方法。
2. 熟悉：儿童神经精神发育的规律，儿童生长发育的规律和影响因素。
3. 了解：儿童体格发育和神经心理发育的评价方法。

本章PPT

案例导入 2-1

我是个可爱的小女孩，家人都叫我"朵朵"，今天正好 2 周岁了。上午妈妈带我到当地社区卫生服务中心做健康检查，接待我的是一个三十岁左右的保健医生阿姨，她是专门负责我们这个片区儿童保健工作的。我还小，不会陈述保健医生阿姨询问的相关情况，所以，全部由妈妈代为回答。我是足月顺产的，出生时体重 3.3 kg，身长 50 cm，头围 34 cm，胸围 32 cm，前囟大小 1.5 cm×1.5 cm，没有牙齿。出生后采用母乳喂养，一直喂养到 18 个月才断乳，平时根据保健医生的建议加食相应的辅助食品，并定期到社区卫生服务中心做健康检查。

接下来保健医生阿姨给我做了全面的检查，检查结果如下：体重 13 kg，身长 87 cm，坐高（顶臀长）54 cm，头围 48.5 cm，胸围 49.5 cm，上臂围 13.5 cm，前囟已经闭合了，牙齿有 20 颗。

问题：

1. 上述哪些信息对结果判断有意义？
2. 根据上述资料信息，小女孩的发育正常吗？还需要追加哪些资料信息？

生长和发育是指从受精卵到成人的成熟过程。生长是指儿童身体各器官、系统的长大和形态变化，表示量的改变；发育是指细胞、组织、器官功能上的分化与成熟，是质的改变。生长和发育两者紧密相关，生长是发育的物质基础，生长的量的变化可在一定程度上反映身体、器官、系统的成熟状况，而发育成熟状况又反映在生长的量的变化上。

第一节 儿童生长发育规律和影响因素

一、儿童生长发育规律

1. 生长发育是一连续有阶段性的过程 生长发育在整个儿童期不断进行，是一个连续的过程，但各年龄阶段生长发育的速度不同。例如，体重和身长的增长在出生后第 1 年，尤其是

Note

前3个月增加最快,第1年为出生后的第一个生长高峰;第2年以后生长速度逐渐减慢,至青春期生长发育速度又加快,出现第二个生长高峰。

2. 各系统、器官生长发育不平衡 人体各系统、器官的发育顺序遵循一定规律,有各自的生长特点。如神经系统发育较早,脑在出生后2年内发育较快;淋巴系统在儿童时期迅速生长,于青春期前达高峰,以后逐渐下降到成人水平;生殖系统发育较晚;其他器官、系统如心、肾、肝、肌肉等的发育基本与体格生长平行。各系统、器官生长发育不平衡使生长发育曲线呈波浪式(图2-1)。

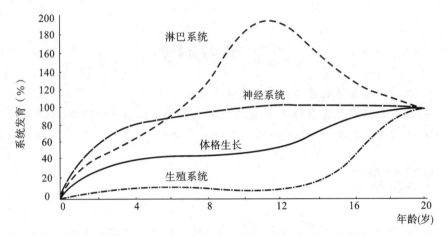

图2-1 各系统、器官生长发育不平衡使生长发育曲线呈波浪式

3. 生长发育遵循顺序规律 生长发育遵循由上到下、由近到远、由粗到细、由低级到高级、由简单到复杂的顺序。出生后运动发育的规律如下:先抬头,后挺胸,然后会坐,最后是站立、行走(由上到下);先会抬肩和伸臂,再控制双手的活动(由近到远);从全掌抓握到手指拾取(由粗到细);先画直线后画圆圈、图形和画人(由简单到复杂)。认识事物的过程如下:先学会看、听、感觉事物,逐渐发展到有记忆、思维、分析力、判断力(由低级到高级)。

4. 生长发育存在个体差异 儿童生长发育虽按一定规律发展,但在一定范围内因受先天遗传和后天教育、环境等因素影响,存在着相当大的个体差异,每个人的生长"轨迹"不完全相同。因此,在判断儿童发育是否正常时,必须考虑各种因素对个体的影响,进行连续动态的观察,才能做出准确地判断。

二、影响生长发育的因素

(一) 遗传因素

遗传决定了儿童生长发育的潜力,细胞染色体所载基因是决定遗传的物质基础。儿童的生长发育受父母双方遗传因素的影响,种族、家族的遗传信息影响皮肤和毛发的颜色、面型特征、身材高矮,骨骼、肌肉和皮下脂肪等的发育方向。遗传因素也决定了性成熟的早晚以及对疾病的易感性等。遗传性疾病,无论是染色体畸变,还是代谢性缺陷,对儿童生长发育均有显著性影响。

男女性别也影响儿童生长发育,一般女孩平均身高较同龄男孩矮,体重较同龄男孩轻,而女孩的语言、运动发育略早于男孩。女孩青春期萌动要比男孩约早2年,此时其身高、体重可暂时超过男孩,男孩青春期开始虽较迟,但延续时间比女孩长,男孩体格生长最终超过女孩。

(二) 环境因素

1. 营养 儿童的生长发育,包括宫内胎儿生长发育,需充足的营养素供给。营养素供给充足且比例恰当,加上适宜的生活环境,可使儿童的生长潜力得到充分的发挥。宫内营养不良

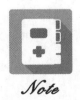

不仅使胎儿体格生长落后,严重时还影响脑的发育;出生后营养不良,特别是出生后第1～2年的严重营养不良,可影响儿童今后体重、身高及智力的发育。

2. 疾病 疾病对儿童生长发育影响很大,在内分泌疾病中,生长激素和甲状腺素缺乏可引起儿童骨骼生长和神经系统发育迟缓;急性感染常使儿童体重减轻;长期慢性疾病则影响儿童体重和身高的发育。药物也可影响生长发育,例如,长期或大量使用链霉素会损害听力和肾功能,对儿童生长发育造成永久性的损害。

3. 孕母情况 胎儿在宫内发育受孕母生活环境、营养、情绪、疾病等各种因素的影响。如妊娠早期感染风疹病毒可导致胎儿先天畸形;孕母严重营养不良、高血压可致流产、早产和胎儿发育迟缓;妊娠早期受到某些药物、放射线辐射、毒物侵害和精神创伤等,可使胎儿生长发育受阻,影响儿童正常的生长发育。孕母保持愉快的情绪可以促进婴儿的身心发育。

4. 生活环境 儿童的生活环境不仅包括物理环境,还包括家庭的经济、社会环境、文化状况等。良好的居住环境,如阳光充足、空气新鲜、水源清洁、和谐的家庭,配合良好的生活习惯、科学的护理与良好的教养、适宜的锻炼及完善的医疗保健服务等,是促进儿童生长发育达到最佳状态的主要因素。

综上所述,遗传决定了生长发育的潜力,而这种潜力受到一系列环境因素的作用与调节,表现出个人的生长发育模式。因此,生长发育水平是遗传与环境因素共同作用的结果。

第二节 儿童体格发育及评价

一、儿童体格生长常用指标

常选择易于测量、有较好人群代表性的指标来判断儿童体格生长,如体重、身高(长)、坐高(顶臀长)、头围、胸围、上臂围等。

1. 体重 体重为各器官、系统和体液的总重量,是衡量儿童体格生长与营养状况最灵敏的指标,儿科临床中多用体重计算药量和静脉输液量。

新生儿出生体重与胎次、胎龄、性别及宫内营养状况有关。我国区域调查结果显示男婴平均体重为3.3 kg±0.4 kg,女婴平均体重为3.2 kg±0.4 kg,与世界卫生组织(WHO)的参考值相近(男婴3.3 kg,女婴3.2 kg)。出生后一周内因奶量摄入不足、水分丢失、胎便排出,可出现暂时性体重下降,或称生理性体重下降,下降范围为3%～9%,至出生后7～10天恢复到出生时的体重,出生后及时合理喂哺可减轻或避免生理性体重下降的发生。

儿童随年龄增加,体重的增长逐渐减慢。3个月时体重是出生时的2倍(约6 kg),至1周岁时体重增至出生时的3倍(约9 kg),这是出生后体重增长最快的时期,是生长发育的第一个高峰。出生后第二年体重增加2.5～3.5 kg,2周岁时体重增至出生时的4倍(约12 kg)。2岁以后到青春前期体重增长减慢,平均每年增长2 kg。推算公式如下:

3～12个月:体重(kg)=[月龄+9]/2

1～6岁:体重(kg)=年龄×2+8

7～12岁:体重(kg)=(年龄×7-5)/2

12岁以后为青春发育阶段,是生长发育的第二个高峰,这时不能按上述公式推算。

2. 身高(长) 身高(长)指从头顶至足底的全身长度,是反映骨骼发育的重要指标。3岁以下儿童取仰卧位测量,称为身长;3岁以上儿童取立位测量,称为身高。立位测量值比仰卧位测量值少1～2 cm。

身高(长)的增长规律与体重相似,年龄越小增长越快,婴儿期和青春期是两个生长高峰。出生时身长平均为50 cm;出生后第1年身长增长最快,约为25 cm;前3个月身长增长11~13 cm,约等于后9个月的增长值,至1周岁时身长约75 cm;2周岁时身长约87 cm;2岁以后平均每年增长6~7 cm。2岁以后若每年增长低于5 cm,为生长速度下降。2~12岁身高(长)可按下列公式推算:

2~6岁:身高(长)(cm)=年龄×7+75

7~12岁:身高(长)(cm)=年龄×6+80

青春期出现身高增长的第二个高峰,12岁以后不能再按上式推算。此时女孩身高可比同龄男孩高,但男孩进入青春期后最终身高将超过女孩。

3. 坐高(顶臀长) 坐高(顶臀长)指从头顶至坐骨结节的长度。3岁以下儿童仰卧位测量的值称为顶臀长。坐高(顶臀长)增长代表头颅与脊柱的生长。

4. 头围 头围是始于眉弓上缘、经枕后结节对称绕头一周的长度。头围的增长与脑和颅骨的发育有关,出生时头围平均为33~34 cm,3个月时40 cm,1岁时46 cm,2岁时48 cm,5岁时50 cm,15岁时接近成人,为54~58 cm。头围的测量在2岁以内最有价值。头围过小常提示脑发育不良;头围过大提示脑积水、佝偻病等可能。

5. 胸围 平乳头下缘经肩胛角下缘绕胸一周为胸围。胸围代表肺与胸廓的发育。出生时胸围平均为32 cm,比头围小1~2 cm。1岁时胸围与头围大致相等(约46 cm)。1岁以后胸围超过头围,至青春期前两者差数(cm)约等于儿童岁数减1。1岁左右头围与胸围的增长形成头、胸围曲线交叉,此交叉曲线时间与儿童营养和胸廓发育有关,生长较差者头、胸围曲线交叉时间延后。

6. 上臂围 沿肩峰与尺骨鹰嘴连线中点的水平绕上臂一周的长度称上臂围。上臂围反映骨骼、肌肉、皮下脂肪和皮肤的发育水平,常用以评估儿童营养状况。1岁以内上臂围增长迅速,1~5岁间增长缓慢,为1~2 cm。在测量体重、身高(长)不方便的地区,可测量上臂围以普查5岁以内儿童的营养状况。评估标准为:上臂围>13.5 cm为营养良好;上臂围在12.5~13.5 cm为营养中等;上臂围<12.5 cm为营养不良。

二、身体比例与匀称性

1. 头与身高(长)比例 在宫内与婴幼儿期,头、躯干、下肢三部分生长进度并不相同,一般出生后第1年内头部发育最快,躯干次之,而青春期身高增长则以下肢为主。因此,头长占身高(长)的比例在新生儿为1/4,到成人后为1/8(图2-2)。

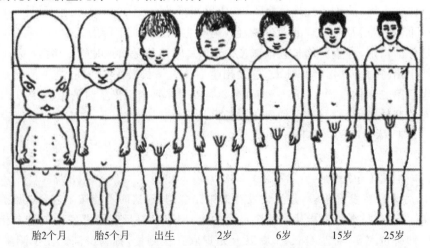

| 胎2个月 | 胎5个月 | 出生 | 2岁 | 6岁 | 15岁 | 25岁 |

图2-2 胎儿时期至成人头与身长的比例

Note

2. 体型匀称 体型匀称表示体型(形态)生长的比例关系。实际工作中常选用身高(长)所得的体重[体重(kg)/身高(cm)]表示一定身高的相应体重增长范围,间接反映身体的密度与充实度,将实际测量值与参考人群值比较,结果常以等级表示。

3. 身材匀称 身材匀称以坐高(顶臀长)与身高(长)的比例表示,反映下肢的生长情况。坐高占身高的百分比随着年龄而下降,出生时坐高为身长的 67％,以后下肢增长比躯干快,6～7 岁时小于 60％,14 岁时为 53％。此百分比反映了身材的匀称度,比坐高绝对值更有意义。儿童克汀病、软骨发育不良时,坐高占身高(长)百分比明显增大。

> **知识链接 2-1**
>
> **青春期体格生长规律**
>
> 　　青春期体格发育出现出生后第二个高峰。男孩身高增长的高峰约晚于女孩 2 年,但每年身高的增长值大于女孩,故男孩比女孩高。女孩在乳房发育后(9～11 岁),男孩在睾丸增大后(11～13 岁)身高开始加速生长,1～2 年生长达高峰。高峰提前者,身高的停止增长也早;相反,高峰延后者,青春期身高发育较慢,但最终身高达正常范围。

三、骨骼和牙齿的发育

1. 头颅骨发育 除头围外,还可依据骨缝闭合及前、后囟闭合时间来衡量颅骨的发育。婴儿出生时颅骨缝稍有分开,于 3～4 月龄时闭合。前囟为顶骨和额骨边缘交接处的菱形间隙,出生时一般为 1～2 cm(对边中点连线长度),最迟于 2 岁闭合。后囟是顶骨和枕骨边缘交界处形成的三角形间隙,出生时很小或已闭合,最迟 6～8 周闭合(图 2-3)。前囟饱满反映颅内压力增高;前囟凹陷见于脱水或极度消瘦;前囟迟闭或过大见于佝偻病、先天性甲状腺功能减退症;前囟早闭或过小见于小头畸形。

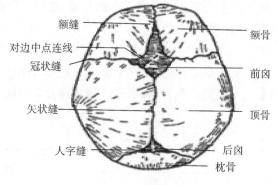

图 2-3 囟门发育

2. 脊柱的发育 脊柱的增长反映脊椎骨的发育。出生后第 1 年脊柱增长快于四肢,1 岁以后四肢增长快于脊柱。刚出生时脊柱无弯曲,仅呈轻微后凸;3 个月左右随抬头动作的发育出现颈椎前凸;6 个月能坐时出现胸椎后凸;1 岁能走时出现腰椎前凸;6～7 岁时脊柱 3 个自然弯曲才被韧带固定。

3. 长骨的发育 长骨的发育主要由长骨干骺端的软骨骨化、骨膜下成骨,使长骨增长、增粗,当骨骺与骨干融合标志着长骨停止生长。骨化中心的出现可反映长骨的生长成熟程度,刚出生时腕部无骨化中心,出生后腕部骨化中心顺序出现,1～9 岁儿童腕部骨化中心数约为"年龄＋1"个,10 岁时出齐,共 10 个。用 X 线检查测定不同年龄儿童长骨干骺端骨化中心的出现时间、数目、形态的变化,并将其标准化,即为骨龄。年长儿摄左手及腕部 X 线骨片,以观察骨化中心出现的顺序和数目,是评价骨龄简单、有效的方法。

4. 牙齿发育 人一生有乳牙和恒牙两副牙齿。乳牙共 20 颗,出生后 4～10 个月(平均为 6 个月)开始萌出,12 个月尚未出牙视为出牙延迟,大多于 3 岁前出齐。2 岁以内乳牙数目为月龄减 4～6。出牙顺序一般为下中切牙、上中切牙、上侧切牙、下侧切牙、第一乳磨牙、尖牙、第二乳磨牙(图 2-4)。

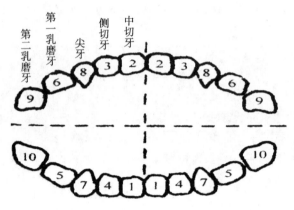

图 2-4 乳牙萌出顺序

6 岁左右萌出第一恒磨牙(又称为六龄齿),6～12 岁乳牙按萌出顺序逐个脱落,代之以恒牙;12 岁左右萌出第二恒磨牙;18 岁以后萌出第三恒磨牙(智齿),也有终生第三恒磨牙不萌出者,恒牙数量为 28～32 颗。

四、体格生长的评价

(一) 体格生长评价的方法

1. 均值离差法 正常儿童生长发育状况多呈正态分布,常用均值离差法,以平均值($\overline{X}$)加减标准差(SD)来表示儿童体格生长水平。例如,68.3％的儿童生长水平在均值±1SD 范围内,95.4％的儿童生长水平在均值±2SD 范围内,99.7％的儿童生长水平在均值±3SD 范围内。一般认为 $\overline{X}$±2SD(包含 95％的总体)属于正常范围。用儿童体格生长指标的实测值与均值比较,根据实测值在均数上下所处的位置,确定和评价儿童发育等级。国内最常用五等级评价标准(表 2-1)。

表 2-1 五等级评价标准

等级	均值离差法	百分位数法
上	$>\overline{X}+2SD$	$>P_{97}$
中上	$\overline{X}+(1SD\sim2SD)$	$P_{75}\sim P_{97}$
中	$\overline{X}+1SD$	$P_{25}\sim P_{75}$
中下	$\overline{X}-(1SD\sim2SD)$	$P_3\sim P_{25}$
下	$<\overline{X}-2SD$	$<P_3$

2. 百分位数法 适用于正态或非正态分布的样本。以第 50 百分位(P_{50})为中位数,把资料分为 P_3、P_{10}、P_{25}、P_{50}、P_{75}、P_{90}、P_{97}。当大量数据呈正态分布时,P_{50} 相当于均值离差法的均数,P_3 相当于 $\overline{X}-2SD$,P_{97} 相当于 $\overline{X}+2SD$。通常以 $P_3\sim P_{97}$(包含总体的 95％),为正常范围。可直接用百分位进行等级评价。

3. 中位数法 当样本变量分布不是完全正态时,选用中位数而不是算术平均数作为中间值。因此时样本中少数变量分布在一端,用算术平均数表示则对个别变量值影响很大。故用中位数表示变量的平均水平更合适。

4. 指数法 用两项指标间相互关系作比较。例如,Kaup 指数,即体重(kg)/身高(cm)^2 × 10^4,其含义为单位面积的体重值,主要反映体格发育水平及营养状况。尤其适用于婴幼儿,Kaup 指数大于 19 为肥胖,15~19 为正常,10~13 为营养不良,小于 10 为严重营养不良。

5. 生长曲线评价法 将各项体格生长指标按不同性别和年龄绘成正常曲线图,对个体儿童从出生开始至青春期进行全程监测,将定期连续测量的结果每月或每年标记于曲线图上作比较,可以客观地反映儿童体格生长水平和动态变化,易于及时发现生长发育偏离,分析原因并给予干预。

(二)体格生长评价的内容

儿童体格生长评价包括发育水平、生长速度和匀称程度三个方面。

1. 发育水平 将儿童某一年龄时点的某一项体格发育指标测量值(横断面测量)如体重、身高(长)等与参照人群值进行比较(横向比较),即得到该儿童该项体格发育指标在同质人群中所处的位置,通常以等级表示结果。发育水平评价的优点是简单、易于掌握与应用,但其仅表示该儿童体格发育的现实水平,不能说明过去存在的问题,也不能预测其生长趋势。

2. 生长速度 定期连续测量儿童某项体格生长指标(纵向观察)如体重、身高(长)等,即得到该项指标的生长速度。以生长曲线表示生长速度最简单、直观,定期体格检查是评价生长速度的关键。这种动态纵向观察个体儿童的生长规律方法,可发现每个儿童有自己稳定的生长轨道,体现个体差异。因此,生长速度的评价较发育水平更能真实反映儿童生长状况。生长速度正常的儿童生长基本正常。

3. 匀称程度 对体格生长指标之间关系的评价,能了解儿童体形。常选用身高(长)所得的体重与参照人群值进行比较可反映体形匀称度;以坐高(顶臀长)/身高(长)的值与参照人群值进行比较可反映儿童下肢发育状况,评价身材是否匀称。

五、儿童常见体格生长偏离

(一)体重生长偏离

1. 体重过轻 体重过轻指体重低于同年龄、同性别正常儿童体重的平均值减 2 个标准差或第 3 百分位数者。体重过轻的发生一般与喂养不当、挑食或偏食、神经心理压力及慢性疾病等有关。干预措施包括补充营养、积极治疗原发病、祛除心理因素、培养良好饮食习惯。

2. 体重过重 体重过重指体重超过同年龄、同性别正常儿童体重的平均值加 2 个标准差或第 97 百分位数者。体重过重常见于营养摄入过多、活动减少或疾病影响等。干预措施包括减少高热量食物摄入、增加消耗及治疗原发病等。

(二)身高(长)生长偏离

1. 身材矮小 身材矮小指身高(长)低于同年龄、同性别正常儿童身高(长)的平均值减 2 个标准差或第 3 百分位数者。身材矮小常见于长期喂养不当、慢性疾病、家族遗传、宫内营养不良、内分泌疾病及染色体疾病等。干预措施包括早期发现、分析原因、及时处理。

2. 身材过高 身材过高指身高(长)大于同年龄、同性别正常儿童身高(长)的平均值加 2 个标准差或第 97 百分位数者。身材过高常见于性发育异常、内分泌疾病及结缔组织疾病等。

第三节 儿童神经心理发育及评价

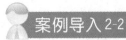 **案例导入 2-2**

[案例导入 2-1 补充资料]

做完这些检查后阿姨还和我进行了一些互动,同时也再次询问妈妈一些问题,妈妈说我走得可好了,能双脚跳,还会滑滑梯和爬楼梯,手的动作也很准确,会用勺子吃饭;已经能说阿姨好、再见等词组;妈妈经常给我买好玩的玩具,我可高兴了,当然有时候也会哭闹。

问题:

根据上述补充资料信息,此小女孩的发育正常吗?

一、神经系统的发育

神经系统的发育是儿童神经心理发育的基础,胎儿时期及儿童早期神经系统的发育最为迅速。出生时脑重约为 370 g,占体重的 10%～12%,6 个月时脑重 600～700 g,1 岁时脑重达 900 g,7 岁时脑重接近于成人。出生时大脑已有主要的沟回,但较浅,大脑皮质较薄,细胞分化较差。儿童出生时神经细胞数与成人相同,出生后脑的重量增加主要由于神经细胞体积的增大和树突的增多、加长,以及神经髓鞘的形成和发育。神经纤维到 4 岁时才完成髓鞘化,故婴儿时期神经冲动易泛化,不易形成明显的兴奋灶。儿童出生时大脑皮质发育未成熟,出生后活动主要由皮质下神经系统调节,以后随着脑实质的逐渐成熟转为由大脑皮质中枢调节,对皮质下中枢的抑制作用也渐明显。

脊髓的发育在出生时已较成熟,脊髓的发育与运动功能的发育相平行。儿童出生时脊髓下端约在第 2 腰椎下缘,4 岁时上移至第 1 腰椎,在进行腰椎穿刺时应注意。握持反射应于 3 个月时消失。婴儿肌腱反射较弱,腹壁反射和提睾反射也不易引出,到 1 岁时才稳定。3～4 个月前的婴儿肌张力较高,凯尔尼格征可为阳性,2 岁以下儿童巴宾斯基征阳性可为生理现象。

二、感知觉的发育

1. 视觉发育 新生儿已有视觉感应功能,瞳孔对光有反射,在安静清醒状态下可短暂注视物体,但只能看清 15～20 cm 的物体;新生儿后期视感知发育迅速,第 2 个月起头眼协调可注视物体,3～4 个月时喜欢看自己的手,头眼协调较好;4～5 个月开始能认识母亲,见到奶瓶表示喜悦;6～7 个月时目光可随上下移动的物体垂直方向转动;8～9 个月可以注视远距离物体;1.5～2 岁两眼调节好,能区别各种图形;2 岁时可区别垂直线与横线;5 岁时已可区别各种颜色;6 岁及以后视深度已充分发育,视力达 1.0。

2. 听觉发育 新生儿出生时鼓室充满羊水,听力较差;出生后 3～7 天听力即已相当好;3～4 个月时头可转向声源方向,听到悦耳声时会微笑;6～7 个月可区别父母声音,唤其名有反应;8 个月开始区别语言的意义;13～16 个月可寻找不同响度的声源,听懂自己的名字;4 岁听觉发育完善。听感知发育对儿童语言的发育有重要意义。

3. 嗅觉和味觉发育 出生时嗅觉和味觉已基本发育成熟。对不同味道如甜、酸、苦等可产生不同的反应,并能立即辨出与习惯滋味不同的食物;4～5 个月的婴儿对食物味道的微小

 Note

14

改变已很敏感,为味觉发育的关键期,故应合理添加各类辅食,使其适应不同味道。出生时嗅觉中枢与神经末梢已基本发育成熟,闻到乳香味会寻找乳头;3～4 个月时能区别好闻和难闻的气味;7～8 个月开始对芳香气味有反应。

4. 皮肤感觉发育　皮肤感觉可分为触觉、痛觉、温度觉及深感觉等。触觉是引起儿童某些反射的基础,新生儿的触觉已很敏感,尤以嘴唇、口周、手掌、足底、前额和眼睑等部位最敏感。温度觉在出生时已很灵敏,尤其对冷的反应,如出生时遇冷则啼哭。出生时痛觉已存在,但较迟钝,疼痛出现时易泛化,2 个月后才逐渐改善。

5. 知觉发育　知觉是人对事物各种属性的综合反映,与上述各感觉功能的发育密切相关。出生后 5～6 个月已有手眼协调动作,此后随着语言的发展,儿童的知觉开始在语言的调节下进行;1 岁末开始有空间和时间知觉;2～3 岁能辨上下;4 岁辨前后;4～5 岁开始有时间概念,如早晚、昨天、今天和明天等;5 岁开始能辨别以自身为中心的左右等。

三、运动功能的发育

运动功能的发育分为平衡与大运动和精细运动两大类。

1. 平衡与大运动　平衡与大运动包括颈肌和腰肌的平衡性活动,过程可归纳为"二抬四翻六会坐,七滚八爬周会走"的规律。

(1) 抬头:新生儿俯卧时能抬头 1～2 s;3 个月时抬头较稳;4 个月时抬头很稳。

(2) 翻身:4～5 个月时能从侧卧位翻到仰卧位;7 个月时能有意识地从仰卧位翻身至俯卧位或从俯卧位翻身至仰卧位。

(3) 坐:6 个月时能双手向前撑住独坐;8 个月时能坐稳,并可左右转身。

(4) 爬:8～9 个月可用双上肢向前爬;10 个月时可手、膝合用爬行。

(5) 站、走、跳:8 个月时可扶站片刻;10 个月时可扶走;11 个月时可独立站片刻;15 个月可独立走稳;24 个月时可双足并跳;30 个月时会独足跳。

2. 精细运动　精细运动是手指精细运动的发育。3～4 个月时握持反射消失,可胸前玩手;6～7 个月时出现换手与捏、敲等探索动作;9～10 个月时可用拇指、食指拾物,喜欢撕纸;12～15 个月时学会用勺,乱涂画;18 个月时能叠 2～3 块方积木;2 岁时可叠 6～7 块方积木,会翻书。

儿童运动的发育见图 2-5。

四、语言的发育

语言是人类特有的高级神经活动,是表达思维、观念等的心理过程,与智力发育有直接的联系。正常儿童天生具有发展语言技能的机制与潜能,但是必须提供适当的语言环境(如与周围人进行语言交往),其语言能力才能得以发展。语言发育必须听觉、发音器官和大脑功能正常,并须经过发音、理解和表达三个阶段。2 岁前是口头语言发展的关键期;4～5 岁是书面语言学习的关键期。

1. 发音阶段　新生儿已会哭叫;1～2 个月开始发喉音;2 个月发"啊""伊""呜"等元音;6 个月时出现辅音;7～8 个月能发出"爸爸""妈妈"等语音;8～9 个月时喜欢学亲人的口唇动作练习发音;10 个月会有意识地叫"爸爸""妈妈"。

2. 理解阶段　理解在发音阶段已经开始。儿童通过视觉、触觉、体位觉等与听觉联系,逐步理解一些日常用品。亲人对婴幼儿自发的"爸爸""妈妈"等语言应及时应答,可促进婴幼儿逐渐理解这些语音的特定含义。

3. 表达阶段　在理解的基础上,儿童学会了用语言表达思维,如"吃""要""抱"等。1 岁左右开始会说单词,后可组成句子。先会讲简单句,后会说复杂句。

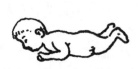
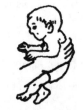
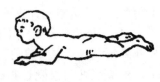

1个月俯卧位时试抬头　　　2个月垂直位时能抬头　　　3个月俯卧时抬胸

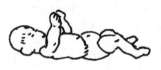
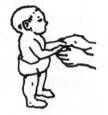

4个月时两手可在眼前玩耍　　5个月扶前臂时可站直　　　6个月时独坐

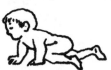
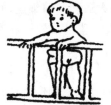
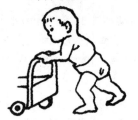

7个月时可将玩具从一　　8个月时会爬　　9个月时扶栏杆能站立　　10个月时推车能走几步
只手换到另一只手

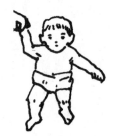
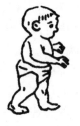
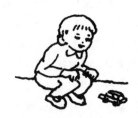
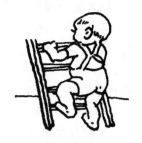

11个月时牵一只手能走　　12～14个月时独自走　　15个月时会蹲着玩　　18个月时会爬上小梯子

图 2-5　儿童运动的发育

儿童动作、语言和适应性能力的发育过程见表2-2。

表 2-2　儿童动作、语言和适应性能力的发育过程

年龄	粗细动作	语言	适应周围人物的能力与行为
新生儿期	无规律,不协调动作,紧握拳	能哭叫	铃声使全身活动减少
2个月	直立位及俯卧位时能抬头	发出和谐的喉音	能微笑,有面部表情,眼随物转动
3个月	仰卧位变为侧卧位,用手摸东西	咿呀发音	头可随看到的物品或听到的声音转动180°,注意自己的手
4个月	扶着髋部时能坐,可以在俯卧位时用两手支持抬起胸部,手能握持玩具	笑出声	抓面前物体,自己玩弄手,见食物表示喜悦,较有意识地哭和笑
5个月	扶腋下能站得直,两手能各握一玩具	能"喃喃"地发出单音音节	伸手取物,能辨别人声音,望镜中人笑

Note

16

续表

年龄	粗细动作	语言	适应周围人物的能力与行为
6个月	能独坐一会儿,用手摇玩具	发"不、呐"等辅音	能认识熟人和陌生人,自拉衣服,自握足玩
7个月	会翻身,自己独坐很久,将玩具从一手换到另一手	能发出"爸爸""妈妈"等复音,但无意识	能听懂自己的名字,自握饼干吃
8个月	会爬,会自己坐起来和躺下去,会扶着栏杆站起来,会拍手	能重复大人所发的简单音节	注意观察大人的行动,开始认识物体,两手会传递玩具
9个月	试着独站,会从抽屉中取出玩具	能懂几个较复杂的词句,如"再见"等	看见熟人会伸出手来要人抱,能与人合作游戏
10～11个月	能独站片刻,扶椅或推车能走几步,拇、食指对指拿东西	开始用单词,一个单词表示很多意义	能模仿成人的动作,招手说"再见",抱奶瓶自食
12个月	能独走,弯腰拾东西,会将圆圈套在木棍上	能说出物品的名字,如灯、碗,指出自己的手、眼	对人和事物有喜憎之分,穿衣能合作,自己用杯喝水
15个月	走得好,能蹲着玩,能叠一块方木	能说出几个词和自己的名字	能表示同意、不同意
18个月	能爬台阶,有目标地扔皮球	能认识并指出自己身体的各个部位	会表示大小便,懂命令,会自己进食
2岁	能双脚跳,手的动作更准确,会用勺子吃饭	能说出2～3个字构成的句子	能完成简单的动作,如拾起地上的物品,能表达懂、喜、怒、怕
3岁	能跑,会骑三轮车,会洗手、洗脸,穿、脱简单衣服	能说短歌谣,数几个数	能认识画上的东西,认识男女,自称"我",表现自尊心、同情心、怕羞
4岁	能爬梯子,会穿鞋	能唱歌	能画人像,初步思考问题,记忆力强,好发问
5岁	能单腿跳,会系鞋带	开始识字	能分辨颜色,数10个数,知道物品用途及性能
6～7岁	参加简单劳动,如扫地、擦桌子、剪纸、泥塑、结绳等	能讲故事,开始写字	能数几十个数,可简单加减,喜欢独立自主,形成性格

五、心理活动的发展

1. 注意的发展 注意可分为无意注意和有意注意。新生儿已有非条件的定向反射,婴儿以无意注意为主,3个月开始能短暂地集中注意人的脸和声音。随着年龄增长,活动范围的扩大,儿童逐渐出现了有意注意,但注意的稳定性差。5～6岁后儿童才能较好地控制自己的注意力,但集中时间较短,约15 min;11～12岁后儿童注意力的集中性和稳定性提高,约30 min,注意的范围也不断扩大。

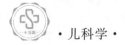

2. 记忆的发展 记忆是将所获得的信息储存和读出的神经活动过程,包括感觉、短暂记忆和长久记忆。长久记忆又可分为再认和重现。5～6个月的婴儿虽能再认母亲和其他亲近的人,但直到1岁以后才有重现。婴幼儿时期的记忆特点是时间短、内容少,对带有欢乐、愤怒、恐惧等情绪的事物容易记忆。随着儿童年龄的增长和思维、理解、分析能力的发展,儿童有意记忆能力增强,记忆的内容也越来越广泛,记忆的时间也越来越长。

3. 思维的发展 思维是人利用理解、记忆、综合分析能力来认识事物本质的高级心理活动。婴幼儿的思维为直觉活动思维,例如,拿着玩具汽车边推边说"汽车来了",如果将汽车拿走,活动则停止。学龄前期儿童则以具体形象思维为主,例如,在计算活动中,知道3个苹果加3个苹果是6个苹果,但对"3+3＝6"的计算感到困难。6～11岁以后儿童能将事物归类,抽象思维能力提高。

4. 想象的发展 新生儿没有想象能力;1～2岁儿童出现想象的萌芽,局限于模仿成人生活中的某些个别动作,如抱娃娃喂饭等;3岁后儿童想象内容仍是片段、零星的,学龄前期儿童仍以无意想象及再造想象为主,学龄期儿童有意想象和创造性想象迅速发展。

5. 情绪与情感的发展 情绪是活动时的兴奋心理状态,情感则是在情绪的基础上产生的对人、物的关系的体验,属较高级、复杂的情绪。新生儿常表现出不安、啼哭等消极情绪;6个月后能辨认亲人,易产生对母亲的依恋及分离性焦虑情绪;9～12个月时依恋情绪达到高峰;2岁后儿童的情感表现日渐丰富和复杂。婴幼儿情绪表现特点是外显而真实、时间短暂、反应强烈、易变化、易冲动。随年龄增长和与周围人交往的增加,对不愉快因素的耐受性逐渐增强,能有意识地控制自己情绪,使情绪反应渐趋稳定;情感也日益分化,产生信任感、安全感、荣誉感、责任感、道德感等。

6. 个性和性格的发展 个性和性格是个人处理与环境关系的心理活动的综合模式,包括思想方法、情绪反应、行为风格、兴趣、能力、气质等。个性和性格与遗传有关,但更多是后天形成的,尤其与家庭环境和教育的关系密切。幼儿期儿童已能独立行走,说出自己的需要,故有一定的自主感;学龄前期儿童生活基本能自理,主动性增强,但主动行为失败时易出现失望和内疚;学龄期儿童开始正规的学习生活,重视自己勤奋学习的成就,若不能发现自己的学习潜力将产生自卑感;青春期的少年体格生长和性发育开始成熟,社交增多,心理适应能力加强但容易波动,在感情问题、伙伴问题、职业选择、道德评价和人生观等问题上处理不当时易发生性格变化,性格一旦形成即相对稳定。

7. 意志的发展 意志为自觉主动地调节自己的行为,克服困难,达到预期目标的心理过程。新生儿无意志,随着语言、思维的发展,婴幼儿期开始有意志行动或抑制自己某些行动时即为意志的萌芽。随着年龄的增长,语言、思维的发展,社会交往的增多,在成人教育的影响下,儿童的意志品质逐步形成和发展,可能表现出自觉、坚持、果断和自制等积极意志品质,也可能表现出依赖、任性、顽固和冲动等消极意志品质。在日常生活中,可通过游戏和学习来培养儿童的积极意志,要重视培养其自制能力、责任感及独立性。

六、神经心理发育的评价

对儿童的感知、运动、语言和心理过程等方面进行定期的检查,可及早发现其发展趋势及有无偏离。目前国内外采用的心理测验方法主要包括筛查性测验和诊断性测验两大类。筛查性测验方法简便、快速,可于短时间内粗筛出正常者与异常者。丹佛发育筛查测验(DDST)是测量儿童心理发育最常用的方法,主要用于6岁以下儿童的智力筛查,有104项测试内容,分布于4个能区:应人能、细动作-应物能、语言能、粗动作能。应逐项检测并评定其通过或失败,最后评定结果为正常、可疑、异常、无法测定。初测结果为后3项者,2～3周后应复试,可疑或异常者需做诊断性检测,检测常用韦克斯勒儿童智力量表(WISC)。

知识链接 2-2

韦克斯勒儿童智力量表(修订版)

　　韦克斯勒儿童智力量表(修订版)内容包括词语类及操作类两大部分。词语类包括词汇、常识、算术、积木、木块图案、译码和迷宫。每一类中选择五个分测验。该量表适用于6~16岁儿童,是目前最常用的诊断性智力测验,常以该测验的IQ与社会适应量表的结果诊断儿童智力发育迟缓。也常对学习困难、注意缺陷伴多动行为问题的儿童用此测验进行鉴别或诊断。

小　结

　　生长发育是儿童不同于成人的重要特点。儿童生长发育遵循着连续性和阶段性、不平衡性及顺序性规律,并受遗传、性别、营养和生活环境等因素的影响,出现个体差异;熟悉并正确评价儿童生长发育状况,及时发现相关问题,给予适当的指导和干预,对促进儿童健康成长十分重要。评价儿童体格生长的常用指标有体重、身高(长)、坐高(顶臀长)、头围、胸围及上臂围等;评价儿童骨骼生长的常用指标有囟门、脊柱和牙齿等;评价儿童神经精神发育的指标有运动、语言及社会适应性行为等;行为发育水平常采用心理测验。儿童体格生长的评价方法包括均值离差法、中位数法、指数法及生长曲线图评价法等;神经心理发育的评价方法包括筛查性测验和诊断性测验。

（马宁生）

能力检测

Note

第三章 儿童保健

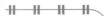
学习目标

1. 掌握：儿童免疫规划的程序。
2. 熟悉：各年龄期儿童保健的重点。
3. 了解：定期健康检查和儿童意外伤害的防控。

案例导入 3-1

妈妈抱着6个月大的女儿欢欢到儿童保健门诊做定期健康检查。

问题：

1. 应如何判断欢欢的健康状况？
2. 怎样对欢欢妈妈进行健康指导？

儿童保健属儿科学与预防医学的分支，为两者的交叉学科，其主要任务是研究各年龄期儿童生长发育的规律及其影响因素，通过有效措施，促进有利因素，防止不利因素，保障儿童健康成长。儿童保健服务内容主要包括新生儿筛查、定期健康检查与生长监测、儿童早期发展、免疫规划、营养与喂养指导、体格锻炼、心理卫生指导、常见疾病的预防等。降低儿童死亡率特别是降低婴儿及5岁以下儿童的死亡率，是我国儿童保健工作的首要任务，也是衡量一个国家或地区儿童保健事业水平的重要指标。

第一节 各年龄期儿童的保健重点

一、胎儿期

（一）胎儿期特点

胎儿的发育与孕母的身体健康、心理卫生、营养状况和生活环境等密切相关，胎儿期保健主要通过对孕母的保健来实现。

（二）胎儿期保健重点

1. 预防遗传性疾病 应大力提倡和普及婚前检查及遗传咨询，禁止近亲结婚。

2. 预防先天畸形 应避免接触放射线和铅、苯、汞、有机磷农药等化学毒物；应避免吸烟、酗酒；患有心肾疾病、糖尿病、甲状腺功能亢进、结核病等慢性疾病的育龄妇女应在医生指导下确定怀孕与否及孕期用药。

Note

3. 预防早产 重视产前检查,若发现危险因素,应积极处理,防止早产。

4. 预防感染 包括孕期及分娩时。孕早期应预防弓形虫、风疹病毒、巨细胞病毒及单纯疱疹病毒的感染,以免造成胎儿畸形及宫内发育不良;分娩时应预防来自产道的感染而影响即将出生的新生儿。

5. 保证充足营养 妊娠后期应加强铁、锌、钙、维生素 D 等重要营养素的补充。但也应防止因营养摄入过多而导致胎儿体重过重,影响分娩和胎儿以后成年期的健康。

6. 给予良好的生活环境 注意劳逸结合,减少精神负担和心理压力。

二、新生儿期

(一)新生儿期特点

新生儿脱离母体后要适应宫外新环境,适应能力受到挑战,死亡率高,需要细致入微的护理。特别是出生后 1 周内的新生儿发病率和死亡率极高,婴儿死亡中约 2/3 是新生儿,故新生儿保健是儿童保健的重点,而出生后 1 周内新生儿的保健更是重中之重。

(二)新生儿期保健重点

1. 出生时的护理 新生儿娩出后应迅速清理口腔内黏液,保证呼吸道通畅;严格消毒、结扎脐带;记录出生时 Apgar 评分、体温、呼吸、心率、体重与身长;设立新生儿观察室,出生后观察 6 h,正常者进入婴儿室或母婴室,高危儿送入新生儿重症监护室;提倡母婴同室,尽早喂母乳。

2. 新生儿居家保健

(1)保暖:有条件的家庭在冬季应使室内温度保持在 $20\sim22$ ℃,湿度以 55% 为宜;保持新生儿体温正常恒定。

(2)喂养:提倡母乳喂养,指导母亲正确的哺乳方法。

(3)护理:着宽松衣服,勤换尿布,保持皮肤清洁,特别加强脐部皮肤护理,保证睡眠。

(4)预防感染:保持居室清洁,空气清新;应尽量避免与过多的外来人员接触;母亲感冒时哺乳需戴口罩。

3. 免疫规划 接种卡介苗和乙型肝炎疫苗。

4. 新生儿筛查 新生儿出院回家前应根据要求进行先天性遗传代谢疾病筛查(目前开展的有先天性甲状腺功能低下和苯丙酮尿症)和听力筛查。

三、婴儿期

(一)婴儿期特点

此期体格生长迅速,需要营养素丰富的食物,但其消化功能尚未发育成熟,易出现消化功能紊乱及营养缺乏性疾病;主动免疫尚未成熟,而被动免疫 6 个月后慢慢减弱,易患感染性疾病。

(二)婴儿期保健重点

1. 均衡营养与合理喂养 平衡营养需求量大与消化功能不成熟的矛盾,减少消化功能紊乱和营养缺乏性疾病。提倡母乳喂养,合理添加辅食,合理断乳。

2. 促进神经心理发育 根据月龄进行感知觉、运动、语言等各项能力训练,提高神经心理发育水平。

3. 定期健康检查 遵照推荐时间进行健康检查,监测婴儿生长发育,便于早期发现缺铁性贫血、佝偻病、营养不良、发育异常等疾病并予以及时的干预和治疗。

4. 体格锻炼 坚持户外活动,进行空气浴、日光浴和主、被动体操有利于体格生长。

5. 免疫规划 按程序完成基础免疫。

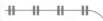

四、幼儿期

（一）幼儿期特点

由于感知能力和自我意识的发展,此期幼儿对周围环境产生好奇、乐于模仿,幼儿期是幼儿社会心理发育最为迅速的时期。该时期的幼儿已经具备一定的活动能力,但对危险的识别和自我保护的能力不足。体格生长速度减慢,乳牙出齐。

（二）幼儿期保健重点

（1）重视与幼儿的语言交流,通过游戏、讲故事、唱歌等促进幼儿语言发育与大运动能力的发展。

（2）培养幼儿的独立生活能力,安排规律的生活,养成良好的生活习惯,如睡眠、进食、排便、沐浴、游戏、户外活动等。

（3）定期进行健康检查,预防龋齿。

（4）预防意外创伤和异物吸入。

五、学龄前期

（一）学龄前期特点

此期儿童智力发展快、独立活动范围大,是性格形成的关键时期。

（二）学龄前期保健重点

1. 学前教育 加强学龄前期儿童的教育较重要,应注意培养其学习习惯、想象与思维能力,使其具有良好的心理素质。应通过游戏、体育活动增强体质,在游戏中学习遵守规则和与人交往。

2. 定期体检 每年应进行1～2次体格检查,进行视力、龋齿、缺铁性贫血等常见病的筛查与矫治。

3. 加强营养 保证充足营养,不挑食、不偏食,合理安排户外活动。

4. 预防意外损伤 预防溺水、外伤、误服药物及食物中毒等损伤。

六、学龄期

（一）学龄期特点

生长发育到7～8岁后稍有增快趋势;脑形态发育完成;乳牙脱落,更换恒牙;学龄期儿童求知欲强,是获取知识的最重要时期。

（二）学龄期保健重点

（1）提供适宜的学习条件,培养其良好的学习习惯,积极进行体育锻炼,端正坐、立、行姿势。

（2）合理安排生活,供给充足营养,预防屈光不正、龋齿、缺铁性贫血等常见病的发生。

（3）进行法制教育,学习交通规则和意外伤害的防范知识。

七、青春期

（一）青春期特点

此期为体格发育的第二个高峰期,生殖系统发育加速,内分泌系统发生变化。

（二）青春期保健重点

（1）合理安排生活,供给充足营养,加强体育锻炼。

（2）做好学校卫生保健工作，进行正确的性知识教育，让儿童了解青春期生理和心理发育特点。

（3）加强素质教育及法制教育。

第二节 儿童保健的具体措施

一、护理

对儿童的护理是儿童保健、临床医疗工作的基础内容，年龄越小的儿童，越需要适宜的护理。

1. 居室 应阳光充足、通气良好，冬季室内温度尽可能在 22～26 ℃，湿度为 55%～60%，炎热季节不可包盖过多。对哺乳期婴儿，主张母婴同室，便于母亲哺乳和照顾婴儿。应尽量避免过多来客的探访；患病者不应进入婴儿居室，尤其是新生儿、早产儿的居室。

2. 衣着（尿布） 应选择浅色、柔软的纯棉织物，宽松而少接缝，以避免摩擦儿童皮肤和便于穿、脱。新生儿应衣着宽松，保持双下肢屈曲姿势，有利于髋关节的发育。婴儿最好穿连衣裤或背带裤，不穿松紧腰裤，以利胸廓发育。存放新生儿衣物的衣柜内不宜放置樟脑丸，以免发生新生儿溶血。

二、营养与喂养

因为生长发育的特殊性，不同时期儿童的营养需求特点和存在的营养问题各不相同。必须及时、正确地对家长和有关人员进行有关营养与喂养的指导，包括母乳喂养、固体食物的引入、合理断乳、幼儿期正确的进食行为培养、学龄前期及学龄期儿童的膳食安排等内容的宣教和指导（详见第五章营养与营养障碍性疾病）。

三、免疫规划

免疫规划是指根据国家传染病防治规划，使用有效疫苗对易感人群进行预防接种所制定的策略，按照国家或各省（自治区、直辖市）指定的疫苗品种、免疫程序或接种方案，在人群中有计划地进行预防接种，以预防和控制特定传染病的发生和流行。免疫规划有赖于预防接种的实施。预防接种则指利用人工制备的抗原或抗体，通过适宜的途径接种于机体，使个体和群体产生对某种传染病特异性的自动免疫或被动免疫。

（一）儿童免疫规划程序

我国现行的儿童免疫规划程序是原卫生部 2007 年颁布的《扩大国家免疫规划实施方案》的儿童免疫程序。按照相关规定，婴儿必须在 1 岁内完成卡介苗、脊髓灰质炎混合疫苗、乙肝疫苗、麻疹减毒疫苗及百（日咳）、白（喉）、破（伤风）类毒素混合制剂等疫苗接种的基础免疫（表3-1）。

表 3-1 中国儿童国家免疫规划疫苗免疫程序

年龄	接种疫苗	
出生	卡介苗	乙肝疫苗（第 1 剂）
1 月龄		乙肝疫苗（第 2 剂）

续表

年龄	接种疫苗	
2 月龄	脊髓灰质炎减毒活疫苗（第 1 剂）	
3 月龄	脊髓灰质炎减毒活疫苗（第 2 剂）	百白破联合疫苗（第 1 剂）
4 月龄	脊髓灰质炎减毒活疫苗（第 3 剂）	百白破联合疫苗（第 2 剂）
5 月龄		百白破联合疫苗（第 3 剂）
6 月龄	A 群流脑疫苗（第 1 剂）	乙肝疫苗（第 3 剂）
8 月龄	麻风疫苗（麻疹疫苗）	乙脑减毒活疫苗（第 1 剂）
9 月龄	A 群流脑疫苗（第 2 剂）	
18 月龄	甲肝减毒活疫苗	
18~24 月龄		百白破联合疫苗（第 4 剂）
2 岁		乙脑减毒活疫苗（第 2 剂）
3 岁		
4 岁	脊髓灰质炎减毒活疫苗（第 4 剂）	
6 岁		百白破联合疫苗复种

（二）免疫规划外疫苗接种

根据疾病流行地区和季节、儿童自身身体情况及家长自己的意愿，除免疫规划使用的第一类疫苗以外，家长还可自愿并自费给儿童接种其他疫苗，这些疫苗统称为"第二类疫苗"，又称"免疫规划外疫苗"，如肺炎疫苗、流感疫苗、b 型流感嗜血杆菌疫苗、轮状病毒疫苗、EV71 型手足口病疫苗、灭活脊髓灰质炎疫苗、水痘疫苗等。

知识链接 3-1

我国免疫规划的发展

我国自 1978 年实行免疫规划 40 年来，纳入国家免疫规划的疫苗逐渐增加，2007 年，甲型病毒肝炎（甲肝）、流脑等 15 种可以通过接种疫苗有效预防的传染病的预防接种纳入国家免疫规划，对儿童实行免费常规免疫。我国 2010 年如期实现了纳入国家免疫规划的疫苗接种率以乡镇为单位达到 90% 的目标，并根据疾病的流行变化，研制新的疫苗制品。例如，肠道病毒 71 型灭活疫苗，为中国医学科学院医学生物学研究所研制的全球首个获准上市的、针对 EV71 引起的手足口病的产品，于 2016 年上半年正式上市并投入使用。

（三）预防接种注意事项

（1）严格按照免疫规划程序规定的剂量、次数、间隔时间进行预防接种。

（2）严格掌握禁忌证，包括适用于多种疫苗的一般禁忌证和适用于某种疫苗的特殊禁忌证。一般禁忌证包括发热，急性传染病，严重的慢性疾病（如心脏病、肝脏病、肾脏病、活动性结核病、化脓性皮肤病、免疫缺陷病），过敏性体质，有癫痫或惊厥史等。

（四）预防接种的反应及处理

1. 一般反应　指在疫苗接种后发生的，由疫苗本身所固有的特性引起的，对机体组织只会造成一过性生理功能障碍的反应。

（1）局部反应：一般在接种疫苗后 24 h 左右局部发生红、肿、热、痛等现象，如卡介苗接种

Note

后 2 周左右局部可出现红肿浸润,8～12 周伴随着溃疡和愈合形成瘢痕。表现轻微者无需特殊处理,若化脓形成小溃疡,腋下淋巴结肿大,可局部处理以防感染扩散,但不可切开引流。

(2)全身反应:主要表现为发热,接种疫苗后 8～24 h 体温升高,一般体温≤38.5 ℃时无需使用退热剂,嘱其适当休息多喝水;体温>38.5 ℃时,可使用退热剂,及时就医。此外,还可引起全身不适、倦怠、食欲缺乏甚至恶心、呕吐、腹痛、腹泻等症状。例如,脊髓灰质炎三型混合疫苗接种后有极少数婴儿发生腹泻,但往往能自愈。若全身反应严重,应及时到医院诊治。

2. 异常反应　指合格的疫苗在实施规范接种过程中或接种后造成受种者机体组织器官、功能损害,相关各方均无过错的药品不良反应。

(1)晕厥:少见,多发生于空腹、精神紧张的儿童。一旦发生,应让儿童立即平卧,密切观察其脉搏、心率、呼吸、血压等生命体征,给予口服温开水或糖水,一般可在短时间内恢复正常。

(2)过敏性休克:极少见,一旦发生,应立即注射 1∶1000 肾上腺素,剂量为 0.01～0.03 mg/kg,同时使用糖皮质激素等药物进行抢救。

四、定期健康检查和促进早期发展

定期健康检查是指对儿童按一定时间间隔进行的健康检查,是儿童保健工作的重要内容。系统观察儿童的生长发育、营养状况,可及早发现异常,及时干预,促进儿童健康。

(一)新生儿访视

于新生儿出生 28 天内访视 2 次,高危儿应适当增加访视次数,主要由社区卫生服务中心的妇幼保健人员实施。访视的目的是早期发现问题,及时指导处理,降低新生儿的发病率或减轻发病的程度。访视内容包括:了解新生儿出生情况,回家后的生活情况,预防接种情况,喂养与护理情况;观察新生儿一般情况及居住环境;全身体格检查,重点应注意有无产伤、黄疸、畸形、皮肤与脐部感染等;头围和体重测量;指导喂养与护理;记录访视结果。如在访视中发现严重问题,应立即转医院诊治。

(二)儿童保健门诊

应按照各年龄期保健需要,定期到固定的社区卫生服务中心、乡镇卫生院的儿童保健科进行健康检查,通过连续的纵向观察可获得个体儿童的体格生长和社会心理发育趋势,以早期发现问题、给予正确的健康指导。

1. 定期检查的时间　0～6 个月婴儿每月检查 1 次;7～12 个月婴儿每 2～3 个月检查一次;1～3 岁幼儿每 3～6 个月检查 1 次;3 岁以后的儿童、青少年每年应检查 1 次。高危儿、体弱儿应适当增加检查次数。

2. 定期检查的内容　询问个人史、既往史;进行体格测量及评价,3 岁后每年测视力、血压一次;进行全身各系统体格检查;进行常见病的定期实验室检查,如缺铁性贫血、寄生虫病等;对临床可疑佝偻病、微量元素缺乏、发育迟缓等疾病应做相应的进一步检查。

五、社会适应性行为培养

(一)良好习惯的培养

1. 睡眠习惯　足够的睡眠和良好的睡眠质量是保证儿童健康成长的先决条件之一,良好的睡眠习惯又是保证儿童足够睡眠的前提。脑细胞的发育完善过程主要是在睡眠中进行的,故睡眠有利于脑细胞的发育;在睡眠过程中氧和能量消耗减少,有利于消除疲劳;睡眠过程中脑垂体分泌的生长激素为清醒时的 3 倍,有利于儿童生长发育。随着年龄的增长,大脑皮层的发育完善,儿童睡眠时间相对减少,根据不同的年龄,合理安排儿童睡眠的时间和次数,从小培养儿童有规律的睡眠习惯。应创造适宜的睡眠环境,儿童居室安静、光线柔和,室温控制在 25

℃左右,选择厚薄适宜的盖被;睡前排一次尿;睡前避免过度兴奋;儿童应该有相对固定的作息时间,包括睡眠时间;婴儿可利用固定乐曲催眠入睡,不拍、不摇、不抱、不可用喂哺催眠;保证充足睡眠时间;培养其独自睡觉的习惯。对睡眠不安的儿童要找原因,发现问题并及时处理。

2. 进食习惯 小于2月龄婴儿按需喂养,不定时进食,以后随着进食量的逐渐增加,应逐渐培养按时进食的习惯。良好的进食习惯,才能保证满足儿童生长发育对营养的需求。按时引入奶以外的其他食物;保持进餐环境安静、整洁,桌椅适应儿童的特点;进食量根据儿童的自身情况,不要强行喂食;培养定时、定点、自己用餐的习惯;不偏食、不挑食、不浪费、餐前半小时不吃零食;饭前洗手;培养用餐礼仪。

3. 排便习惯 婴幼儿的排便为条件反射,与年长儿童控制排便能力不同。控制排大便的能力要早于控制排小便的能力。因此,婴幼儿期不必强行让儿童排便。出生后9~12个月,在其可以坐稳、大便次数逐渐减少到每天1~2次时,可开始训练其坐便盆、定时排大便;儿童1岁半左右会用不同的方式表示排尿的需要时,可开始训练白天不用尿片;2~3岁,儿童多能自己控制排尿,若5岁以后仍有不控制排尿,则应去医院就诊。

4. 卫生习惯 出生后即开始培养良好的卫生习惯,定时洗澡,勤剪指甲,勤换衣裤,不随地大小便。婴幼儿在喝奶或进食其他食物后可喂少量温开水清洁口腔,3岁以后培养儿童自己早晚刷牙、饭后漱口的习惯。告知儿童餐前便后应洗手,养成不喝生水、不食未洗净的瓜果和掉在地上的食物、不随地吐痰、不乱扔瓜果纸屑的良好卫生习惯。

(二) 社会适应性行为的培养

从小培养儿童良好的适应社会的能力是促进儿童健康成长的重要内容之一。儿童的社会适应性行为是各年龄阶段相应神经心理发展的综合表现,与家庭环境、育儿方式、儿童性别、年龄、性格密切相关。

1. 独立能力 应在日常生活中培养儿童的独立能力,如自行进食、控制大小便、独自睡觉、自己穿衣鞋等。年长儿则应培养其独立分析、解决问题的能力。

2. 控制情绪 儿童控制情绪的能力与语言、思维的发展和父母的教育有关。婴儿3~4个月就能察觉成人的表情,此时应多与其近距离面对面地交谈,让婴儿表现出愉悦、丰富的面部表情。1~2岁时,性格基本定型,要让其学会控制和尽快排除不愉快的情绪。安全的母子依恋关系有助于儿童的情绪发展和控制。儿童常因要求不能得到满足而不能控制自己的情绪,如发脾气或出现攻击性行为,故成人对儿童的要求与行为应按社会标准予以满足或加以约束或预见性处理问题,减少儿童产生消极行为的机会。用诱导方法而不用强制方法处理儿童的行为问题可以减少其对立情绪。

3. 意志 在日常生活、游戏、学习中应该有意识地培养儿童克服困难的意志,增强其自觉、坚持、果断和自制的能力。

4. 社交能力 儿童从对母亲的依恋开始,逐渐扩大依恋圈子,从亲子关系发展到玩伴关系,最后是群体关系,在这个过程中逐步学习和掌握处理人际关系的能力。从出生起应给予儿童积极愉快的感受:哺乳时与婴幼儿进行交流;与其眼对眼微笑说话;经常给予婴幼儿更多的安抚、亲吻和拥抱;当其会走后,常与其做游戏、讲故事,这些都会增强儿童与周围环境和谐一致的生活能力。注意培养儿童之间互相友爱的习惯,鼓励其帮助朋友,倡导善良的品德。在游戏中学习遵守规则,团结友爱,互相谦让,学习与人相处。在游戏中家长不应过分干涉其行为。

5. 创造能力 人的创造能力与想象能力密切相关。可通过艺术表现游戏(如模仿表演、绘画、舞蹈、讲故事等)培养其想象能力和创造能力。在游戏中启发式地向儿童提问题,引导儿童自己去发现问题和探索问题,并给予适当的鼓励和赞扬,可促进儿童思维能力的发展。

六、体格锻炼

（一）户外活动

根据儿童年龄和季节特点安排不同的户外活动。时间和次数逐渐增加。带其到人少、空气新鲜的地方，户外活动时间由每天 1～2 次，每次 10～15 min，逐渐延长，直至每天达到 2 h 以上。年长儿除恶劣气候外，应鼓励其多在户外玩耍。

（二）"三浴"锻炼

"三浴"锻炼指利用自然界的空气、阳光、水对儿童进行的体格锻炼。

1. 空气浴 从出生即可进行空气浴。空气浴时尽量暴露皮肤，利用气温和人体皮肤表面温度之间的差异形成刺激，气温越低，刺激强度越大，寒冷的空气可以使儿童交感神经更加活跃，锻炼其呼吸器官，增强其心脏活动及增强机体适应外界气温变化的能力。空气浴可选择不同的空气温度，从室内锻炼开始，逐渐过渡到室外，锻炼每天 1 次，开始 2～3 min，以后可逐渐延长到每次 30 min。空气浴时应注意儿童精神状态、气温、湿度等的变化。

2. 日光浴 日光浴可使儿童的新陈代谢增强，促进其生长发育，提高皮肤的防御能力，合成维生素 D 从而促进钙、磷的吸收，预防佝偻病等。但应注意使用适当的方法和刺激剂量。日光浴时带宽边帽保护眼睛并平卧，全身均匀地接受日光照射。按背部、两侧、胸腹部的顺序，从每部分 30 s，增加为 1 min，每天日光浴 25～30 min。

3. 水浴

（1）温水浴：温水浴可提高皮肤适应冷热变化的能力，还可促进新陈代谢，增加食欲。冬季应注意室温、水温，作好温水浴前的准备工作，减少体表热能散发。新生儿脐带脱落后即可行温水浴，水温 37～37.5 ℃，每天 1～2 次，让儿童在温水中活动。

（2）擦浴：7～8 个月以上的婴儿可进行身体擦浴。水温 32～33 ℃，待婴儿适应后，水温可逐渐降至 26 ℃。先将毛巾浸入温水，再拧至半干，然后在婴儿四肢做向心性擦浴，擦毕再用干毛巾擦至皮肤微红。

（3）淋浴：适用于 3 岁以上儿童，效果比擦浴更好。每天 1 次，每次冲淋身体 20～40 s，水温 35～36 ℃，浴后用干毛巾擦至全身皮肤微红。待儿童适应后，可逐渐将水温降至 26～28 ℃。

（4）游泳：游泳可以通过温度和水压的作用，并利用日光和风的作用，进行较强的活动，促进儿童感知觉、骨骼的发育，增进食欲，增加肺活量，提高抗病能力，增加睡眠。4 岁后有条件的儿童可以开始学习游泳，但应注意儿童身体状况和游泳环境安全。

（三）婴儿皮肤按摩

婴儿皮肤按摩又称婴儿抚触。抚触可刺激皮肤，有益于循环、呼吸、消化、肢体肌肉的放松与活动；有利于婴儿的生长发育，增强免疫力，减少婴儿哭闹，改善睡眠。同时也是父母与婴儿之间最好的情感交流方式之一，帮助婴儿获得安全感。抚触时室温以 25 ℃ 为宜，可用少量婴儿润肤油使其皮肤润滑，在婴儿面部、胸部、腹部、背部及四肢有规律地轻柔与捏握，每天早晚进行，每次 15～20 min。

（四）体操

1. 婴儿被动操 适用于 2～6 个月的婴儿，指完全由成人给婴儿做四肢伸屈运动，可促进婴儿大运动的发展、改善全身血液循环，每天 1～2 次为宜。

2. 婴儿主动操 适用于 7～12 个月婴儿，在成人扶持下进行仰卧起身、坐、爬、扶站、扶走等动作训练。

Note

3. 幼儿体操　12～18 个月幼儿学走尚不稳时,在成人的扶持下,可帮助婴儿进行有节奏的活动,如竹竿操。18 个月至 3 岁幼儿可配合音乐,做模仿操。

4. 儿童体操　如广播体操、健美操等,以增进动作协调性,有益于肌肉骨骼的发育。

（五）体育运动

年长儿可利用器械进行锻炼,如木马、滑梯,还可进行各种田径、球类、舞蹈、跳绳等活动。

七、儿童意外伤害的防控

意外伤害是 5 岁以下儿童死亡的首位原因,但是可以被认识、预测和控制。

（一）提高社会对儿童意外伤害的认识

儿童意外伤害主要包括窒息、淹溺、交通事故、中毒、跌落伤、烧烫伤、触电、自然灾害、砸伤和其他伤害(如烟花爆竹引起的伤害、各种机械损伤或锐器伤、动物咬伤等)。可通过新旧媒体、健康咨询、专题讲座等形式对社会大众特别是家长、托幼机构的工作人员和学校的教师进行健康宣教,使其对儿童意外伤害具有预见性,具备防范儿童意外伤害的常识和伤害发生后初步处理的能力。

（二）意外伤害的预防

1. 居家安全

(1) 窒息与异物吸入:3 个月以内的婴儿应注意防止因被褥、母亲的身体、吐出的奶液等造成的窒息;较大婴幼儿应防止食物、果核、果冻、纽扣、硬币等异物吸入气管。

(2) 中毒:保证儿童食物的清洁卫生,防止食物在制作、储备、出售过程中处理不当所致的细菌性食物中毒。避免食用有毒的食物,如毒蘑菇、含氰果仁(苦杏仁、桃仁、李仁等)、白果仁(白果二酸)、河豚、鱼苦胆等。药物应放置在儿童拿不到的地方;儿童内、外用药应分开放置,防止误服外用药造成的伤害。

(3) 外伤:儿童居室的窗户、楼梯、阳台、床等都应置有栏杆,防止从高处跌落。妥善放置开水、高温的油和汤等,以免造成烫伤。教育儿童不可随意玩火柴、煤气等危险物品。室内电器、电源应有防止触电的安全装置。

2. 户外安全　教育儿童不在不安全的环境玩耍;不可独自或与小朋友去无安全措施的江河、池塘玩水,以免溺水;游戏时注意安全,勿推挤,拉扯攀爬时双手抓牢等。

3. 交通安全　教育儿童行走时遵守交通规则,认识交通信号灯。

4. 培养儿童自救能力　告知儿童如家中发生火灾拨打 119,遭受外来人的侵犯拨打 110,意外伤害急救拨打 120。对有理解能力的儿童应尽早进行安全教育,可通过游戏、故事等方式来完成,如火灾时逃生方法、烫伤的急救方法等。

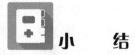 **小　　结**

儿童保健工作的主要任务是保障儿童健康、预防儿童疾病和促进儿童发展。由于不同年龄期儿童的特点不同,各年龄期的儿童保健重点亦不同。儿童保健的具体措施主要包括护理、合理营养与喂养、免疫规划、定期健康检查、社会适应性行为培养、体格锻炼、意外伤害的防控等。

（欧明娥）

能力检测

Note

第四章　儿科疾病治疗原则

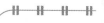

本章PPT

学习目标

1. 掌握：儿科病史采集、体格检查的基本方法和主要内容。
2. 熟悉：儿童用药特点、给药方法。
3. 了解：儿童药物剂量的计算方法。

案例导入 4-1

患儿，女，3岁，咳嗽伴发热3天。

问题：

1. 如何完善该患儿病史采集？

2. 体格检查的注意事项和检查内容有哪些？

3. 假设该患儿诊断为支气管肺炎，需要口服阿莫西林治疗，该如何确定用药剂型和剂量？

第一节　儿科病史采集和体格检查

儿科的病史采集、体格检查和记录在内容、程序、方法及分析判断等方面具有自身的特点，故在要求上与成人有一定差别。熟练掌握与此相关的方法和技巧，是开展儿科临床诊疗工作的基础。

医学的进步及整体诊疗水平的提高，对医生运用系统医学知识、临床基本技能及临床系统思维提出了更高的要求，熟练而规范地采集病史和进行体格检查并规范书写病历，对培养临床综合能力和确立疾病的诊断十分重要。临床实验室的发展和医疗诊断设备的更新，为疾病的诊断提供了更多、更精确的手段，但准确的病史资料采集和体格检查永远是正确诊断疾病的重要基础，病历记录则是最重要的医疗证据。

一、病史采集

（一）病史采集的注意事项

儿科病史采集具有特殊性。婴幼儿不会叙述，年长儿也可能表达不清楚，多由成人代述。因此，采集病史时要注意认真倾听，勿轻易打断，待儿童或家长叙述完后，可针对重点提问。关键是要从家长提供的信息中综合分析，以发现对病情诊断有价值的线索，有时儿童出现一些特

Note

殊行为,如打头、捧腹弯腰等可能提示患儿头痛或腹痛。在病史询问过程中态度要和蔼亲切,语言要通俗易懂,切不可先入为主,避免用暗示的言语或语气来诱导家长,这样会影响诊断结果。要关心家长和孩子,并且要尊重家长和孩子的隐私并为其保密。

(二)病史采集和记录

1. 一般内容 正确记录患儿的姓名、性别、年龄(新生儿记录天数、婴儿记录月数、一岁以上记录几岁几个月)、种族,父母或抚养人的姓名、职业、年龄、文化程度、家庭住址及(或)其他联系方式(如电话),病史叙述者与患儿的关系以及病史的可靠程度。

2. 主诉 主诉是就诊的主要原因、发病情况和时间(尽量不超过20个字,不能用诊断或检查结果代替),如"腹泻伴呕吐2天""持续发热5天"。

3. 现病史 现病史为病历的主要部分。围绕主诉详细地记录从起病到就诊时疾病的发生、发展及其变化的经过和诊治情况。

(1)起病情况:起病的时间,如何起病,起病的缓急,发病的可能原因和诱因。

(2)主要症状的发生和发展情况:按主要症状发生的先后详细描述,包括症状的性质、部位、程度、持续的时间、缓慢或加剧的因素以及伴随的症状。

(3)伴随症状:注意伴随症状与主要症状的相互关系,伴随症状发生的时间特点和演变情况,与鉴别诊断有关的阴性症状也应记载。

(4)诊治经过:曾在何时何地就诊,做过的检查及结果,诊断与治疗情况,效果如何,有无不良反应等。重点扼要地加以记录。对于特殊药物(如洋地黄制剂)要记明用法、剂量和时间。

(5)患儿起病后的一般情况:简要叙述患儿起病以来的食欲、精神、大小便、睡眠和体重的变化。

(6)与现病史有关的病史,虽年代久远但仍属现病史。例如,风湿性心脏病患儿的现病史应从风湿热初次发作算起。

4. 个人史 个人史包括出生史、喂养史、生长发育史,根据具体情况选择侧重、详略进行询问。

(1)出生史:母亲孕期的情况;胎次、产次、生产方式,足月否;生产情况;出生体重;出生时有无窒息、产伤、畸形、Apgar评分情况等。对新生儿或有相关疾病者应着重询问围生期有关的情况。

(2)喂养史:询问喂养方法,母乳喂养还是人工喂养或部分母乳喂养(乳类、配制方法),喂哺次数及量;断乳时间,添加辅食的时间、品种及数量,目前饮食情况。年长儿还应注意了解有无挑食、偏食及吃零食的习惯。对患有营养性或消化系统疾病的儿童应着重询问喂养情况。

(3)生长发育史:询问体格发育指标,如体重和身高及增长情况,前囟闭合及乳牙萌出的时间等;神经心理发育指标,如何时能抬头、会笑、独坐、走路,何时会叫爸爸、妈妈。学龄儿童还应询问学习成绩、性格、行为表现、爱好、习惯等。

5. 既往史 既往史包括既往疾病史和预防接种史。

(1)既往疾病史:需详细询问既往患过的疾病,尤其是急、慢性传染病史,如麻疹、水痘、猩红热、脑膜炎、疟疾、伤寒、肝炎、结核及血吸虫病等,记录发病年龄、经过和治疗结果;认真了解有无药物或食物过敏史(特别要注意青霉素过敏史)并详细记录,以供治疗时参考。对年长儿或病程较长的疑难病例,应对其病史进行系统回顾。

(2)预防接种史:对常规接种的疫苗,如卡介苗、脊髓灰质炎、百日咳、破伤风、麻疹等应详细询问预防接种的时间、次数及其反应。非常规疫苗的接种也应记录。

6. 家族史 家庭史包括父母年龄、职业及健康情况,是否近亲结婚;母亲分娩情况、同胞的健康情况,若死亡则记明死因。各家族中有无遗传性、过敏性或急、慢性传染病患者,若有则应详细了解与患儿接触的情况;家庭经济情况、居住环境卫生情况,对儿童的教养情况等。

7. 传染病接触史 疑为传染性疾病者,应详细了解可疑的接触史,包括患儿与疑诊或确诊传染病者的关系、该患者的治疗经过和转归、患儿与该患者的接触方式和时间等。了解父母对传染病的认识和基本知识也有助于诊断。

二、体格检查

(一)体格检查的注意事项

1. 取得家长及患儿的信任和合作 医生可用亲切的语言、微笑、鼓励表扬患儿、抚摸或用玩具逗患儿玩耍等,以消除或减少患儿紧张恐惧心理,取得患儿的信任和配合。

2. 检查体位不强求一致 应根据病情、检查部位和年龄大小而定,可顺应患儿的体位。最好由家长陪同检查,可以增加患儿的安全感,婴幼儿可坐或躺在家长的怀里检查,年长儿经说服常能配合。

3. 检查的顺序 检查的顺序可根据情况灵活掌握,但病历记录应按照格式要求的顺序书写。

(1)安静时先检查心肺,听诊,测心率、呼吸次数,对易受哭闹影响的部位进行触诊,一般安排在患儿开始接受检查时进行。

(2)容易观察的部位随时查,如四肢、躯干、骨骼、全身浅表淋巴结等。

(3)对患儿刺激较大或有疼痛的部位放在最后查,如口腔、咽部、眼等。

4. 检查时态度和蔼,动作轻柔,注意关心爱护患儿 冬天要采取必要的保暖措施,手和听诊器要先捂热后再查,查完后随手穿衣盖被,不要过多暴露患儿身体部位以免着凉;病重者应尽量减少起卧、翻动次数,以减少患儿痛苦,避免病情加重;对年长儿还要顾及其害羞心理和自尊心,不可因检查而给患儿造成不良刺激。

5. 对急症或危重患儿可边检查边抢救 应先重点检查生命体征或与疾病有关的部位,全面的体检最好在病情稍稳定后进行。

6. 注意消毒隔离和保护措施 检查前后均应清洗双手,使用一次性或消毒后的压舌板。同时做好安全防护措施,检查后拉好床档以防坠床,并收拾好棉签、压舌板、叩诊锤、听诊器等,以免误伤患儿。

(二)检查方法

儿科的体格检查可按一定的诊察程序进行,但要根据不同的年龄和病情灵活运用。

1. 测体温 可根据儿童的年龄和病情选用适合的测温方法。

(1)腋下测温法:最常用,最安全方便。一般测 5~10 min,36~37 ℃ 为正常。

(2)口腔测温法:准确方便,保持 3 min,37 ℃ 为正常。适用于神志清楚而且可配合的 6 岁以上的儿童,但此法因儿童容易将温度计咬碎而一般不用。

(3)肛门内测温法:快速、准确。测温 3~5 min,36.5~37.5 ℃ 为正常,个别儿童因各种原因无法在腋下测量时,可用此法。

(4)耳内测温法:准确快速,不会造成交叉感染,但仪器贵,临床目前比较少用。

除了传统的水银温度计外,目前还有用比较流行的电子及红外线测温仪测温,使用安全、方便、快捷,适用于各个年龄段的儿童。其中,非接触式的测温仪适用于发热性传染病的筛查。

2. 望诊 可在与患儿见面时就开始望诊,包括患儿的营养发育情况、神志、表情、反应能力、哭声、体位姿势和语言应答能力等,可一边询问病史,一边观察获得。望诊所见大部分为客观表现,从此可以推测很多问题。如呼吸平稳则呼吸系统大致没有严重疾病,张口呼吸则鼻咽部往往有增殖体肥大;患儿的精神反应与面色对区别轻、重症极为重要,如表情愉悦则说明病情较轻,腹部无疼痛,神经系统也无急性疾病;如精神萎靡、表情淡漠、唇色青灰、四肢发凉,常提示病情严重。

3. 胸腹部检查 望诊之后,趁患儿未哭闹时先检查胸腹部,因心肺与腹部都需要患儿的合作。根据主诉、病史和实际的病情确定检查的顺序,对诊断更重要的部分先检查。

(1)诊察肺部:望诊时观察患儿呼吸的频率、节律、深浅度;语颤触诊可在婴幼儿啼哭或说话时进行。婴幼儿怕生,所以通常先从背后叩诊及听诊肺部。听诊时听诊器的胸件必须温暖,移动时必须轻缓,可间以抚拍,使患儿感觉不到听诊器触及皮肤的刺激,更能防止患儿的惊啼。然后移至前胸,兼诊心、肺。诊察婴幼儿肺部与成人相比有不同之处:①婴幼儿胸壁薄,声音易于传导,叩诊时可用直接叩诊法(用两个手指头直接叩击胸壁),依靠音响和触觉的联合感觉来进行判断;叩诊时必须对照左右两侧,较易察觉其不同之处;若用间接叩诊法也必须轻叩,否则声音过响可将浊音掩盖。②婴幼儿的胸廓较薄,听诊时正常婴幼儿呼吸音较成人响,似成人的支气管呼吸音。婴幼儿的早期肺部病变,往往呼吸音减弱,容易将正常的呼吸音误判为不正常的音响。③婴幼儿不能主动地进行深呼吸,有时可借助啼哭来感知触觉震颤及声音震颤,若呼吸太浅,难以听到啰音或管状呼吸音。所以,有时啼哭反而对肺部听诊有利,比如细湿啰音的听诊在婴幼儿啼哭后深吸气时较为清楚,尤其是腋下、肩胛间区及肩胛下区容易闻及。

(2)诊察心脏和血管:①心脏:正常婴儿膈肌位置较高,心脏较成人略横,所以心尖常在左锁骨中线外第4肋间,到3岁后才达该线内第5肋间。3岁以下一般不叩心界。婴幼儿心脏听诊应在安静环境下进行,听诊器的胸件要小。新生儿及婴儿心尖部两心音响度相似,婴幼儿时期的肺动脉瓣区第二心音常较主动脉瓣区第二心音响亮,并且往往分裂为两个音。较大儿童很多有功能性杂音,其声轻、软而短促,局限在小范围,体位改变后可以消失,应该与病理性杂音区分。②脉搏:除心肺功能异常外,患儿一般不常规数脉搏。检查脉搏最好趁患儿熟睡时,能更好地反应心脏的实际情况。年长儿常选择桡动脉来检查脉搏,婴幼儿最好检查股动脉或通过心脏听诊来检测。要注意脉搏的速率、节律、强弱及紧张度。一般情况下,心率和脉搏一致,但心律失常时可不相同。③血压:测量血压时应根据不同的年龄选择不同宽度的袖带,一般袖带的宽度应为上臂长度的1/2~2/3。新生儿多采用多普勒血压测量仪或心电监护仪测量血压,也可用简易潮红法。一般年龄越小,血压越低。通常测任意一侧上肢血压即可,若疑为主动脉缩窄或大动脉炎的患儿,必要时应测下肢血压。不同年龄儿童血压的正常值可用公式推算:

收缩压(mmHg)=80+(年龄×2);舒张压=收缩压×2/3(单位换算:1 kPa=7.5 mmHg)。

(3)诊察腹部:腹部检查以触诊为主。触诊时应尽量保持患儿安静,可让其躺在母亲怀里玩玩具或在哺乳时进行,如患儿哭闹不止,可利用其吸气时做快速扪诊。较大儿童取仰卧位,与其交谈或转移其注意力,并令其做深呼吸。以温暖的手触诊,注意腹壁的紧张度。正常婴幼儿常于右侧肋弓的下缘处扪及肝脏(小于1岁为2~2.5 cm,1~3岁为1~2 cm),柔软无压痛,6~7岁后不应触及。婴儿偶可触及脾脏边缘。叩诊可采用直接叩诊或间接叩诊法,其检查内容与成人相同。儿童腹部听诊有时可闻及肠鸣音亢进,若有血管杂音,应注意杂音性质、强弱及部位。

4. 各种触诊 皮肤、淋巴结、头皮、前囟、颈部、软骨肋骨间接合处、腕部、外生殖器、腿、足、足底以及脊椎,在不同疾病时都应特别注意。

5. 眼、耳、口、咽的检查 这几项对儿童刺激较大,不易配合,可留至最后检查。检查婴幼儿的双眼时,动作应轻柔。检查耳部应先观察外耳道有无红肿、疖疮及分泌物等,然后应用棉花拭子卷出耵聍,方能视察鼓膜。口腔检查,自外及内,先检查颊内、唇内、牙龈、牙齿、硬腭、软腭、悬雍垂,然后检查扁桃体部分及后咽部。咽部检查时,除少数年长儿外都须应用压舌板,最好能利用很短时间看到全咽。

6. 其他检查 可根据病种、病情、年龄等选择必要的神经系统检查。某些反射有其年龄特点,如新生儿和婴儿期提睾反射、腹壁反射较弱或不能引出,但跟腱反射亢进,并可出现踝阵

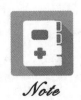

挛;2岁以下的婴幼儿巴宾斯基征可呈阳性,但仅一侧阳性则有临床意义。其他如计量体重、身高(长)、头围、胸围及腹围,眼底或直肠等检查,可根据病情需要临时酌定。

（三）体格检查的项目和记录

1. 一般测量 包括体温、脉搏(次/分)、呼吸(次/分)、血压(病情需要或 5 岁以上者测量),必要时记录体重、身高(长)、头围、胸围(上部量和下部量)、腹围。各年龄组儿童呼吸、脉搏正常值见表 4-1。

表 4-1 各年龄组儿童呼吸、脉搏正常值 单位:次/分

年龄	呼吸	脉搏	呼吸:脉搏
新生儿	40~45	120~140	1:3
<1 岁	30~40	110~130	1:(3~4)
2~3 岁	25~30	100~120	1:(3~4)
4~7 岁	20~25	80~100	1:4
8~14 岁	18~20	70~90	1:4

2. 一般状况 包括儿童的发育(好、中、差)、营养(好、中、差)、体位(自动、被动、强迫)、病容(急性或慢性病容)、神志(清楚、模糊、昏睡、谵妄、昏迷)、哭声(强、弱、缓、急)、步态、表情和面容(安静、淡漠、痛苦、恐慌)、检查是否合作等。

3. 皮肤和皮下组织 应在自然光线下观察,包括皮肤色泽(红润,潮红,发绀,苍白、黄疸,色素沉着);温度,出汗多少;皮疹及色素沉着(斑疹、丘疹、疱疹、荨麻疹等);淤斑、淤点;水肿(部位、性质、程度);皮肤弹性;毛发分布;皮下脂肪厚度;皮下结节等。

4. 淋巴结 触摸浅表淋巴结(耳后、枕部、颈部、腋窝及腹股沟)的大小、数目、活动度、质地、有无粘连和(或)压痛等。部分正常儿童可触及单个质软的黄豆大小的淋巴结,质软,活动,无触痛。

5. 头部

(1)头颅:头颅大小、形状,必要时测量头围;颅骨缝、前囟、后囟是否闭合,前囟大小、紧张度,有无凹陷或隆起;头发分布及颜色光泽。婴儿有无枕秃、颅骨软化和血肿等。

(2)面部:有无特殊面容、眼距宽窄、鼻梁高低,注意双耳位置和形状等。

(3)眼、耳、鼻:有无眼球突出、斜视、眼睑水肿、下垂;结膜有无充血、滤泡;巩膜有无黄疸;角膜有无混浊、溃疡;眼球活动有无受限;视力如何;瞳孔形状、大小,双侧是否等大,对光反应。外耳有无畸形、红肿及牵拉痛,乳突有无压痛;外耳道有无分泌物。观察鼻有无畸形、鼻翼有无扇动,鼻腔有无分泌物,鼻窦区有无压痛,鼻唇沟是否对称。

(4)口腔:口唇有无苍白、发绀、干燥、口角糜烂、疱疹。口腔黏膜、牙龈有无充血、溃疡、黏膜斑、鹅口疮,腮腺导管开口处有无红肿及分泌物。牙齿数目及龋齿数。舌质、舌苔颜色。咽部有无充血、滤泡及分泌物;扁桃体有无肿大、充血、脓点、分泌物、伪膜等情况。

6. 颈部 颈部是否柔软、对称,有无畸形,颈静脉充盈及搏动情况,气管位置是否居中,甲状腺有无肿大,颈椎活动情况等。

7. 胸部

(1)胸廓:胸廓的形状,两侧是否对称,有无压痛;有无畸形(鸡胸、漏斗胸、桶状胸、心前区隆起、肋骨串珠、赫氏沟);呼吸运动是否对称、是否受限。

(2)肺:注意观察呼吸的频率、节律、深浅度;有无呼吸困难及"三凹征";触诊注意双侧语颤有无增强、减弱及有无摩擦感;叩诊有无浊音、实音和过清音。听诊呼吸音的性质及音响;有无粗、中、细湿啰音,捻发音,干啰音及支气管喘鸣音。

Note

33

（3）心：望诊时观察心前区是否隆起，心尖搏动是否弥散，心脏搏动的位置、强弱和搏动范围，正常儿童搏动范围在 $2\sim3$ cm²，肥胖儿童不易看到心尖搏动。触诊主要检查心尖搏动的位置及有无震颤，并应注意出现的部位和性质（收缩期、舒张期或连续性）。通过叩心界可粗略估计心脏大小、形状及位置，3 岁以内婴幼儿一般只叩心脏左右界；各年龄儿童心界可参考表 4-2。听诊注意心音的强弱，心率的快慢和心律是否整齐；心脏有无杂音，杂音的性质、响度、部位及传导方向等。

表 4-2　各年龄儿童心界

年龄	左界	右界
<1 岁	左乳线外 1~2 cm	沿右胸骨旁线
1~4 岁	左乳线外 1 cm	右胸骨旁线与右胸骨线之间
5~12 岁	左乳线上或乳线内 0.5~1 cm	接近右胸骨线
>12 岁	左乳线内 0.5~1 cm	右胸骨线

8. 腹部　腹部大小、形状、膨胀或凹陷，肠型或肠蠕动波。脐部是否突出，有无渗出物、脓液或出血、炎症，脐疝大小。腹软或腹肌痉挛；压痛、反跳痛；检查有无压痛主要通过观察儿童表情反应，不能完全依靠儿童回答。肝（右肋下，剑突下）、脾、肾、膀胱的大小、硬度及部位，有无叩击痛；有无包块；听诊肠鸣音有无增强、减弱或消失。有无腹部血管杂音。

9. 脊柱和四肢　注意有无畸形、躯干与四肢比例和佝偻病体征，如"O"形或"X"形腿、手镯、足镯样变、脊柱侧弯或后凸等；观察手指、足趾有无杵状指、多指（趾）畸形等。

10. 会阴、肛门和外生殖器　观察有无畸形（如先天性无肛、尿道下裂、两性畸形）、肛裂；女孩有无阴道分泌物、畸形；男孩有无隐睾、包皮过长或过紧、鞘膜积液和腹股沟疝等。

11. 神经系统　根据病种、病情、年龄等选择必要的检查。

（1）一般检查：观察儿童的神志、精神状态、面部表情、反应灵敏度、动作语言能力、有无异常行为等。

（2）神经反射：新生儿期特有的反射，如吸吮反射、拥抱反射、握持反射是否存在；有些神经反射有其年龄特点，例如，新生儿期和婴儿期提睾反射、腹壁反射较弱或不能引出，但跟腱反射亢进，并可出现踝阵挛；2 岁以下的儿童巴宾斯基征可呈阳性，但仅一侧阳性，另一侧阴性则有临床意义。

（3）脑膜刺激征：有无颈项强直，克尼格征和布鲁津斯基征是否阳性，检查方法同成人。正常婴儿由于在胎内时屈肌占优势，故出生后头几个月克尼格征和布鲁津斯基征也可阳性。体格检查项目虽然在检查时无一定顺序，但结果记录应按要求顺序书写；不仅阳性体征应记录，重要的阴性体征结果也要记录。

三、病历书写

病历不仅是最重要的医疗证据，也是衡量医疗质量的重要标志。儿科病历是对儿科疾病发生、发展的客观、全面、系统的科学记载。每个医学生必须熟练掌握病历书写的方法和技巧。儿科入院病历格式见图 4-1。

1. 体格检查的书写内容

（1）一般状况：发育、营养、体位、神态、哭声、语言应答、面色。

（2）皮肤和皮下组织：最好在明亮的自然光线下观察皮肤有无颜色苍白、黄疸、发绀、皮疹、淤点、脱屑、毛发异常等变化。触摸皮肤弹性、皮下脂肪厚度。

（3）淋巴结：部位、数目、大小、活动度及有无红肿、压痛。

```
┌─────────────────────────────────────────────────┐
│                   入院病历                        │
│                                                   │
│    姓名:      性别:      年龄:      民族:          │
│    籍贯:              现住址:                      │
│    入院日期:          记录日期:                    │
│    病史叙述者:        可靠程度:                    │
│                                                   │
│                   病史                            │
│    主诉:                                          │
│    现病史:                                        │
│    个人史:                                        │
│    1. 出生史:        2. 喂养史:                   │
│    3. 生长发育史:    4. 预防接种史:               │
│    既往史:                                        │
│    家族史:                                        │
│                                                   │
│                 体格检查                          │
│    T:  P:  R:  BP:   W:  头围:   胸围:            │
│                                                   │
│    一般情况:        皮肤与皮下组织:               │
│    头部及器官:      颈部:                         │
│    胸部:            肺脏:                         │
│    心脏:            腹部:                         │
│    脊柱和四肢:      会阴、肛门及外生殖器:         │
│    神经系统:                                      │
│                 辅助检查                          │
│    1.                                             │
│    2.                                             │
│    3.                                             │
│                   摘要                            │
│    1.                                             │
│    2.                                             │
│    3.                                             │
│                                                   │
│    诊疗计划          入院诊断                      │
│    1.检查项目:       1.主要疾病:                  │
│    2.治疗措施:       2.并发疾病:                  │
│                      3.伴发疾病:                  │
│                                                   │
│                              医生签名:            │
└─────────────────────────────────────────────────┘
```

图 4-1　儿科入院病历格式

（4）头部及器官:

①头颅:形态,大小,有无乒乓球感,有无枕秃,囟门大小、紧张度,头发分布、颜色、光泽。新生儿注意有无产瘤、血肿。注意有无特殊面容。

②眼:注意分泌物、眼球(凹陷、运动、斜视),瞳孔(大小、对称、光反射),巩膜(有无黄疸),结膜(充血、出血、干燥),角膜(混浊、溃疡)。

③耳:有无溢液,乳突有无压痛。

④鼻:鼻黏膜情况,鼻旁窦有无压痛,有无鼻阻、鼻扇。

⑤口腔:气味、口唇颜色(红润、苍白、发绀),口腔黏膜(颜色、溃疡、柯氏斑、鹅口疮),牙齿数目,有无龋齿。舌质、舌苔情况,舌系带有无溃疡,咽部有无充血、分泌物,扁桃体是否肿大,有无疱疹、溃疡,咽后壁有无脓肿。

（5）颈部：运动是否受阻，甲状腺有无肿大，气管位置，颈静脉充盈及搏动。

（6）胸部：形状对称度、呼吸动度、胸廓畸形（肋串珠，肋缘外翻，鸡胸，漏斗胸，桶状胸，心前区突出）。

（7）肺脏：

①望：呼吸频率、节律，呼吸型，有无"三凹征"。

②触：语颤（婴儿扪哭颤），胸膜摩擦感。

③叩：呼吸音（清音，过清音，浊音，鼓音，实音）。

④听：呼吸音性质、强弱，有无干湿性啰音、胸膜摩擦音，语音传导。

（8）心脏：

①望：心前区隆起，心尖搏动（位置、范围、强度）。

②触：心尖搏动、震颤、摩擦感。

③叩：心界（大小、部位）用左右第二、三、四、五肋间距正中线的距离（cm）表示，并注明锁骨中线至正中线的距离。

④听：心率，心律，心音（强度、分裂、额外心音、奔马律），杂音（性质、部位、强度、传导、时期）、心包摩擦音。

（9）腹部：

①望：大小、形状、胃肠蠕动、脐部（出血、分泌物、脐疝）。

②触：紧张、压痛、包块及肝、脾（大小、硬度、压痛、表面光滑度）。

③叩：移动性浊音，肝浊音界，肝区，肾区，叩击痛。

④听：肠鸣音（正常、活跃、亢进、减弱、消失）。

（10）脊柱和四肢：畸形、运动、压痛、肌张力、关节情况。

（11）会阴、肛门及外生殖器：肛门有无畸形、肛裂。女孩阴道有无分泌物，畸形；男孩有无包皮过长、隐睾及畸形。

（12）神经系统：一般检查（神志、精神状态、反应、动作、肢体动作能力等），脑膜刺激征及锥体束征、神经反射。

2. 辅助检查书写内容　入院前门诊、急诊室或入院后 24 h 内所做的检查的结果。

3. 摘要　将病史、体检、辅助检查的主要资料扼要综合，要重点突出阳性发现，能反映基本病情和提出诊断的根据。

第二节　儿科疾病治疗原则

儿童处于不断生长发育的过程，语言表达能力差，疾病谱、疾病过程和转归等各方面与成人有诸多不同之处。因此，在治疗和处理上更需要耐心、爱心和精湛的医术，并充分考虑年龄因素，才有利于患儿早日恢复身心健康。

一、儿科护理原则

儿科护理是疾病治疗过程中极为重要的一个环节，许多治疗操作均通过护理工作来实施。良好的护理在促进患儿康复中具有重要作用，儿科医生应关心和熟悉护理工作，医护密切协作以提高治疗效果。

（一）细微的临床观察

由于儿童语言表达能力有限，常以哭闹来表达身体的不适，患儿的姿态、表情、动作等方面的异常,可能成为诊断的线索。因此,应重视细微的临床观察,若发现患儿不停地摇头,拍打头部,可能是头痛和耳痛的表现,要仔细检查患儿前囟有无隆起、耳道有无流脓、精神状态有无异常改变。

（二）合理的病室安排

病室要整齐、清洁、安静、舒适、空气新鲜,室温在 18 ℃左右。为提高治疗及护理的质量,可按年龄、病种、病情轻重和护理要求合理安排病房及病区。

1. 按年龄分区　如新生儿和早产儿病室、婴儿病室、年长儿病室。

2. 按病情分区　危重者收住抢救监护病室,恢复期患儿可集中一室。

3. 按病种分区　将同类患儿集中管理,传染病则按病种隔离。

（三）规律的病房生活

保证充足的睡眠及休息,定时进餐,尽可能地集中时间进行治疗和诊断操作,以免经常打扰患儿休息。

（四）预防医源性疾病

病室定期清扫和消毒、医护人员注意洗手、严格执行无菌操作,预防交叉感染和医源性疾病。医护人员检查完毕要及时拉好床栏,取走体温表、药杯等物品,以免发生意外伤害。喂药喂奶时要将婴儿抱起,防止呛咳、呕吐引起窒息。

二、饮食治疗原则

根据不同病情、不同年龄选择适当的饮食,有助于疾病的治疗和康复。不当的饮食可使病情加重,甚至危及生命。

（一）基本膳食

基本膳食包括普通饮食、软食、半流质饮食和流质饮食。

（二）特殊饮食

1. 少渣饮食　少渣饮食纤维素含量少,对胃肠刺激性小,易消化,适用于胃肠感染患儿。

2. 无盐和少盐饮食　每天食物中食盐的含量小于 3 g 时为无盐饮食,小于 4 g 时为少盐饮食,适用于心、肾功能不全有水肿的患儿。

3. 低蛋白饮食　减少膳食中的蛋白质含量,以糖类食物如马铃薯、甜薯、水果等补充热量,适用于尿毒症、肝昏迷和急性肾炎和少尿期的患儿。

4. 高蛋白饮食　在一天三餐中添加富含蛋白质的食物,如鸡蛋、鸡、瘦肉、肝、豆制品等,适用于营养不良、消耗性疾病患儿。

5. 低脂肪饮食　膳食中不用或禁用油脂、肥肉等,适用于腹泻、肝胆、胰腺疾病和高脂血症的患儿。

6. 低热能饮食　在一天三餐的普通饮食中减少碳水化合物和脂肪含量,保证蛋白质和维生素的需要量,可选用鱼、蛋、豆类、蔬菜和瘦肉等,适用于单纯性肥胖症患儿。

7. 贫血饮食　每天增加含铁食物,如动物血、动物肝、各种肉类等。

8. 代谢病专用饮食　如不含乳糖食物(用于半乳糖血症患儿)、糖尿病饮食等。

9. 特殊乳制品　不同比例的稀释乳用于早产儿和患病的新生儿;脱脂乳和酸乳用于腹泻婴儿;蛋白乳可提供丰富蛋白质,适用于营养不良患儿;豆制代乳粉不含乳糖,适用于牛乳过敏和乳糖酶缺乏者。

10. 检查前饮食

（1）潜血饮食:连续 3 天食用不含肉类、动物肝脏、血和绿叶蔬菜等饮食,用于消化道出血

Note

等待检查的患儿。

（2）胆囊造影饮食：检查前一天午餐，进高蛋白、高脂肪食物，可刺激胆囊收缩和排空，有助于造影剂进入胆囊；前一天晚餐进食无脂肪、低蛋白、高碳水化合物的清淡饮食。

（3）干饮食：食用米饭、馒头、鱼、肉等含水分少的食物，以利于尿浓缩功能试验和爱迪氏计数等检查。

（三）肠外营养

不能通过胃肠道获得足够营养的患儿，需要用静脉营养液提供各种营养素。其目的是预防和纠正营养不良、维持患儿正常的生长发育，是维持生命的重要措施。静脉营养液由平衡氨基酸、葡萄糖、脂肪乳剂、电解质、多种维生素和微量元素组成，可通过周围小静脉或中心静脉 24 h 均匀输入。全部采用肠外营养时，称全肠外营养（TPN）。肠外营养可产生相关的副作用，如导管相关的感染、胆汁淤积等。若肠内营养和人工喂养能够达到提供充足营养的目的，就不需要进行肠外营养。肠外营养应尽可能与一定量的肠内营养相结合，即部分肠外营养（PPN），即使只是少量的肠道喂养（微量肠道营养），其效果也显著优于单纯全肠外营养。

三、心理治疗原则

随着医学模式的转变，心理因素在儿科疾病治疗及康复中的重要性逐渐被重视，对儿童的心理治疗或心理干预应该贯穿于疾病诊治的过程中。

患病使儿童产生心理负担，再加上陌生的医院环境，容易产生焦虑、紧张甚至恐怖的情绪。常见的症状为出现哭闹或沉默寡言、闷闷不乐，有的患儿拒谈、拒绝治疗或整夜不眠。安静、舒适和整洁的环境、亲切的语言、轻柔的动作、和蔼的面孔和周到的服务是改善患儿心理症状的关键。儿科工作者应掌握儿童临床心理治疗和护理的基本知识，争取患儿的信任和配合，促进其疾病的痊愈和身心的康复。

儿科工作者常用的心理治疗包括支持疗法、行为疗法、疏泄法等，对初次治疗者要细心了解、观察，多以暗示和循循善诱的方法帮助患儿疏泄内心郁积的压抑，激发情绪释放，减轻心理压力和精神障碍程度，以促进原发病康复。

四、药物治疗原则

药物是防治儿科疾病的重要措施之一，而药物的毒副作用常对机体产生不良影响。生长发育中的儿童因器官功能发育尚不够成熟健全，对药物较成人更为敏感，选择时要掌握药物的适应证、禁忌证、毒副作用，以及精确的剂量计算和给药方法，以保证其用药安全。

（一）儿童药物治疗的特点

1. 药物在组织内的分布因年龄而异 如巴比妥类、吗啡、四环素在婴幼儿脑浓度明显高于年长儿。

2. 对药物的反应因年龄而异 如吗啡对新生儿呼吸中枢的抑制作用明显高于年长儿，麻黄素对未成熟儿升压作用弱。

3. 肝脏解毒功能不足 特别是新生儿和早产儿，肝脏系统发育不成熟，某些药物在体内的代谢时间延长，药物的半衰期延长，增加了药物的血浓度和毒性作用。

4. 肾脏排泄功能不足 新生儿、婴幼儿的肾功能尚不成熟，药物及其分解产物在体内滞留的时间延长，增加了药物的毒副作用。

5. 先天遗传因素 要考虑家族中有遗传病史的患儿对药物的先天性异常反应；家族中有药物过敏史者要慎用某些药物。

（二）药物选择

选择用药的主要依据是儿童的年龄、病种和病情,同时要考虑儿童对药物的特殊反应和药物的远期影响。

1. 抗生素 儿童感染性疾病发病率高,故常用抗生素。儿科工作者既要掌握抗生素的药理作用和用药指征,更要重视其毒副作用,做到正确合理使用抗生素。要重视临床上滥用抗生素造成的不良后果,如延误诊治、耐药性普遍增加,以及由菌群失调引起的二重感染、毒性反应和过敏性反应等。氨基糖苷类对儿童有较大的耳毒性和肾毒性。喹诺酮类药物在动物实验中发现可引起幼年哺乳动物的软骨损害,一般不作为婴幼儿一线用药。四环素可使牙釉质发育不良,因此 8 岁以内禁用。

2. 肾上腺皮质激素 短疗程常用于过敏性疾病、重症感染性疾病等;长疗程则用于治疗肾病综合征、血液病、自身免疫性疾病等;哮喘、某些皮肤病则提倡局部用药。在使用中必须严格掌握适应证,应重视其副作用,防止滥用:①短期大量使用可掩盖病情,故诊断未明确时一般不用;②一般感染不宜使用。急性感染中毒者,必须与足量有效抗菌药物配合应用,并应掌握病情,及时减量和停用;③长期使用可出现高血糖、高血压、水钠潴留、低钾血症、应激性溃疡、库欣综合征等;④还可抑制免疫力,因此对病毒性感染者应慎用(因目前缺乏治疗病毒确实有效的药物,可使病毒感染扩散和加重(如水痘))。

3. 退热药 常用对乙酰氨基酚和布洛芬,因其疗效好、不良反应少,可重复使用,但剂量不宜过大。阿司匹林有导致瑞氏综合征的危险,儿童不宜使用。

4. 镇静止惊药 在患儿高热、烦躁不安、剧咳不止等情况下可给予镇静药。发生惊厥时可用苯巴比妥、水合氯醛、地西泮等镇静止惊药。

5. 镇咳平喘药 婴幼儿一般不用镇咳药,尤其是作用强的可待因等应慎用,多用祛痰药口服或雾化吸入,使分泌物稀释、易于咳出。哮喘患儿提倡局部吸入 β_2 受体激动剂类药物。氨茶碱对神经系统有兴奋作用,且过量使用易发生中毒,儿童使用时也应谨慎,要严格控制剂量。

6. 止泻药与泻药 对腹泻患儿不主张用止泻药,以免肠内毒素吸收增加,病情加重,可适当使用肠黏膜保护剂,或辅以微生态疗法。便秘时一般不用泻药,应从调整饮食着手,适当增加含有纤维素的蔬菜、水果等。

7. 乳母用药 阿托品、苯巴比妥、水杨酸盐等药物可经母乳影响哺乳婴儿,应慎用。

8. 新生儿、早产儿用药 幼小婴儿的肝、肾等代谢功能均不成熟,不少药物易引起毒副反应,如磺胺类药、维生素 K_3 可引起高胆红素血症,氯霉素可引起灰婴综合征等,故应慎用。高浓度吸氧可能导致早产儿失明和支气管、肺发育不良。

（三）给药方法

根据年龄、疾病及病情选择药物剂型、给药途径和用药次数,以保证药效和尽量减少对患儿的不良影响。

1. 口服法 儿科首选给药方法,婴幼儿用糖浆、水剂、冲剂等较好,或将药片捣碎后加糖水吞服,年长儿可用片剂或药丸。婴儿喂药时最好将其抱起或头略抬高,用小匙沿口角慢慢灌入口中,以免呛咳而将药吐出。对神志不清或昏迷患儿应采用鼻饲法给药。

2. 注射法 注射法比口服法起效快,但对儿童刺激大,肌内注射次数过多可造成臀肌挛缩而影响下肢功能,非病情必需不宜采用。肌内注射部位多选择臀大肌外上方(注意勿伤神经);静脉推注多在抢救时应用;病情严重时可采用静脉滴注,根据年龄、病情控制滴速。

3. 外用药 多用软膏,也可用水剂、混悬剂、粉剂等。要注意防止儿童用手抓摸药物,误入眼、口而引起意外。儿童皮肤薄,体表面积相对大,要防止透皮吸收中毒,因此不能涂得太多。

4. 其他方法 雾化吸入疗法仅适用于呼吸道疾病,如肺炎、喉炎时常用生理盐水加药物进行雾化吸入;某些药物如退热剂、肾上腺皮质激素等稀释后可分别作滴鼻和气管内给药。灌肠法儿童采用不多,可用缓释栓剂,如通便剂、镇静剂、退热栓等;含剂、漱剂很少用于婴幼儿,年长儿可采用。

（四）药物剂量的计算

1. 按体重计算 目前最常用、最基本的方法。计算方法如下:

每天(次)剂量＝患儿体重(kg)×每天(次)每千克体重所需药量

患儿体重以实测值为准。计算时应考虑年龄因素,婴幼儿可取其药量中间值或高值计算;年长儿则取药量范围的低值计算,但最大不能超过成人剂量。以两岁患儿服用琥乙红霉素为例,已知:琥乙红霉素剂量为每天 30～50 mg/kg,分 3～4 次服用;儿童估计体重为 2×2+8＝12 kg;则每天药物剂量为 12×(30～50)＝360～600 mg;分 4 次服用,则每次剂量为(360～600)÷4＝90～150 mg。该患儿可取药量中间偏高值,故每次实际服用 125 mg(相当于半片)。

2. 按体表面积计算 更加准确、合理的计算方法。因其考虑到了基础代谢、肾小球滤过率等因素。儿童体表面积计算公式如下:

体重<30 kg,儿童体表面积(m²)＝体重(kg)×0.035+0.1

体重>30 kg,儿童体表面积(m²)＝［体重(kg)-30］×0.02+1.05

每天(次)剂量＝儿童体表面积(m²)×每天(次)每平方米体表面积所需药量

3. 按年龄计算 剂量范围大、不需十分精确的药物,如营养药、止咳糖浆等可按年龄计算,比较简便。

4. 按成人剂量折算 此法仅用于未提供儿童剂量的药物,所得剂量偏小,不常用。儿童剂量＝成人剂量×儿童体重(kg)/50 或儿童剂量＝成人剂量×儿童体表面积(m²)/1.73。

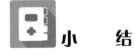 **小　结**

由于儿童的生理和疾病特点与成人有所不同,故儿科的病史采集、记录和体格检查在要求上有别于成人。熟练掌握相关的方法和技巧,是开展儿科临床诊疗工作的基础。个人史是儿科病史中最有特色的部分,包括出生史、喂养史、发育史,应根据儿童年龄和病情需要选择重点进行询问。体格检查的顺序在具体操作时可以灵活掌握,但病历记录应按照格式要求的顺序书写。由于儿童发育不太完善,选择药物须慎重,要掌握儿童药物治疗的特点、毒副作用、适应证和禁忌证,以及精确的剂量计算和给药方法。

(胡燕琪　王洪涛)

能力检测

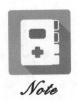

Note

第五章　营养和营养障碍性疾病

学习目标

1. 掌握:母乳喂养的优点;婴儿辅食添加的顺序和方法;维生素 D 缺乏性佝偻病、维生素 D 缺乏性手足搐搦症的病因、临床表现、诊断及治疗原则。

2. 熟悉:儿童能量代谢特点及营养素的需要;婴儿喂养的方法,人工喂养的原则、方法;蛋白质-能量营养不良、儿童单纯性肥胖、锌缺乏症的病因、临床表现、诊断及治疗原则。

3. 了解:蛋白质-能量营养不良、儿童单纯性肥胖、维生素 D 缺乏性佝偻病、维生素 D 缺乏性手足搐搦症、锌缺乏症的发病机制。

本章PPT

案例导入 5-1

小明已经 10 个月了,出生后母乳与牛奶混合喂养,妈妈有间断地给他服用鱼肝油,平时很少抱他去户外活动。5 个月时有添加米粉,现每天喂少量蔬菜汁、果汁,最近两个月来妈妈发现小明睡眠不安,爱哭闹,爱发"脾气",睡着后汗特别多,还常有"惊跳",不能扶站。妈妈很担心他是不是出了什么问题,观察了他的大小便也没什么异常。于是妈妈决定带他去附近医院看一下。

问题:

1. 根据上述信息你考虑初步诊断是什么?

2. 还需要哪些信息支持你的诊断?

第一节　儿童营养基础

儿童营养是指儿童摄取体外物质供给能量和各种营养素以保证其机体维持生命、进行正常生理活动、生长发育和修补旧组织、增殖新组织。胎儿时期的营养物质由孕母经脐带供给,出生后儿童营养则主要由摄入的食物供应。营养是儿童维持身体健康的重要因素之一。患儿更需注意合理营养,才能恢复健康。

一、能量与营养素的需要

(一) 能量需要

人体的一切生命活动都需要消耗能量。儿童所需的能量来自从饮食中摄取的供能营养素即蛋白质、碳水化合物和脂类。这些供能营养素在人体内经生物氧化,由化学能转化为能量,

Note

供机体所需。每克蛋白质或每克碳水化合物产生能量 16.8 kJ(4 kcal),每克脂肪产生能量 37.8 kJ(9 kcal)。儿童所需能量包括基础代谢所需、食物的特殊动力作用、动作或活动所需、生长发育所需和排泄消耗五个方面。

1. 基础代谢所需 基础代谢是指维持人体在空腹、清醒、安静的状态下在环境温度 20～25 ℃时的能量所需。这是维持人体基本生理活动,如维持体温、肌肉张力、循环、呼吸、空腹时胃肠蠕动、腺体活动等代谢所需的最低能量消耗。按年龄、性别、体表面积、生长发育、内分泌及神经活动等变化,基础代谢率也不相同,婴幼儿较成人高出 10%～15%。婴幼儿时期基础代谢的需要占总需能量的 50%～60%。随年龄增长,用于基础代谢的每天每千克体重所需能量逐渐减少,1 岁以内婴儿约 230.1 kJ(55 kcal);7 岁时约 184.1 kJ(44 kcal);到 12～13 岁时约 125.5 kJ(30 kcal),已与成人相差不多。儿童基础代谢较高的原因,可能与其生长发育较快有关。

2. 食物的特殊动力作用 摄取食物后数小时(6～8 h)体内能量消耗增加,主要用于食物消化、吸收、运转、代谢利用和储存,食物的这种刺激能量代谢的作用,称为食物的特殊动力作用。摄取不同食物引起的能量消耗不一样,如进食蛋白质食物后,可使代谢增加 30%;而进食脂肪和碳水化合物则较低,相当于 4%～6%。故婴儿期以奶为主食的,因摄取蛋白质较多,其食物特殊动力作用所需能量占总需能量的 7%～8%,而混合饮食的年长儿其食物特殊动力作用所需能量仅占总需能量的 5%左右。

3. 动作和活动所需 用于肌肉活动的能量波动较大,与体格大小,活动强弱、类别、持续时间长短等密切相关。爱哭闹、活动频繁、醒觉时间长的儿童比安静、多睡、少哭、少活动的儿童,这方面所需的能量可高出三四倍。一般婴儿因生活单调,活动较少,这方面能量消耗较少,而后肌肉活动增多,玩耍、行走、活动强度增加,时间较长,需要消耗能量就多。每天每千克体重用于动作和活动的能量在 1 岁以内为 62.8～83.7 kJ(15～20 kcal),到 12～13 岁时可达 125.5 kJ(30 kcal)左右。

4. 生长发育所需 此项所需能量为儿童特有,是与成人最大的区别。因儿童正处于不断生长发育之中,年龄越小,生长越迅速,体格快速增长,各组织器官渐渐长大成熟,都需要消耗能量,所需能量与生长发育速度成正比。在第一生长高峰期(婴儿期)和第二生长高峰期(青春期)生长发育特别快,所需能量也最多。如果饮食所供能量不足,生长发育就会迟缓,甚至停顿。1 岁以内婴儿生长发育最快,此项所需能量占总需能量的 20%～30%。出生后 6 个月内的婴儿每天每千克体重生长发育需要能量可达 167.4～209.2 kJ(40～50 kcal),6 个月至 1 岁的婴儿为 62.8～84 kJ(15～20 kcal),以后逐渐减少,至青春期又增加。

5. 排泄消耗 每天摄入的食物不能完全消化吸收,剩余的未能消化吸收的部分食物就随粪便排出体外。食物中营养素被机体利用后的代谢产物也要从体内排出。摄取混合饮食的婴幼儿排泄消耗的能量约占每天总需能量的 10%,每天每千克体重消耗能量 33～46 kJ(8～11 kcal)。

6. 能量总需要量 上述五项所需能量的总和就是能量的总需要量,实际应用时主要依据年龄、体重及生长发育速度来估计,按每天每千克体重来计算。在最初 6 个月婴儿期生长发育迅速,小于 6 月龄婴儿能量平均需要量为 376.56 kJ(90 kcal)/(kg·d),7～12 月龄为 334.72 kJ(80 kcal)/(kg·d)。

总能量长期供给不足,可使婴幼儿生长发育迟缓,体重不增,营养不良。总能量长期供给过多,有引起肥胖的不良倾向,应设法避免。为满足儿童生长发育的需要,在安排儿童膳食时应首先保证能量供给,其次是蛋白质。宏量营养素应供给平衡,比例适当,否则易发生代谢紊乱。

（二）营养素的需要

人体必需的营养素一般包括蛋白质、脂肪、碳水化合物、维生素、矿物质（宏量元素和微量元素）、水和膳食纤维七类。其中蛋白质、脂肪、碳水化合物三种是供能营养素，而水、维生素、矿物质及膳食纤维虽不供给能量，但参与体内各种生理生化活动，调节代谢过程，对人体十分重要，也属必需的营养素。

1. 蛋白质 蛋白质是构成人体组织、细胞和体液的主要成分，也是组成人体内酶、激素、抗体，保证生理功能的重要物质，是生命的基础。蛋白质的生理功能主要为增添新生组织，供机体生长发育之用，也可修补原有组织。婴幼儿生长发育快，故蛋白质的需要量也相对较高。此外，蛋白质在体液中起到调控渗透压的作用，可作为能量的重要来源。

构成人体蛋白质的氨基酸有 20 多种，其中 8 种是必需氨基酸（亮氨酸、异亮氨酸、缬氨酸、苏氨酸、甲硫氨酸、苯丙氨酸、色氨酸、赖氨酸），需要由食物提供。组成蛋白质的氨基酸模式与人体蛋白质氨基酸模式接近的食物，生物利用率高，称为优质蛋白质。优质蛋白质主要来源于动物和豆类。食物的合理搭配及加工可达到蛋白质互补，提高食物的生物价值。例如，小麦、米、玉米等赖氨酸含量低，蛋氨酸含量高，而豆类则相反，两者搭配可互相弥补不足。豆制品的制作可使蛋白质与纤维素分开，利于消化。

婴幼儿正处于旺盛的生长发育阶段，不但需要以蛋白质补充组织细胞新陈代谢所需，还要以蛋白质来构成和增添生长发育所需的新组织，因此，婴幼儿较年长儿及成人需要更多蛋白质，且需要较多优质蛋白质，故随其所摄入食物种类不同，蛋白质需要量也有所变化，如母乳喂养婴幼儿每天需蛋白质 2.0 g/kg，而牛乳及乳制品人工喂哺婴幼儿则应增加至 2.5～3.5 g/kg，因母乳较牛乳所含蛋白质的生物利用率高。如以豆谷类植物蛋白质喂哺，则蛋白质需要量应增加，才能满足婴幼儿需要。当食物中蛋白质所含必需氨基酸供应不足时，人体也可临时分解自身组织蛋白质以供所需，从而引起体重减轻和蛋白质营养不良。当能量供应不足时，人体可利用蛋白质以供能，从而减少了用于修补及增添新组织的蛋白质，阻碍婴幼儿生长发育。相反，如能量供给充足，则可节省体内供能利用的蛋白质，保证婴幼儿的生长发育。

2. 脂肪 脂肪是供给能量的重要物质，脂肪在体内的生理功能主要为供给能量、促进脂溶性维生素的吸收、维持体温、保护体内脏器。构成脂肪的基本单位是脂肪酸，ω-3 系列的 α-亚麻酸和 ω-6 系列的亚油酸人体不能自身合成，必须由食物供给，称为必需脂肪酸，可在体内合成各种各样的长链和短链脂肪酸及脂肪。亚油酸可衍生多种 ω-6 型多不饱和脂肪酸，如花生四烯酸。亚油酸在体内可转变成亚麻酸和花生四烯酸，故亚油酸是最重要的必需脂肪酸。α-亚麻酸可衍生多种 ω-3 系列的多不饱和脂肪酸，包括二十碳五烯酸（EPA）和二十二碳六烯酸（DHA）。这些必需脂肪酸对细胞膜功能、基因表达、防治心脑血管疾病和生长发育都有重要作用。ω-3 系列多不饱和脂肪酸对脑、视网膜、皮肤和肾功能的健全十分重要。

亚油酸主要存在于植物油、坚果类（核桃、花生）；亚麻酸主要存在于绿叶蔬菜、鱼类脂肪及坚果类。母乳含有丰富的必需脂肪酸。6 个月以下婴儿脂肪类的适宜摄入量应占总能量的45%～50%，必需脂肪酸应占脂肪所提供能量的 1%～3%。

3. 碳水化合物 碳水化合物为碳、氢、氧三种元素组成的化合物，又称糖类，包括单糖（葡萄糖）、双糖和多糖（主要为淀粉），为供能的主要来源。各种碳水化合物最终分解为葡萄糖才能被机体吸收和利用。碳水化合物的主要生理功能有以下几个方面：①供给能量：这是碳水化合物最主要的功能。②为神经组织重要成分：如细胞遗传物质脱氧核糖核酸（DNA）中，核糖就是碳水化合物。③保护肝脏，维持其解毒功能：摄取足量碳水化合物，保证肝脏糖原储备丰富，保护肝脏免受有害因素损伤，并维持肝脏解毒功能。④抵抗产生过多酮体：体内脂肪氧化依靠碳水化合物供能，碳水化合物不足可引起脂肪氧化不全，产生过量的酮体引起酸中毒，摄取充分的碳水化合物可防止酮体过多引起的酸中毒。因此,碳水化合物也是非常重要的营养素。

婴幼儿对碳水化合物的需要量比成人相对较多,1岁以内婴儿每天约需12 g/kg;2岁后每天约10 g/kg,其所供给能量占总能量的55%～65%。婴儿以乳汁为主食,其碳水化合物主要来自乳汁中的乳糖,易消化吸收,味不甚甜。添加辅助食物后,由米、面、根、茎类食物及蔬菜中的淀粉供给碳水化合物。机体可将蛋白质和脂肪转变为碳水化合物,故不需储备很多葡萄糖或其前体糖原。

4. 维生素 维生素是维持人体正常生理功能和细胞特异代谢反应所必需的营养素。多数维生素在体内不能合成或合成量不足,必须靠食物供给。它不能提供能量,机体对其需求量较小,但它是调节人体新陈代谢所必需的一类有机物质。按溶解性,维生素可分为脂溶性和水溶性两大类。其中脂溶性维生素不溶于水,通过胆汁缓慢排出体外,缺乏时症状出现较迟,过量摄入易致中毒,脂溶性维生素包括维生素A、D、E、K;水溶性维生素易溶于水,其多余部分能迅速从尿液、汗液排出,不易发生中毒,但需每天通过膳食供给,当供给不足时可迅速出现缺乏症,其种类包括B族维生素(B_1、B_2、B_6、烟酸、叶酸、B_{12}等)和维生素C。维生素的供给量不分年龄、性别,儿童易发生维生素A、D、C、B_1缺乏。

5. 矿物质 矿物质包括常量元素和微量元素。元素的重量占人体总重量0.01%以上者称为常量元素,有钙、镁、钾、钠、磷、硫、氯7种;占体重0.01%以下者称为微量元素,人体必需的微量元素有铁、锌、铜、碘、硒、氟、钼、锰、铬、镍、钒、锡、硅、钴14种。各种矿物质不供给体内能量,但是构成机体,调节生理生化功能,维持细胞内液和外液的渗透压和体液的酸碱平衡,是维持神经、肌肉兴奋性不可缺少的物质。

6. 膳食纤维 膳食纤维是食物中不能被小肠酶消化,但可被细菌分解的植物性物质,是非淀粉多糖,包括纤维素、半纤维素、木质素及果胶等。具有吸收水分,增加粪便体积,促进肠蠕动的作用;也有吸收胆汁酸、降解胆固醇、降低糖密度及减少铁、锌、钙、磷吸收的功能。

7. 水 水为人体不可缺乏的物质,其重要性仅次于空气。婴幼儿时期体内水分较成人多,占婴幼儿体重的70%～75%。水在人体内发挥重要生理功能:①水是构成全身组织细胞的重要成分;②水可调节体温;③水可促进新陈代谢化学反应;④水可担任各种营养物质吸收、运输及排泄的携带体,即使不溶于水的脂肪、蛋白质,也必须以胶体形式混悬于体液之中;⑤水可协助维持体内一切体液的正常渗透压;⑥通过胸腔、腹腔的浆液,呼吸道和胃肠道的黏液,以及泪液、唾液、关节滑液等可发挥良好的润滑作用。

水的需要量取决于机体的新陈代谢和能量需要。婴儿新陈代谢旺盛,能量需要较多,而肾脏浓缩功能较差,需水相对较多。按体重计算,年龄越小,需水分越多,婴儿每天需水量为110～155 mL/kg,以后每增长3岁减少约25 mL/kg,成人每天需水约50 mL/kg。若婴幼儿每天摄取水量少于60 mL/kg,即可发生脱水症状。若超过正常需要量则徒然增加尿液排泄量,在心肾功能不全或有内分泌障碍时还可发生水中毒,出现水肿、惊厥及循环衰竭。

二、消化系统发育与喂养

(一) 消化酶的成熟与营养素的消化吸收

1. 蛋白质 新生儿消化蛋白质能力较好。出生后几个月小肠上皮细胞渗透性高,虽然有利于母乳中的免疫球蛋白吸收,但会增加异体蛋白(牛乳蛋白、鸡蛋蛋白)、毒素、微生物以及未完全分解的代谢产物的吸收机会,产生过敏或肠道感染。因此,对婴儿,特别是新生儿,食物的蛋白质摄入量应有一定限制。

2. 脂肪 新生儿胃脂肪酶发育较好,而胰脂酶几乎无法测定,2～3岁后达成人水平。母乳的脂肪酶可补偿胰脂酶的不足。故婴儿吸收脂肪的能力随年龄增加而提高,28～34周出生的早产儿脂肪的吸收率为65%～75%;足月儿脂肪的吸收率为90%;出生后6个月婴儿脂肪的吸收率达95%以上。

3. 糖类 0～6个月婴儿食物中的糖类主要是乳糖,其次为蔗糖和少量淀粉。肠双糖酶发育好,消化乳糖好。胰淀粉酶发育较差,3个月后活性逐渐增高,2岁达成人水平,故婴儿出生后几个月消化淀粉能力较差,不宜过早添加淀粉类食物。

(二)进食能力的发育

婴幼儿口腔小、黏膜娇嫩、血管丰富、易受损伤。新生儿唾液腺发育差,唾液少,口腔较干;3～4个月时唾液渐多,淀粉酶也增加;5～6个月时唾液更多,由于吞咽功能尚差,唾液常流出口外。新生儿至3～4个月婴儿对固体食物出现舌体抬高、舌向前吐出的挤压反射。婴儿最初的这种对固体食物的抵抗可被认为是一种保护性反射,其生理意义是防止吞入固体食物到气管发生窒息,在转乳期用匙添加新的泥状食物时需要尝试8～10次才能成功。吸吮能力与生俱来,两颊内侧脂肪垫发达,也利于吸吮。一般4～6个月开始萌出乳牙,但切割咀嚼能力差,要通过训练才能学会,故小婴儿适宜进食流质食物。转乳期及时添加泥状食物是促进咀嚼功能发育的适宜刺激,咀嚼功能发育完善对语言的发育也有直接影响。后天咀嚼行为的学习敏感期在4～6个月。有意训练7个月左右婴儿咬嚼指状食物、从杯中啜水,9个月开始学用匙自食,1岁学用杯喝奶,均有利于婴幼儿口腔发育成熟。

婴幼儿食管短,管壁弹力纤维和腺体发育不完善,吞咽时肌肉协调能力差,进食易发生呛咳和窒息。胃呈水平位、容积小,贲门肌弱,胃内食物易反流引起溢乳。胃酸含量低,消化酶活性低,功能差,胃排空水仅需1～2 h,母乳需2～3 h,牛乳则需3～4 h。婴幼儿肠道相对成人长,有利于食物消化吸收,但其各种消化酶功能不足,肠蠕动也不稳定,易引起呕吐腹泻。婴幼儿消化功能及神经调控功能均未成熟,而又需进食比成人相对较多的食物,胃肠道负担较重,故必须重视婴幼儿喂养的难度,予以精心照顾。

第二节 婴幼儿喂养

婴儿喂养方法有母乳喂养、混合喂养和人工喂养三种,其中以母乳喂养最为理想。

一、母乳喂养

母乳喂养是最自然、最理想的喂养方法,对婴儿的健康和生长发育有不可替代的作用。正常足月儿出生后半小时就可哺喂母乳,一般健康母亲的乳汁能满足足月儿正常生长到6个月所需的营养素、能量和液体量。

(一)母乳的成分

1. 初乳 初乳是指产后4～5天以内的乳汁,量较少,质稍稠而呈微黄色,含蛋白质多,以免疫球蛋白为主而脂肪少,微量元素和免疫物质丰富,非常适合新生儿的需要。

2. 过渡乳 过渡乳是指产后5～14天的乳汁,脂肪含量最高而蛋白质和矿物质含量逐渐减少。

3. 成熟乳 成熟乳是指产后14天以后的乳汁,分泌量随婴儿的增长而增加,蛋白质含量减少。

每次哺乳时,最初分泌的乳汁蛋白质高于脂肪,以后则脂肪越来越高于蛋白质。

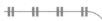

（二）母乳喂养的优点

1. 营养丰富,成分构成合理 母乳中蛋白质、脂肪、糖的比例适宜(1∶3∶6),适合婴儿生长发育的需要。①蛋白质虽较牛乳少,但多为乳清蛋白,所含酪蛋白少,遇胃酸时凝块较小,利于婴儿消化。乳清蛋白中含大量乳铁蛋白、免疫球蛋白和溶菌酶蛋白,具有抗微生物作用,其氨基酸构成比牛乳更适合于婴儿利用。母乳喂养的婴儿很少发生过敏。②脂肪颗粒小,不饱和脂肪酸较多,并含乳脂酶,易于消化吸收。脂肪中含丰富的亚油酸、卵磷脂、鞘磷脂及牛磺酸等,对婴儿脑发育十分重要。③乳糖中90%为乙型乳糖,能促进双歧杆菌和乳酸杆菌的生长而抑制大肠杆菌繁殖,减少腹泻的发生。④母乳中钙磷比例适宜(2∶1),易于吸收,较少发生低血钙。⑤含微量元素锌、铜、碘较多,尤以初乳中含量高,对生长发育有利。母乳中铁含量虽与牛乳相似,但母乳中铁吸收率(50%)高于牛乳(10%),不易发生贫血。

2. 能增强婴儿免疫力,降低患病率 母乳中含有较多的免疫球蛋白,尤其以分泌型 IgA(SIgA)为多,初乳中最多,能帮助肠道和呼吸道黏膜抵抗病原微生物的侵袭;乳铁蛋白能抑制大肠杆菌、大多数需氧菌和白色念珠菌的生长。另外,母乳中含有大量的免疫活性细胞(85%～90%为巨噬细胞,10%～15%为淋巴细胞)及补体、溶菌酶及双歧因子等免疫活性物质。因此,母乳喂养的婴儿患腹泻、呼吸道疾病和传染病较少。

3. 哺喂方便、经济 母乳的温度适宜,不需加热,可随时直接哺喂,不易被污染和变质,乳汁量随婴儿的生长而增加,既方便又经济。不易过多摄取,较少发生婴儿肥胖症。

4. 增进母婴的情感交流,利于母亲产后的恢复 母乳喂养时,婴儿与母亲皮肤直接接触,通过母亲的抚摸、对视、温言细语,使母婴间相互了解、熟悉和亲密,并使婴儿获得安全感、信任感和愉悦感,增强母婴间依恋情结,有利于婴儿心理和智力发育。母亲哺乳可刺激产生催乳激素,促进子宫收缩,加快子宫复原;可抑制排卵,减少受孕机会;降低乳腺癌和卵巢癌的发生率。

（三）母乳喂养的护理

（1）大力宣传母乳喂养的优点,做好孕妇产后哺喂的心理准备,同时加强孕母营养,使母体储存足够脂肪供哺乳能量的消耗。在妊娠后期,每天用清水擦洗乳头并按摩乳房;乳头内陷者,每天用手指牵拉乳头数次,做好哺乳前的准备工作。

（2）正常新生儿出生后半小时就可哺喂,将其裸体置于母亲胸前进行皮肤接触,同时吸吮乳头,刺激母乳分泌,可减轻新生儿生理性黄疸、低血糖和生理性体重下降的发生。

（3）保证母亲睡眠充足、心情愉快,进食含有较高营养价值的食物,一天 4～5 餐为宜,应选富含蛋白质、钙、磷、铁、碘及 B 族维生素的食物,经常进食一些汤汁以利泌乳,同时应摄入足够的新鲜蔬菜、水果和海藻类食物。

（4）哺喂前先热敷乳房,以促进乳房血液循环,再从乳房外侧向乳晕方向轻拍和按摩乳房,以利于乳汁分泌。给婴儿更换尿布,母亲洗手,清洁乳头。抱起婴儿,最好取坐姿,使婴儿头、肩部枕于母亲一侧手臂的肘弯部。

（5）哺喂时使婴儿口含乳头及大部分乳晕而不至堵鼻,母亲另一手拇指和其余四指分别放在乳房上、下方,哺喂时将整个乳房托起,并注意婴儿吸吮及吞咽情况。当奶流急速时,为避免婴儿呛乳、溢乳,采取食指、中指轻夹乳晕两旁的"剪刀式"哺喂姿势。每次尽量使一侧乳房排空后,再喂另一侧。下次哺喂时,先吃未排空的一侧,防止断乳后母亲两侧乳房不等大。哺喂后将婴儿竖抱,头靠在母亲肩上,轻拍背部,使空气排出,然后让婴儿保持右侧卧位,以防溢乳。

（6）0～2 个月婴儿,提倡按需哺乳,以促进乳汁分泌。随婴儿逐渐成长,喂乳量增多,可开始采取定时哺喂,一般 2 个月以内每天哺喂 7～8 次;3～4 个月时约每天 6 次;4～5 个月时约每天 5 次。每次哺乳时间为 15～20 min,以吃饱为度。

(7) 母亲患有严重乳头内陷、乳头皲裂、乳腺炎、急慢性传染病（如肝炎、结核等）、败血症、慢性肾炎、心功能不全、糖尿病、紫癜、重症精神病等不宜哺乳。

二、混合喂养

混合喂养又称部分母乳喂养，是指母乳不足时，母乳与牛乳或其他代乳品混合使用的一种喂养方法。具体有补授法和代授法两种方法。

1. 补授法 母乳喂养而婴儿体重增长不满意，或其他原因不能完全由母乳喂养时，先喂母乳，将两侧乳房排空，然后补充牛乳或其他代乳品，适用于 4 个月以内的婴儿。采用缺多少补多少的方法，此方法有利于刺激母乳分泌。

2. 代授法 母亲乳量足，但因故不能按时哺喂，可用牛乳或其他代乳品每天一次或数次代替母乳。但母乳次数不应少于每天三次，以防母乳分泌迅速减少。若母亲停喂，应及时将乳汁挤出或用吸乳器吸空，保持乳汁分泌。

三、人工喂养

由于各种原因不能进行母乳喂养，完全采用配方奶或其他兽乳，如牛乳、羊乳、马乳等喂哺婴儿，称为人工喂养。配方奶是以牛乳为基础的改造乳制品，使宏量营养素成分尽量"接近"于母乳，使其适合于婴儿的消化能力和肾功能，如降低其酪蛋白、无机盐的含量；添加一些重要的营养素，如乳清蛋白、不饱和脂肪酸、乳糖；强化婴儿生长时所需要的微量营养素如核苷酸、维生素 A、维生素 D、β 胡萝卜素和微量元素铁、锌等的吸收。使用时按年龄选用。在不能进行母乳喂养时，配方奶应作为优先选择的乳类来源。

（一）人工喂养的方法

1. 正确的喂哺技巧 与母乳喂养一样，人工喂养婴儿亦需要有正确的喂哺技巧，包括正确的喂哺姿势、婴儿完全醒觉状态，还应注意选用适宜的奶嘴和奶瓶、奶液的温度、喂哺时奶瓶的位置。喂哺时婴儿的眼睛尽量能与父母（或喂哺者）对视以增强喂哺者与婴儿之间的感情交流。

2. 摄入量估计 婴儿的体重、推荐摄入量及配方奶规格是估计婴儿配方奶摄入量的必备资料，应该按照配方奶的说明进行正确配制。一般市售婴儿配方奶 100 g 供能约 500 kcal，以小于 6 月龄婴儿为例，能量需要量为 90 kcal/(kg·d)，故需婴儿配方奶约 18 g/(kg·d)或 135 mL/(kg·d)。

（二）人工喂养的护理

(1) 尽量选择乳品或乳制品，调制适宜的浓度、量和温度。乳品容易被细菌污染，若无冷藏条件，应分次配制，确保安全。

(2) 喂哺前先洗净双手，所用奶具应洗净、消毒。选择适宜的奶瓶和奶嘴孔大小合适的奶嘴，奶嘴孔的大小应以奶瓶盛水倒置时液体呈滴状连续滴出为宜。

(3) 乳汁的温度以乳汁滴在成人手腕腹面不感到过热为适宜。

(4) 将婴儿抱起，取舒适体位，奶瓶于斜位使奶嘴充满乳汁后再喂哺，喂哺完毕竖抱起婴儿，轻拍其背部，使其将吞咽的空气排出后，将婴儿置右侧卧位。

(5) 每次喂哺时间 15～20 min；牛乳间隔 3.5～4 h 喂 1 次，每天 6～7 次。

四、婴儿食物转换

婴儿期随着生长发育的逐渐成熟，需要有由出生时的纯乳类食物向成人固体食物转换的过渡期。过渡期食物常称为换乳食物，亦称辅食或断乳食物。在这个食物转换的过渡期应让婴儿逐渐接受成人固体食物，培养其对各类食物的喜爱和自己进食的能力。

Note

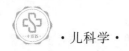

（一）不同喂养方式婴儿的食物转换

婴儿喂养的食物转换过程是让婴儿逐渐适应各种食物的味道、培养婴儿对其他食物感兴趣、逐渐由乳类为主要食物转换为进食固体为主的过程。由于出生后的喂养方式不同,在食物转换的过渡期婴儿喂养的模式也略有不同。母乳喂养婴儿的食物转换问题是帮助婴儿逐渐用配方奶或兽乳完全替代母乳,同时引入其他食物;部分母乳喂养和人工喂养婴儿的食物转换是逐渐引入其他食物。

（二）过渡期食物

过渡期食物是除母乳或配方奶（兽乳）外,为过渡到成人固体食物所添加的富含能量和各种营养素的泥状食物（半固体食物）。给婴儿引入食物的时间和过程应适合婴儿的接受能力,保证食物的结构、风味等能够被婴儿接受(表 5-1)。

表 5-1　过渡期食物的引入

月龄	食物性状	种类	餐数		进食技能
			主餐	辅餐	
4～6个月	泥状食物	菜泥、水果泥、含铁配方米粉、配方奶	6次奶（断夜间奶）	逐渐加至1次	用匙喂
7～9个月	末状食物	软饭(面)、肉末、菜末、蛋、鱼泥、豆腐、配方米粉、水果	4次奶	1餐饭,1次水果	学用杯
10～12个月	碎食物	软饭(面)、碎肉、碎菜、蛋、鱼肉、豆制品、水果	2餐饭	2～3次奶,1次水果	抓食、断奶瓶、自用匙

应根据婴儿发育状况决定引入其他食物的时机。一般应在婴儿体重达 6.5～7 kg 时,此时年龄多为 4～6 个月。给婴儿首先选择的其他食物应易于吸收,能满足生长需要,又不易产生食物过敏。首先添加的是含强化铁的米粉,其次引入的食物是蔬菜、水果,可补充维生素、矿物质营养;7～8 个月后逐渐引入动物性食物,如鱼类、蛋类、肉类和豆制品。引入的食物制作应以当地食物为基础,注意食物的质地、营养密度、卫生、制作多样性。此期仍应保证每天 600～800 mL 乳类,为婴儿营养的主要来源。

婴儿最初对新食物的抵抗可通过多次体验改变。因此,婴儿食物转变期有一个对其他食物的习惯过程。此期让婴儿熟悉多种食物,特别是蔬菜类,有利于儿童期完成食物转换。具体遵循由少到多、由稀到稠、由细到粗、由一种到多种的原则。添加的食品应单独制作,不能用成人食物代替;在天气炎热时或婴儿患病期间,应减少或避免添加新辅食,以免引起消化不良。

（三）婴儿期易出现的问题

1. 溢乳　15% 的婴儿常出现溢乳,可因过度喂养、不成熟的胃肠运动类型、不固定的进食时间造成。同时,婴儿胃呈水平位,韧带松弛,易折叠;贲门括约肌松弛,幽门括约肌发育好的消化道解剖生理特点使 6 个月内的婴儿常出现胃食管反流（GER）。此外,喂养方法不当,如乳头或奶嘴孔过大、吞入气体过多时,婴儿也会出现溢乳。

2. 食物引入时间不当　过早引入半固体食物影响母乳铁吸收,增加食物过敏、肠道感染可能性;过晚引入其他食物,错过味觉、咀嚼功能发育关键年龄,造成进食行为异常,断离母乳困难,以致婴儿营养不足。引入半固体食物时采用奶瓶喂哺,导致其不会主动咀嚼、吞咽饭菜。

3. 能量及营养素摄入不足　8～9 个月的婴儿已可接受能量密度较高的成人固体食物。如经常食用能量密度低的食物,或摄入液量过多,婴儿可表现进食后不满足、体重增长不足、下降,或在安睡后常于夜间醒来要求进食。婴儿后期消化功能发育较成熟,应注意逐渐增加半固体食物能量密度比,满足其生长需要。

4. 进餐频繁 胃是否排空与消化功能密切相关。婴儿进餐频繁(超过 7 次/天),或延迟、停止夜间进食,使胃排空不足,影响婴儿食欲。一般为婴儿安排一天 6 餐有利于形成饥饿的生物循环。

5. 喂养困难,难以适应环境 过度敏感的婴儿常常有不稳定的进食时间,喂养困难。

五、幼儿膳食

1 岁以后幼儿生长逐渐平稳,进食相对稳定,乳牙逐渐出齐,咀嚼和消化功能逐步成熟。食物选择种类逐渐多样化,从以乳类为主变为以谷类为主。蛋白质应以优质蛋白为主,占 1/3～1/2。每天总热能供给 400～420 kJ(90～100 kcal)/kg。蛋白质、脂肪、碳水化合物产能之比为(10%～15%):(25%～30%):(50%～60%)。食物制作要细、软、碎,易于消化,逐渐增加食物花色品种。幼儿膳食安排需合理,每天四餐,其中 2 次奶类、2 次主食,另加 2 次点心为宜。注意养成幼儿定时进餐、不偏食、不吃零食的好习惯,同时允许和鼓励幼儿参与进食,培养其独立进食能力。

知识链接 5-1

不同时期儿童的膳食

1. 学龄前期儿童的膳食 学龄前期儿童骨骼、肌肉发育迅速,准备从乳牙换为恒牙,膳食基本接近成人,但应避免过于坚硬、辛辣、油腻的食物。此期也是视力、智力发育的关键时期,应供给充足的蛋白质、卵磷脂、脑磷脂、钙、磷、钾,维生素 A、D、B_2。每天总能量供给约 340 kJ(80 kcal)/kg,除正常 3 餐外,下午加 1 次点心,以补充能量的需要。饮食应荤素搭配、粗细交替,注意色、香、味、美,促进儿童食欲,避免不良饮食习惯。

2. 学龄期儿童的膳食 学龄期儿童上午学习紧张,脑力和体力消耗较大,因此早餐不仅要吃饱还要吃好,保证学习效率,有条件者可在上午第 2 节课后加次点心、牛乳或豆浆。食物中富含足够的动物蛋白质,以增加理解力和记忆力。同时,加上一定量的绿叶蔬菜和新鲜水果,促进儿童的生长发育。蛋白质、脂肪和碳水化合物产能比为(10%～15%):(25%～30%):60%。食物要在保证营养的基础上经常更换花色品种,以引起儿童对膳食的兴趣,增进食欲,避免看书、看电视时进餐,同时注意饮食卫生。

3. 青春发育期儿童的膳食 青春期是生长发育的第二高峰期,此期肌肉、骨骼生长突飞猛进,能量消耗大,对能量、蛋白质、矿物质、维生素需要量增加。女孩每天需要 9.20～9.62 MJ(2200～2400 kcal)的能量,男孩需 10.04～12.00 MJ(2400～2900 kcal)。蛋白质每天需要量为 80～90 g,(1.6～1.9 g)/kg,优质蛋白占 40%～50%。应为青春发育期儿童供给适量的肉类、海产品和乳类,提供铁、锌、碘、钙等矿物质,以满足机体营养的需要。女孩因月经来潮,应增加铁的供给。

第三节 蛋白质-能量营养不良

蛋白质-能量营养不良是因缺乏能量和(或)蛋白质所致的一种营养缺乏症,主要见于 3 岁

Note

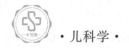
以下婴幼儿。其临床特征为体重下降,渐进性消瘦或水肿,皮下脂肪减少,常伴有各器官不同程度的功能紊乱,又称蛋白质-热能营养不良(protein-energy malnutrition,PEM)。根据临床表现,可分为消瘦型(由于热能严重不足引起)、水肿型(由于严重蛋白质缺乏引起)和混合型(又称消瘦-水肿型,临床表现介于前两者之间)。我国儿童以消瘦型营养不良多见,目前儿童营养不良在全球范围内仍是威胁儿童生长的第一因素。

一、病因

1. 饮食不当　长期摄食不足,如母乳不足又未能及早添加辅食;人工喂养者,食物的质和量未能满足需要,如乳类稀释过度,单纯喂哺淀粉类食品;突然断乳,婴儿不能适应新的食品等。饮食不定时、偏食、挑食、多吃零食等也可导致婴幼儿长期能量和(或)蛋白质不足,而导致营养不良的发生。

2. 疾病因素　疾病影响食欲,妨碍食物的消化、吸收和利用,并增加机体的消耗。最常见者为消化系统疾病或先天畸形,如婴幼儿腹泻、肠吸收不良综合征、唇裂、腭裂等。急、慢性传染病,肠道寄生虫病,先天不足或生理功能低下(早产、双胎)等均可引起营养不良。

二、病理生理改变

1. 新陈代谢异常

(1) 碳水化合物:摄入量不足和消耗增多,体内糖原消耗过多,常表现为血糖偏低。

(2) 脂肪:由于能量摄入不足,体内脂肪大量消耗,故血清胆固醇水平下降。体内脂肪消耗过多,超过肝脏的代谢能力时,可导致肝脂肪浸润及变性。

(3) 蛋白质:由于蛋白质摄入不足,身体处于负氮平衡,血清总蛋白和白蛋白减少,严重者可发生低蛋白水肿。

(4) 水、电解质紊乱:由于ATP合成减少可影响细胞膜上钠泵的转运,使钠在细胞内潴留,故营养不良时全身总液量相对较多,细胞外液一般呈低渗性。在胃肠功能紊乱时易出现低渗性脱水、酸中毒、低钾血症和低钙血症等。

2. 各系统功能低下

(1) 消化系统改变:由于消化液和消化酶的分泌减少、酶活力降低,肠蠕动减少,菌群失调,致消化吸收功能低下,易发生腹泻。

(2) 神经系统改变:精神抑郁与烦躁交替出现,表情淡漠,反应迟钝,记忆力减退,条件反射不易建立。

(3) 循环系统:心肌收缩力减弱,心排血量少,血压偏低,脉搏细弱。

(4) 泌尿系统:肾小管重吸收功能减低,尿量增加而使尿比重下降。

(5) 免疫功能:非特异性功能(如皮肤屏障功能,白细胞吞噬功能及补体功能等)及特异性免疫功能低下,患儿极易并发各种感染。

三、临床表现

体重不增是最先出现的症状,继而体重下降,久病者身高也低于正常值。皮下脂肪逐渐减少或消失,首先为腹部,其次为躯干、臀部、四肢,最后为面颊部。随着营养不良程度的加重,除体重减轻、皮下脂肪减少更明显外,逐渐出现全身症状及生化代谢改变。重度营养不良时皮下脂肪消失殆尽、皮包骨样、面如老人,反应差、呆滞,肌肉萎缩、肌张力低下,低体温,心音低钝、脉搏缓慢等。合并血浆白蛋白水平明显下降时,可有凹陷性水肿。

营养不良分为三度,腹部皮褶厚度0.4~0.8 cm,体重比正常儿童平均体重减少15%~25%为Ⅰ度;腹部皮褶厚度<0.4 cm,体重减少25%~40%为Ⅱ度;腹部皮褶厚度消失,体重

减少 40% 以上为Ⅲ度。

四、并发症

营养不良易合并各种感染性疾病,如上呼吸道感染、鹅口疮、中耳炎、肺炎、肠炎、肾盂肾炎等,可突然发生自发性低血糖症,患儿突然面色灰白、神志不清、脉搏减慢、呼吸暂停、体温不升等,多在夜间或凌晨发作,若不及时抢救可因呼吸衰竭而死亡。营养不良者还常同时伴有微量元素缺乏如锌缺乏症及营养不良性贫血,以小细胞低色素性贫血最为常见,还可有多种维生素缺乏,以维生素 A 缺乏最为常见。营养不良时由于生长发育停滞,维生素 D 缺乏症状不明显,恢复期生长发育加快时可伴有维生素 D 缺乏。

五、诊断

根据儿童的年龄,喂养情况,体重下降,皮下脂肪减少,全身各系统功能紊乱及其他营养素缺乏的症状和体征,典型病例的诊断并不困难,但轻症患儿易被忽略,需通过定期生长监测、随访才能发现。营养不良的早期往往缺乏特异、敏感的诊断指标,血浆白蛋白浓度降低为其特征性改变,但其半衰期较长而不够灵敏。前白蛋白和视黄醇结合蛋白较敏感,胰岛素样生长因子1(IGF-1)不受肝功能影响,被认为是早期诊断灵敏可靠的指标。

确诊后还需详细询问病史和进一步检查,以作出病因诊断。分型和分度如下。

1. 体重低下 其体重低于同年龄、同性别参照人群值的均数减 2SD 以下,但高于或等于均数减 3SD 为中度;低于均数减 3SD 为重度。此项指标主要反映患儿有慢性或急性营养不良。

2. 生长迟缓 其身高(长)低于同年龄、同性别参照人群值均数减 2SD 以下,但高于或等于均数减 3SD 为中度;低于均数减 3SD 为重度。此指标主要反映过去或长期慢性营养不良。

3. 消瘦 其体重低于同性别、同身高参照人群值的均数减 2SD 以下,但高于或等于均数减 3SD 为中度;低于均数减 3SD 为重度。此项指标主要反映近期、急性营养不良。

六、治疗

营养不良的治疗原则是积极处理各种危及生命的并发症、去除病因、调整饮食、促进消化功能恢复。

1. 去除病因,加强护理 应查明原因,积极治疗原发病,迅速改进喂养方法。

2. 处理各种并发症 积极治疗各种继发感染及并发症,矫治并存的贫血与各种维生素、微量元素缺乏症。及时纠正水、电解质紊乱,注意补液总量及速度,以防发生心力衰竭。

3. 调整饮食 应根据患儿病情程度、消化功能强弱及对食物耐受能力逐步调整饮食,不能操之过急。轻-中度营养不良时能量自 251~335 kJ(60~80 kcal)/(kg·d)逐渐增至 630 kJ(150 kcal)/(kg·d),蛋白质自 3 g/(kg·d)逐渐增加至 3.5~4.5 g/(kg·d),待体重接近正常后,再恢复至儿童正常需要量;中-重度营养不良时能量自 167~251 kJ(40~60 kcal)/(kg·d)逐渐增加,蛋白质自 1.5~2.0 g/(kg·d)开始逐渐增加。饮食应选择儿童易消化吸收又含有高能量与高蛋白的食物。除乳类外,可用蛋、鱼、肝、瘦肉等,热量不够时可在食物中加少许植物油。此外,应给予充足的维生素和矿物质。必要时可给予要素饮食或静脉高营养治疗。

4. 促进消化 给予各种消化酶以助消化,补充缺乏的维生素和微量元素,必要时肌内注射维生素 B_{12},有增进食欲的作用。肌内注射蛋白同化类固醇制剂如苯丙酸诺龙,以促进蛋白质合成及增进食欲,每周 1~2 次,每次 10~25 mg,连用 2~3 周,用药期间应供给足量蛋白质。食欲差者可皮下注射胰岛素,每天 1~2 次,每次 2~3 IU,注射前先口服 20~30 g 葡萄糖,以防发生低血糖,可持续应用 1~2 周。

Note

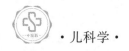

5. 其他 可用中药如参苓白术散等,并可配合捏脊、推拿等,亦可采用理疗,以帮助消化,促进吸收。酌情少量多次输血或血浆及白蛋白制剂,每次 10 mL/kg(白蛋白为 1 g/kg),可纠正贫血和低蛋白血症,促进代谢功能的恢复,并提高机体抵抗力。

七、预防

大力宣传普及科学育儿知识。加强儿童保健工作,实行定期生长发育检测,加强营养指导,提倡母乳喂养,及时添加辅食,培养良好的饮食习惯。尽早矫治先天畸形,防治各种传染性和感染性疾病。

第四节　儿童单纯性肥胖

儿童单纯性肥胖是由于长期能量摄入超过人体的消耗,使体内脂肪过度积聚、体重超过一定范围的一种营养障碍性疾病。体重超过同性别、同身高参照人群均值的 20% 即可称为肥胖。儿童单纯性肥胖在我国呈逐步增多的趋势,目前占 5%~8%。肥胖不仅影响儿童的健康,且儿童期肥胖可延续至成人期,容易引起高血压、糖尿病、冠心病、胆石症、痛风等疾病,对本病的防治应引起社会及家庭的重视。

一、病因

单纯性肥胖占肥胖的 95%~97%,患儿不伴有明显的内分泌代谢性疾病。其发病与下列因素有关。

1. 能量摄入过多 摄入的能量超过机体代谢的需要,多余的能量便转化为脂肪储存体内导致肥胖。

2. 活动过少 缺乏适当的活动和体育锻炼是发生肥胖的重要因素。即使摄食不多,也可引起肥胖。肥胖儿童大多不喜爱运动,形成恶性循环。

3. 遗传因素 肥胖具有高度的遗传性,与多基因遗传有关。父母皆肥胖的后代肥胖率高达 70%~80%;双亲之一肥胖者后代肥胖发生率为 40%~50%;双亲正常的后代发生肥胖者仅 10%~14%。

4. 其他 调节饱食感的中枢失去平衡以致多食,精神创伤(如亲人病故或学习成绩低下)及心理异常等因素亦可致儿童过食。

二、病理生理改变

主要病理改变是脂肪细胞的数目增多、体积增大。人体脂肪细胞数目在出生前 3 个月、出生后第 1 年及 11~13 岁三个阶段增长最快。若肥胖发生在这三个时期,可引起脂肪细胞增多性肥胖,治疗困难且易复发;而不在此脂肪细胞增殖时期发生的肥胖,脂肪细胞体积增大而数目正常,治疗较易奏效。肥胖患儿可发生下列代谢及内分泌改变。

1. 体温调节与能量代谢 肥胖患儿对环境温度变化的应激能力降低,用于产热的能量消耗减少,使肥胖者有低体温倾向。

2. 脂类代谢 肥胖患儿血浆甘油三酯、胆固醇、极低密度脂蛋白及游离脂肪酸增加,而高密度脂蛋白减少,这与肥胖者高胰岛素血症有关。由于肥胖患儿的高脂血症及高胰岛素血症,患儿易并发动脉硬化、冠心病、高血压、胆石症等。

3. 蛋白质代谢 肥胖患儿嘌呤代谢异常,血尿酸水平增高,易发生痛风症。

4. 内分泌变化 肥胖患儿常有高胰岛素血症,生长激素水平降低,生长激素刺激试验的峰值也较正常儿童低。肾上腺皮质激素也有异常,如尿 17-羟皮质类固醇、17-酮皮质类固醇水平增高,血皮质醇正常或轻度升高。

三、临床表现

1. 发生年龄 肥胖可发生于任何年龄,最常见于婴儿期、5～6 岁时和青春期。

2. 食欲旺盛 常有多食,喜食肥肉、油炸食物或甜食的习惯。明显肥胖儿童可有疲乏感,用力时气短或腿痛。

3. 严重肥胖 严重肥胖者可因脂肪过度堆积限制胸廓及膈肌运动,致肺通气量不足、呼吸浅快、肺泡换气量减低,引起低氧血症、红细胞增多、发绀、心脏扩大、心力衰竭甚至死亡,称为肥胖肺心综合征。

4. 心理障碍 由于怕被别人讥笑而不愿与其他儿童交往,故常有心理障碍,如自卑、胆怯、孤独等。

5. 体格检查 患儿皮下脂肪丰满,但分布均匀。腹部膨隆下垂。严重肥胖者可有胸腹、臀部、大腿脂肪过多致皮肤出现白纹或紫纹。少数肥胖儿可有扁平足及膝外翻。

6. 性发育早 肥胖患儿性发育常较早,最后生长停止也早,最终高度低于正常儿童。

四、辅助检查

血甘油三酯、胆固醇水平大多增高,严重肥胖患儿血清 β 脂蛋白也增高;常有高胰岛素血症;血生长激素水平减低,生长激素刺激试验的峰值也较正常儿童低。肝脏超声波检查常有脂肪肝。

五、诊断及鉴别诊断

(一) 诊断

儿童肥胖诊断标准有两种,一种是年龄的体质指数(BMI),是指体重(kg)/身高(长)的平方(m^2),当儿童的 BMI 在同性别、同年龄段参考值的 P_{85}～P_{95} 为超重,超过 P_{95} 为肥胖;另一种方法是用身高(长)的体重评价肥胖,当身高(长)的体重在同性别、同年龄段的 P_{85}～P_{97} 为超重,超过 P_{97} 为肥胖。在诊断单纯性肥胖的同时应排除继发性肥胖。

(二) 鉴别诊断

1. 伴肥胖的遗传性疾病

(1) Prader-Willi 综合征:周围型肥胖,身材矮小、智力低下、手脚小、肌张力低、外生殖器发育不良。

(2) Laurence-Moon-Biedl 综合征:周围型肥胖,智力轻度低下、视网膜色素沉着、多指(趾)、性功能减低。

(3) Alstrom 综合征:中央型肥胖,视网膜色素变性、失明、神经性耳聋、糖尿病。

2. 伴肥胖的内分泌疾病

(1) 肥胖生殖无能症:本症继发于下丘脑及垂体病变,其体脂主要分布在颈、颏下、乳房、下肢、会阴及臀部,手指、足趾显得纤细,身材矮小,第二性征延迟或不出现。

(2) 其他内分泌疾病:如肾上腺皮质增生症、甲状腺功能减退症、生长激素缺乏症等,虽有皮脂增多的表现,但均各有其特点,故不难鉴别。

六、治疗

肥胖症的治疗原则是减少产热量性食物的摄入和增加机体对热量的消耗,使体内脂肪不断减少,体重逐步下降。饮食疗法和运动疗法是两项最主要的措施。

1. 饮食疗法 由于儿童正处于生长发育阶段及肥胖治疗的长期性,饮食应给予低脂肪、低糖和高蛋白食谱。摄入能量低于身体能量总消耗的需要,一般供应现标准的 60% 热量便能维持体重。食物的体积在一定程度上会使患儿产生饱腹感,故应鼓励患儿多吃体积大而热量低的蔬菜类食品,其纤维还可减少糖类的吸收和胰岛素的分泌。

2. 运动疗法 为使能量消耗增多,单纯控制饮食不能使体重减轻,辅以运动锻炼则减肥效果较好。运动锻炼可促进脂肪分解,减少胰岛素的分泌,使脂肪合成减少,蛋白质合成增加,促进肌肉发育。但肥胖患儿常因运动时气短,动作笨拙而不愿锻炼,应提供能促进能量消耗又容易坚持的运动项目,如晨间跑步、散步、踢球、做操等。

3. 药物治疗 药物治疗很少用于儿童,易产生药物依赖,若不控制饮食,则不能见效。

4. 心理治疗 对肥胖患儿应定期门诊观察,不断鼓励和提高他们坚持控制饮食及运动锻炼的兴趣。一旦体重减轻,患儿精神状况随之好转。

七、预防

母亲孕期不应摄入过多营养品,以免胎儿体重过大,造成儿童日后肥胖。合理喂养儿童,教育儿童不要偏食、挑食。改变喜食油腻食品、甜食、零食等不良饮食习惯,看电视、玩游戏时间不能过长,多进行体育锻炼,避免少动多睡。父母肥胖者定期监测体重。

第五节 维生素 D 缺乏症

一、维生素 D 缺乏性佝偻病

维生素 D 缺乏性佝偻病是由于缺乏维生素 D,使体内钙、磷代谢失常,产生以骨骼病变为特征的全身慢性营养性疾病。本病以 2 岁以内儿童发病率最高,对儿童健康危害较大,是儿童保健重点防治的"四病"之一。近年来,其发病率逐年降低,其病情也多为轻度。

(一) 维生素 D 的来源

1. 内源性维生素 D 皮肤中的 7-脱氢胆固醇经日光中紫外线照射转变为胆骨化醇(即内源性维生素 D_3),是人体维生素 D 的主要来源。

2. 外源性维生素 D 从食物中获得的维生素 D 为外源性,有来源于动物性食物(外源性维生素 D_3)和植物性食物(外源性维生素 D_2)两种,动物肝、禽蛋和酵母中含量丰富。

(二) 维生素 D 的代谢

无论是内源性维生素 D_3 还是外源性维生素 D_2、D_3,均不具生物活性,它们须在肝脏内先经 25-羟化酶系统作用,使其转变为 25-羟基胆骨化醇[$25-(OH)D_3$],再经肾脏近曲小管细胞内 1-羟化酶系统作用,进一步生成 1,25-二羟基胆骨化醇[$1,25-(OH)_2D_3$],方具有最强的抗佝偻病活性。$1,25-(OH)_2D_3$ 的生理功能如下。

(1) 促进肠道钙、磷吸收。

(2) 促进肾小管对钙、磷的重吸收,尤其是磷的重吸收,提高血磷浓度,有利于骨矿化。

(3) 促进成骨细胞功能,使血中钙、磷向骨质生长部位沉着,形成新骨;也促进破骨细胞活动,使旧骨中骨盐溶解,从而使细胞外液中钙、磷浓度增高。

近年来的研究确认维生素 D 不仅是一个重要的营养成分,更是一组脂溶性类固醇。1,25-

$(OH)_2D_3$,参与全身多种细胞的增殖、分化和凋亡,影响神经-肌肉正常功能和免疫功能的调控过程,即维生素 D 对人体健康的作用不再局限于骨骼或钙、磷代谢。

（三）病因

1. 日光照射不足 婴幼儿户外活动少,而紫外线常被尘埃、煤烟、衣服或普通玻璃所遮挡或吸收,造成内源性维生素 D 生成不足。寒冷季节长,日照时间短,户外活动少的地区,小儿佝偻病发病率明显高于其他地区。

2. 维生素 D 及钙、磷摄入不足 儿童每天需 400～800 IU 维生素 D,但其每天从食物所得维生素 D 很少超过 100 IU,因此必须于出生后几天开始添加维生素 D,若未及时添加则很易造成不足。如喂养不当,进食乳类少、淀粉类多,可发生钙摄入量不足。

3. 生长速度快 早产及双胎儿出生后生长发育快,维生素 D 需要量大,且体内储存量不足,易发生营养性维生素 D 缺乏性佝偻病。

4. 疾病及用药的影响 某些疾病如肝胆、胃肠道慢性疾病可影响维生素 D 及钙、磷的吸收和利用。

（四）发病机制

维生素 D 缺乏时,肠道钙、磷吸收减少,血中钙、磷下降。血钙降低刺激甲状旁腺激素分泌增加,加速旧骨吸收、溶解、脱钙,使血钙得到补偿,维持在正常或接近正常水平;同时大量的磷经肾排出,使血磷降低,钙磷乘积下降,当钙磷乘积降至 40 以下时,骨盐不能有效地沉积,致使骨样组织增生,骨质脱钙,碱性磷酸酶分泌增多,临床上产生一系列骨骼症状和血生化改变（图 5-1）。

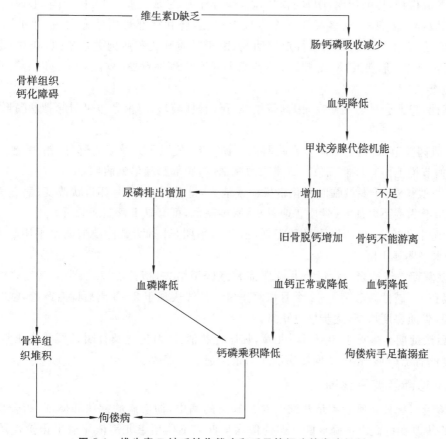

图 5-1 维生素 D 缺乏性佝偻病和手足搐搦症的发病机制

Note

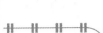

（五）临床表现

神经精神症状出现较早，继而出现骨骼改变和肌肉松弛，重者影响生长发育和免疫功能，发展过程可分为以下四期。

1. 初期 多为 3 个月左右发病，主要表现为非特异性神经精神症状，易激惹、烦躁、睡眠不安、夜惊、多汗（与季节、室温无关），因烦躁及头部多汗致婴儿常摇头擦枕，出现枕秃。但这些并非佝偻病的特异症状，仅作为临床早期诊断的参考。此期常无明显骨骼改变，X 线检查多正常，或仅见临时钙化带稍模糊。血生化检查：血钙水平正常或稍低，血磷水平降低，碱性磷酸酶水平增高或正常，25-(OH)D_3 水平下降。

2. 激期 除初期症状外，主要表现为骨骼改变。骨骼改变往往在生长最快的部位最明显，故不同年龄有不同的骨骼表现。

（1）骨骼改变：

①颅骨：a. 颅骨软化：多见于 3～6 个月婴儿，以手指按压枕、顶骨中央，有弹性，如乒乓球样。6 个月以后颅骨软化消失。b. 方颅：多见于 8 个月以上婴儿，由于骨样组织增生致额骨及顶骨双侧呈对称性隆起，形成方颅，重者可呈鞍状、十字状颅形。c. 前囟增大及闭合延迟：重者可延迟至 2～3 岁方闭合。d. 出牙延迟：可迟至 1 岁出牙，有时出牙顺序颠倒，牙齿缺乏釉质，易患龋齿。

②胸廓：胸廓畸形多发生于 1 岁左右幼儿。a. 肋骨串珠：肋骨与肋软骨交界处，呈钝圆形隆起，像串珠状，以第 7～10 肋最显著，向内隆起的幅度有时是向外隆起幅度的 2～3 倍，压迫肺而致局部肺不张，并易患肺炎。b. 胸廓畸形：膈肌附着处的肋骨，因软化被呼吸时膈肌牵拉而内陷，形成横沟，称郝氏沟；肋骨骺端内陷，胸骨外突，形成鸡胸；剑突区内陷，形成漏斗胸。

③四肢：a. 腕踝畸形：多见于 6 个月以上婴儿，腕和踝部骨骺处膨大，状似手镯或足镯。b. 下肢畸形：见于 1 岁左右站立行走后幼儿，由于骨质软化和肌肉关节松弛，在立、走的重力影响下可出现"O"形腿或"X"形腿。1 岁内婴儿可有生理性弯曲，故仅对 1 岁以上婴儿才做下肢畸形检查。

④其他：患儿会坐与站立后，因韧带松弛可致脊柱畸形，严重者也可引起骨盆畸形，形成扁平骨盆。

（2）肌肉关节松弛：血磷降低影响肌肉的糖代谢，使肌张力及肌力降低，抬头、坐、站、行走都较晚，关节松弛而有过伸现象。腹肌张力减退时，腹部膨隆呈蛙腹状。

（3）X 线检查：干骺端临时钙化带模糊或消失，呈毛刷样，并有杯口状改变；骺软骨明显增宽，骨骺与干骺端距离加大；骨质普遍稀疏，密度减低，可有骨干弯曲或骨折。

（4）血生化检查：血清钙水平稍降低，血磷水平明显降低，碱性磷酸酶水平明显增高，25-(OH)D_3 水平明显下降。

3. 恢复期 经适当治疗后患儿临床症状减轻至消失，精神活泼，肌张力恢复。血清钙磷逐渐恢复正常，碱性磷酸酶 1～2 个月恢复正常。X 线表现于 2～3 周后即有改善，临时钙化带重新出现，骨质密度增高，逐步恢复正常。

4. 后遗症期 多见于 3 岁以后儿童，临床症状消失，血生化及骨骼 X 线检查正常，仅遗留不同程度的骨骼畸形，轻中度佝偻病治疗后很少遗留骨骼改变。

（六）诊断及鉴别诊断

1. 诊断 有日光照射不足及维生素 D 缺乏的病史，佝偻病的症状和体征，结合血生化改变和骨 X 线改变可做出正确诊断。但佝偻病早期或不典型患儿需依靠血生化检查及 X 线检查。碱性磷酸酶增高和血清 25-(OH)D_3 在早期降低有助于早期诊断。

2. 鉴别诊断 除需与甲状腺功能低下引起的生长发育迟缓及软骨营养不良引起的骨骼

畸形相鉴别外,主要应与抗维生素 D 佝偻病相鉴别,此类疾病的共同特点为一般剂量的维生素 D 治疗无效。

（1）低血磷性抗维生素 D 佝偻病:肾小管再吸收磷及肠道吸收磷的原发性缺陷所致,佝偻病的症状多发生于 1 岁以后,且 2～3 岁后仍有活动性佝偻病表现,血钙多正常,血磷低,尿磷增加。

（2）远端肾小管酸中毒:远曲肾小管泌氢障碍,从尿中丢失大量钠、钾、钙,继发甲状旁腺功能亢进,骨质脱钙,出现佝偻病症状。骨骼畸形严重,身材矮小,除低钙血症、低磷血症之外,有代谢性酸中毒及低钾、高氯血症,尿呈碱性。

（3）维生素 D 依赖性佝偻病:常染色体隐性遗传,分为两型:Ⅰ型为肾脏 1-羟化酶缺陷,Ⅱ型为靶器官 $1,25\text{-}(OH)_2D_3$ 受体缺陷。两型均有严重的佝偻病症状,如低钙血症、低磷血症、碱性磷酸酶水平明显增高。Ⅰ型可有氨基酸尿症,Ⅱ型的一个重要特征为脱发。

（4）肾性佝偻病:因肾脏疾病引起 $1,25\text{-}(OH)_2D_3$ 减少,出现钙磷代谢紊乱,血钙水平低,血磷水平高,碱性磷酸酶水平正常。佝偻病症状多于幼儿后期明显,患儿身材矮小。

（5）肝性佝偻病:肝功能不全可使 $25\text{-}(OH)D_3$ 生成障碍,伴有胆道阻塞时肠道吸收维生素 D 及钙也减少。

（七）治疗

治疗目的是控制活动期,防止骨骼畸形。

1. 维生素 D 制剂 不主张采用大剂量维生素 D 制剂治疗,治疗原则以口服为主。一般剂量为每天 50～100 μg(相当于 2000～4000 IU),持续 4～6 周;之后改为 10～20 μg(400～800 IU)。大剂量维生素 D 与治疗效果无正比例关系,不缩短疗程,与临床分期无关。重症佝偻病有并发症或无法口服者可大剂量肌内注射维生素 D 20 万～30 万 IU 一次即可,3 个月后开始用预防量。治疗 1 个月后应复查,如临床表现、血生化与骨骼 X 线改变无改善,应与抗维生素 D 佝偻病相鉴别。

2. 钙剂 维生素 D 治疗期间应同时补充适量钙剂。维生素 D 缺乏性佝偻病多伴有锌铁水平降低,及时适量地补充微量元素,有利于骨骼成长。

知识链接 5-2

维生素 D 中毒

长期服用较大剂量的维生素 D,或者误服大量维生素 D,或者对维生素 D 敏感均可引起中毒。维生素 D 中毒可见于以下情况。

1. 短期内多次给予大剂量维生素 D 治疗佝偻病。

2. 预防量过大,每天摄入维生素 D 过多,或者大剂量维生素 D 数月内反复肌内注射。

3. 误将其他骨骼代谢性疾病或内分泌疾病诊断为佝偻病而长期大剂量摄入维生素 D。

维生素 D 中毒剂量个体差异大。一般儿童每天服用 500～1250 μg(2 万～5 万 IU),或每天 50 $\mu g/kg$(2000 IU/kg),连续数周或数月即可发生中毒。敏感儿童每天 100 μg(4000 IU),连续 1～3 月即可中毒。疑维生素 D 过量中毒应立即停服维生素 D,如血钙过高应限制钙的摄入,包括减少富含钙的食物摄入,加速钙的排泄。口服氢氧化铝或依地酸二钠减少肠钙的吸收,使钙从肠道排出;口服泼尼松抑制肠道内结合蛋白的生成而减少肠钙的吸收;亦可试用降钙素。注意保持水、电解质的平衡。

（八）预防

1. 围生期 提倡孕母多户外活动,食用富含钙、磷、维生素 D 及其他营养素的食物。妊娠

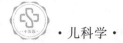
后期适量补充维生素 D(800～1000 IU/d)有益于胎儿储存充足维生素 D,以满足出生后一段时间生长发育的需要。

2. 婴幼儿期 预防的关键在于日光浴与适量维生素 D 的补充。出生后 1 个月即可让婴儿坚持户外活动,冬季更要保证每天 1～2 h 户外活动时间。

(1) 户外活动:多晒太阳是预防维生素 D 缺乏及维生素 D 缺乏性佝偻病的简便而有效的措施,保证儿童的体育运动特别是户外活动时间,平均户外活动应在 1～2 h/d。

(2) 维生素 D 补充:母乳喂养或部分母乳喂养婴儿,应从出生数天即开始补充维生素 D 400 IU/d,除非断乳并且配方奶或者强化牛乳的摄入量≥1 L/d;人工喂养婴儿,当配方奶摄入量<1 L/d 时,应注意通过其他途径保证 400 IU/d 维生素 D 的摄入量,比如维生素 D 制剂的补充;年长儿应给予维生素 D 强化饮食(维生素 D 强化牛乳、谷物等)和维生素 D 制剂补充相结合,400 IU/d 维生素 D 制剂补充仍作为推荐。乳及乳制品摄入不足和营养欠佳时可适当补充微量营养素和钙剂。对于早产儿,尤其是出生体重小于 2000 g 的小早产儿,可使用早产儿专用配方奶;当患儿体重大于 1500 g 并且能够耐受全肠道喂养时,经口补充维生素 D 400 IU/d,最大量为 1000 IU/d,3 个月后改为维生素 D 400～800 IU/d。夏季户外活动多,可暂停服用或减量,一般可不加服钙剂。

二、维生素 D 缺乏性手足搐搦症

维生素 D 缺乏性手足搐搦症又称佝偻病性低钙惊厥,由于维生素 D 缺乏,甲状旁腺代偿功能不足或其他多种因素的影响,致血中游离钙离子水平降低,使神经兴奋性增高,引起局部或全身肌肉抽搐,多见于 6 个月以内的婴儿。

(一) 病因及发病机制

维生素 D 缺乏时,血钙下降,但甲状旁腺分泌的甲状旁腺素不能代偿性增加,所以正常血钙水平不能维持。当血钙进一步下降,低于 1.75 mmol/L,或离子钙低于 1.0 mmol/L 时可引起神经肌肉兴奋性增高,出现抽搐。

引起血钙降低的主要原因如下:①佝偻病初期钙吸收差,血钙下降而甲状旁腺反应迟钝,使血钙水平进一步下降;②春、夏季阳光充足或维生素 D 治疗之初大量钙沉积于待钙化的骨骼,骨脱钙减少,而肠道吸收钙相对不足,使血钙水平降低而诱发本病;③感染、发热、饥饿时,组织细胞分解释放磷,血磷水平升高,血钙水平降低而发病。

(二) 临床表现

除不同程度的佝偻病表现外,主要为惊厥、手足搐搦和喉痉挛,以无热惊厥最常见。

1. 典型发作 当血钙水平低于 1.75 mmol/L 时发生。①惊厥:多见于婴儿期。突然发生四肢抽动,双眼上翻,面肌颤动,意识丧失。发作缓解后可入睡,醒后活动如常。发作时间可在数秒至数分钟不等,次数依据严重程度而定,可一天数次,也可数天一次,一般不发热。轻者仅有两眼凝视、惊跳或部分面肌抽动。②喉痉挛:婴儿多见,由咽喉部肌肉和声门突发痉挛引起吸气困难,有时可致窒息,严重时缺氧,甚至死亡。③手足搐搦:常发生在较大婴儿、幼儿。发作表现为手足痉挛状,腕部屈曲,手指强直,拇指内收掌心,强直痉挛;踝关节伸直,足趾下弯成"芭蕾舞足"样弓形。

2. 隐匿型 血钙水平多在 1.75～1.88 mmol/L,没有典型发作症状,但可刺激周围神经诱发局部肌肉抽搐,出现以下体征:①面神经征(Chvostek 征):用指尖或叩诊锤轻轻敲击颧弓与口角间的面颊部,出现眼睑及口角抽动为阳性,新生儿可出现假阳性。②腓神经征(Lust 征):用叩诊锤叩击膝部下外侧腓骨小头处的腓神经,足部向外侧收缩为阳性。③陶瑟征(Trousseau 征):用血压计袖带包裹上臂,打气使血压维持在收缩压和舒张压之间,5 min 内出现手抽搐为阳性。

（三）诊断与鉴别诊断

婴儿突发无热惊厥，反复发作，发作后神志清醒、无神经系统体征，同时有佝偻病存在，可以首先考虑本病的可能，查血钙有助于诊断，需要与以下疾病进行鉴别。

1. 低血糖 多发生于清晨空腹时，常有进食少或腹泻史，可出现惊厥、昏迷。血糖常低于 2.2 mmol/L。口服糖水或静脉注射葡萄糖溶液后立即好转。

2. 婴儿痉挛症 于婴儿期发病，发作时突然头及躯干前屈，上肢前屈内收握拳，下肢屈曲至腹部，伴意识障碍，每次发作数秒至数十秒自行停止；常伴智力异常，脑电图呈高幅节律紊乱。

3. 低镁血症 常见于新生儿及婴儿，多为人工喂养，常有触觉、听觉过敏，引起肌肉震颤，甚至惊厥及手足搐搦，血清镁水平常低于 0.58 mmol/L。

4. 中枢神经系统感染 脑膜炎、脑炎等患儿大多伴有发热和感染中毒症状，一般情况差，有颅内压增高体征及脑脊液改变。

5. 急性喉炎 大多伴有上呼吸道感染症状，也可突然发作，声音嘶哑伴犬吠样咳嗽，吸气性呼吸困难，常夜间发作，伴发热，血钙正常，钙剂治疗无效。

（四）治疗

1. 急救处理 ①止惊：立即注射镇静剂如地西泮，每次 0.1～0.3 mg/kg，肌内或静脉注射；或用水合氯醛，每次 40～50 mg/kg，保留灌肠；也可用苯巴比妥。②给氧：惊厥期应立即吸氧，有喉痉挛者立即将舌尖拉出口外，进行口对口人工呼吸或加压给氧，必要时行气管插管以保证呼吸道通畅。

2. 钙剂治疗 尽快给予 10% 的葡萄糖酸钙 5～10 mL，加于 10% 葡萄糖溶液 5～20 mL 中，缓慢静脉注射（10 min 以上），注射过快可使血钙骤然升高，引起呕吐，甚至有引起心搏骤停的危险。惊厥停止后可口服钙剂，不可皮下或肌内注射以免造成局部坏死。

3. 维生素 D 治疗 症状控制后，按照维生素 D 缺乏性佝偻病补充维生素 D。

（五）预防

本病的预防与佝偻病相同。在应用维生素 D 治疗佝偻病的同时，需补充钙剂，以防止血钙水平降低，出现手足搐搦。同时应及时治疗婴幼儿腹泻和感染性疾病。

第六节 锌缺乏症

锌是人体所需的重要的微量元素之一，为 100 多种酶的关键组成部分，参与 DNA、RNA 和蛋白质的合成。儿童缺锌的主要表现为食欲差，生长发育减慢，免疫功能降低，青春期缺锌可致性成熟障碍。

一、病因

1. 摄入不足 锌摄入不足是儿童锌缺乏的主要原因。动物性食物不仅含锌丰富而且易于吸收，植物性食物含锌少，故素食者容易缺锌；全胃肠道外营养如未加锌可致缺锌。

2. 吸收障碍 各种原因所致的腹泻皆可妨碍锌的吸收。谷类食物含多量植酸和粗纤维，均可与锌结合从而妨碍其吸收。牛乳中含锌量与母乳类似，为 45.9～53.5 μmmol/L（300～350 μg/dL），但牛乳锌的吸收率（39%）远低于母乳锌（65%）。肠病性肢端皮炎是一种染色体

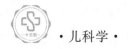

隐性遗传病,因小肠缺乏吸收锌的载体,故表现为严重缺锌。

3. 需要量增加 生长发育迅速阶段的婴儿、组织修复过程中、营养不良恢复期等皆可发生锌需要量增多。

4. 丢失过多 反复出血、溶血、大面积烧伤、慢性肾脏疾病、蛋白尿及应用金属螯合剂(如青霉胺)等均可导致锌缺乏。

二、临床表现

1. 消化功能减退 缺锌影响味蕾细胞更新和唾液磷酸酶的活性,使舌黏膜增生、角化不全,以致味觉敏感度下降,发生食欲减退、畏食、异嗜癖。

2. 生长发育落后 缺锌可妨碍生长激素轴功能以及性腺轴的成熟,故生长发育迟缓、身材矮小、性发育延迟。

3. 智力发育延迟 缺锌可使脑 DNA 和蛋白质合成障碍,谷氨酸浓度降低,从而引起智力发育迟缓。

4. 免疫功能降低 缺锌会严重损害细胞免疫功能而容易发生感染。

5. 其他 脱发、皮肤粗糙、皮炎、地图舌、反复口腔溃疡、创伤愈合迟缓、视黄醛结合蛋白质减少而出现夜盲症等。

三、诊断

锌缺乏症目前尚无特异性诊断指标,主要根据缺锌的病史和临床表现,结合空腹血清锌浓度小于 11.47 μmol/L(75 μg/dL),锌剂治疗有显效即可诊断。

不同部位的头发和不同的洗涤方法均可影响发锌的测定结果,故发锌不能准确反映近期体内的锌营养状况。

四、治疗

1. 针对病因 治疗原发病。

2. 饮食治疗 鼓励多进食富含锌的动物性食物(如肝、鱼、瘦肉、禽蛋、牡蛎等)。初乳含锌丰富。

3. 补充锌剂 常用葡萄糖酸锌,每天剂量为锌元素 0.5～1.0 mg/kg,相当于葡萄糖酸锌 3.5～7 mg/kg,疗程一般为 2～3 个月。长期静脉输入高能量者,每天锌用量为:早产儿 0.3 mg/kg;足月儿至 5 岁 0.1 mg/kg;超过 5 岁 2.5～4.0 mg/d。

药物锌不宜过量,否则可致急性锌中毒,表现为腹泻、呕吐和嗜睡等。长期过量还可引起铜缺乏,需予以注意。

五、预防

元素锌每天推荐摄入量为:0～6 个月 1.5 mg;6～12 个月 8 mg;1～4 岁 12 mg;4～7 岁 13.5 mg。提倡母乳喂养,应提倡平衡膳食,戒除挑食、偏食、吃零食的习惯。对可能发生缺锌的情况如早产儿、人工喂养儿、营养不良儿、长现腹泻、大面积烧伤等,均应适当补锌。

 案例导入 5-2

案例导入 5-1 资料补充

接诊的刘医生详细地询问了病史,并且给小明做了全面的身体检查,得到以下新的信息:体格检查发现发育营养一般,前囟 2 cm×1.5 cm,枕秃,未出牙,肋缘外翻,右肝肋下 1 cm,脾(一),轻度"鸡胸"。肌张力正常,神经系统未见异常。辅助检查:血常规示 Hb 115 g/L,RBC 4.3×10^{12}/L,WBC 10×10^9/L。大便及尿常规未见异常。血清钙、磷水平下降,血碱性磷酸酶水平升高。腕部正位片示骨骺段钙化带模糊不清,呈"杯口"状改变。

问题:

1. 根据上述信息,考虑最可能的诊断是什么? 需要和哪些疾病进行鉴别?

2. 如何进行治疗?

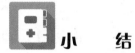

小 结

本章主要介绍儿童营养基础知识及儿童营养障碍性疾病的相关知识,应大力宣传、普及科学育儿知识,加强营养指导,提倡母乳喂养,及时添加辅食,平时应提倡平衡膳食,培养良好的饮食习惯,防治各种营养障碍性疾病。

蛋白质-能量营养不良主要见于 3 岁以下婴幼儿,其临床特征为体重下降,渐进性消瘦或水肿,皮下脂肪减少,常伴有各器官不同程度的功能紊乱。儿童单纯性肥胖在我国呈逐步增多的趋势,不仅影响儿童的健康,且儿童期肥胖可延续至成人期,容易引起高血压、糖尿病、冠心病、胆石症、痛风等疾病,对本病的防治应引起社会及家庭的重视。维生素 D 缺乏性佝偻病以 2 岁以内婴幼儿发病率最高,对婴幼儿健康危害较大,是儿童保健重点防治的"四病"之一,近年来,其发病率逐年降低,其病情也多为轻度,应及早治疗,避免出现骨骼畸形。维生素 D 缺乏性手足搐搦症多见于 6 个月以内的婴儿,虽然发病率逐年降低,但不容轻视,一旦出现则要及时治疗甚至抢救。儿童缺锌的主要表现为食欲差,生长发育减慢,免疫功能降低,青春期缺锌可致性成熟障碍,应戒除挑食、偏食、吃零食的习惯,对可能发生缺锌的情况如早产儿、人工喂养儿、营养不良儿、长现腹泻、大面积烧伤等,均应适当补锌。

(周建林)

能力检测

第六章　新生儿与新生儿疾病

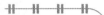

学习目标

1. **掌握**：新生儿窒息、新生儿黄疸、新生儿缺氧缺血性脑病、新生儿颅内出血、新生儿败血症、新生儿寒冷损伤综合征的临床表现、诊断和治疗措施；生理性黄疸与病理性黄疸的鉴别、新生儿溶血病的病因及临床特点。

2. **熟悉**：新生儿分类、正常足月儿及早产儿的特点和护理措施；新生儿胆红素代谢的特点、核黄疸发生的因素；新生儿呼吸窘迫综合征的发病机理。

3. **了解**：新生儿医学的重要性，围生医学的概念，新生儿常见的几种特殊生理状态，常见新生儿疾病的病因及发病机制。

第一节　新生儿特点及护理

新生儿(neonate,newborn)是指从脐带结扎到出生后 28 天内的婴儿。以新生儿生理、病理、疾病防治和保健等方面为研究内容的学科称为新生儿学。

新生儿学原属儿科学范畴，近年来发展十分迅速，现已逐渐形成独立的学科。新生儿是人类发育的基础阶段，又是胎儿的延续，与产科密切相关，因此，又是围生医学的一部分。围生医学是研究出生前后影响胎儿和新生儿健康的学科，是一门边缘性学科，涉及产科、新生儿科及相关的遗传、免疫、生物医学工程等多个领域。围生期是指出生前后的一个特定时期，国内外定义不同，我国目前采用的定义是自妊娠 28 周(此时胎儿体重约 1000 g)至出生后 7 天。围生期的婴儿称围生儿，由于经历了宫内迅速生长、发育，以及从宫内向宫外环境转换阶段，因此，其死亡率和发病率均居于人的一生之首，尤其是出生后 24 h 内。所以，围生期是提高人口素质，降低婴儿死亡率的关键时期。

一、新生儿分类

（一）根据胎龄分类

胎龄(gestational age,GA)是从末次月经第 1 天起到分娩时止，通常以周表示，分为足月儿、早产儿、过期产儿。

1. **足月儿**　37 周≤GA＜42 周(259～293 天)的新生儿。
2. **早产儿**　28 周≤GA＜37 周(196～258 天)的新生儿。
3. **过期产儿**　GA≥42 周(≥294 天)的新生儿。

（二）根据出生体重分类

出生体重（birth weight，BW）指出生 1 h 内的体重。

1. 正常出生体重儿 2500 g≤BW≤4000 g 的新生儿。

2. 低出生体重儿 BW<2500 g 的新生儿，其中 BW<1500 g 的新生儿称极低出生体重儿，BW<1000 g 的新生儿称超低出生体重儿。低出生体重儿中大多是早产儿，也有足月儿或过期产小于胎龄儿。

3. 巨大儿 BW>4000 g 的新生儿。

（三）根据出生体重和胎龄的关系分类

分为小于胎龄儿、适于胎龄儿、大于胎龄儿。

1. 小于胎龄儿 出生体重在同胎龄儿平均出生体重的第 10 百分位以下。

2. 适于胎龄儿 出生体重在同胎龄儿平均出生体重的第 10 至 90 百分位之间。

3. 大于胎龄儿 出生体重在同胎龄儿平均出生体重的第 90 百分位以上。

（四）根据出生后周龄分类

分为早期新生儿、晚期新生儿。

1. 早期新生儿 出生后 1 周以内的新生儿，也属于围生儿。其发病率和死亡率在整个新生儿期最高，需要加强监护和护理。

2. 晚期新生儿 出生后第 2 周至第 4 周末的新生儿。一般情况较稳定，但仍应加强护理。

（五）高危儿

高危儿指已经发生或可能发生危重疾病而需要监护的新生儿，常见于以下情况。

1. 母亲有疾病或异常妊娠史的新生儿 母亲患有糖尿病，慢性心肺疾病，各种感染，有吸烟、吸毒、酗酒史；母亲年龄<16 岁或>35 岁，孕期有阴道流血史，妊娠高血压综合征，先兆子痫、子痫，前置胎盘，胎盘早剥等；母亲为 Rh 阴性血型，既往有死胎、死产史等。

2. 异常分娩的新生儿 各种难产、急产、手术产，产程延长、分娩过程中使用镇静剂和止痛药物史等。

3. 出生时异常的新生儿 出生时 Apgar 评分<7 分、产伤、脐带绕颈，早产儿，双胎或多胎儿、小于胎龄儿，巨大儿，各种严重的先天性疾病和畸形等。

二、正常足月儿和早产儿的特点

正常足月儿是指 37 周≤GA<42 周，2500 g≤BW≤4000 g，无畸形或疾病的活产婴儿。早产儿又称未成熟儿，是指 28 周≤GA<37 周，BW<2500 g 的新生儿。近年来我国早产儿的发生率呈逐年上升的趋势，且胎龄越小，出生体重越低，死亡率越高。因此，预防早产对于降低新生儿死亡率具有非常重要的意义。

（一）正常足月儿与早产儿外观特点

正常足月儿和早产儿在外观上各具其特点（表 6-1）。

表 6-1 正常足月儿与早产儿外观特点

项目	正常足月儿	早产儿
皮肤	红润，皮下脂肪丰满，毳毛少	绛红，水肿，毳毛多
头发	分条清楚，有光泽	细而乱，呈绒毛状
耳壳	软骨发育好、耳舟成形、直挺	软，缺乏软骨，耳舟不清楚

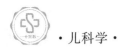
续表

项目	正常足月儿	早产儿
乳腺	结节>4 mm,平均 7 mm	无结节或结节<4 mm
外生殖器		
男婴	阴囊皱褶多,睾丸已降入阴囊	阴囊皱褶少,睾丸未降入阴囊
女婴	大阴唇遮盖小阴唇	大阴唇未遮盖小阴唇
指(趾)甲	达到或超过指(趾)端	未达指(趾)端
跖纹	遍及整个足底	足底纹理少

(二) 正常足月儿与早产儿生理特点

1. 呼吸系统　胎儿肺内充满液体,至足月时胎儿肺液为 30～35 mL/kg。自然分娩时,经产道挤压后,1/3～1/2 肺液由口鼻排出,其余的肺液则在建立呼吸后由肺间质内毛细血管和淋巴管吸收。如肺液吸收延迟,则出现湿肺症状,引起新生儿暂时性呼吸困难,多见于剖宫产方式出生的小儿。胎儿娩出后在声、光、寒冷、触觉等刺激下,开始第 1 次吸气,接着啼哭,肺泡张开。新生儿呼吸频率较快,安静时 40～60 次/分,如持续超过 60 次/分称呼吸急促,常由呼吸或其他系统疾病所致。胸廓呈桶状,肋间肌薄弱,呼吸主要靠膈肌的升降,呈腹式呼吸;肺泡数量少,毛细血管与肺泡间隔距离大,气体交换率低,呼吸道管腔狭窄,黏膜柔嫩,血管丰富,纤毛运动差,易致气道堵塞、呼吸困难和感染;呼吸肌发育不全,咳嗽反射弱,易出现呛奶现象。

早产儿由于呼吸中枢发育尚不成熟,呼吸表浅且节律常不规则,易出现呼吸暂停(apnea)或青紫。呼吸暂停是指呼吸停止超过 20 s,伴心率减慢(低于 100 次/分),并出现发绀。其发生率与胎龄相关,胎龄越小,发生率越高,且常于出生后 1～2 天出现。早产儿因肺泡表面活性物质缺乏,易发生呼吸窘迫综合征。由于肺发育不成熟,炎性损伤或长期吸入高浓度、高流量的氧,可导致支气管肺发育不良(broncho-pulmonary dysplasia,BPD)。

2. 循环系统　出生后血液循环动力学发生重大变化,完成胎儿循环向成人循环的转变:①脐带结扎后,胎盘-脐血循环终止;②随着自主呼吸建立,肺循环阻力下降,肺血流量增加;③回流至左心房血量明显增多,左心房压力因而增高,同时随着肺血管阻力降低后右心房压力降低,当左心房压力超过右心房时,卵圆孔在功能上关闭;④自主呼吸使动脉氧分压增高,动脉导管收缩,继而关闭。

新生儿心率波动范围较大,通常为 90～160 次/分。足月儿血压平均为 70/50 mmHg(9.3/6.7 kPa)。早产儿心率偏快,血压较低,部分可伴有动脉导管开放。

3. 消化系统　正常足月儿出生时吞咽功能已完善,但食管下部括约肌松弛,呈水平位,幽门括约肌较发达,故新生儿易有溢奶,早产儿更多见。新生儿肠壁较薄,通透性高,有利于吸收母乳中的免疫球蛋白,但也易使肠腔内毒素及消化不全产物进入血液循环,引起中毒症状。正常足月儿除淀粉酶外,其余消化酶均已足够消化蛋白质及脂肪;早产儿各种消化酶不足,在缺氧缺血、喂养不当情况下,易发生坏死性小肠结肠炎。

新生儿出生后 24 h 内排出糊状胎便,呈墨绿色,2～3 天排完。若出生后 24 h 仍不排胎便,应排除肛门闭锁或其他消化道畸形。新生儿肝内尿苷二磷酸葡萄糖醛酸基转移酶的量及活力低,是新生儿生理性黄疸的主要原因。早产儿肝功能更不成熟,生理性黄疸程度亦较足月儿重,持续时间更长,且易发生核黄疸。同时肝内糖原储存少,肝合成蛋白质亦不足,常易发生低血糖和低蛋白血症、水肿。

4. 泌尿系统　正常足月儿出生时肾结构发育已完成,但功能仍不成熟;肾小球滤过率低,浓缩功能差,故不能迅速有效地处理过多的水和溶质,易发生水肿或脱水;新生儿一般在出生后 24 h 内开始排尿,少数在 48 h 内排尿,一周内每天排尿可达 20 次。

早产儿葡萄糖阈值低,易发生糖尿;肾浓缩功能更差,肾小管对醛固酮反应低下,易产生低钠血症;肾小管排酸能力差,碳酸氢根阈值极低,用普通牛乳喂养时,因其蛋白质含量及酪蛋白比例均高,可使内源性氢离子增加,易发生晚期代谢性酸中毒,因此,人工喂养的早产儿应采用早产儿配方奶。

5. 血液系统 正常足月儿血容量为 85~100 mL/kg,与脐带结扎时间有关。脐带结扎延迟,胎儿可从胎盘多获得 35% 的血容量。出生时血红蛋白为 170 g/L(140~200 g/L),血红蛋白中胎儿血红蛋白(HbF)占 70%~80%,以后逐渐被成人血红蛋白(HbA)代替。出生第 1 天白细胞计数可达 $(15~20)\times10^9$/L,以后逐渐下降。血小板数与成人相似。由于胎儿肝脏维生素 K 储存量少,凝血因子活性低,易发生出血症。

早产儿血容量为 85~110 mL/kg,白细胞和血小板稍低于正常足月儿。由于红细胞生成素水平低下、先天性铁储备少,生理性贫血出现早,且胎龄越小,贫血持续时间越长,程度越重。

6. 神经系统 正常足月儿出生时神经细胞数目已与成人相同,但其树突与轴突少而短,大脑皮质兴奋性低,睡眠时间长,一昼夜觉醒时间仅为 2~3 h。新生儿脑相对大,脑沟、脑回仍未完全形成,脊髓相对长,脊髓末端在第 3、4 腰椎下缘,故腰椎穿刺时应在第 4、5 腰椎间隙进针。大脑对下级中枢抑制较弱,且锥体束、纹状体发育不全,常出现不自主和不协调动作。

新生儿出生时已具备多种暂时性原始反射,如觅食反射、吸吮反射、握持反射、拥抱反射等,正常情况下,这些反射常于出生后数月自然消失。若新生儿期这些反射减弱或消失,或数月后仍不消失,常提示有神经系统疾病。

正常足月儿腹壁和提睾反射不稳定,偶可出现阵发性踝阵挛,有时也可出现年长儿的病理性反射(如克氏综合征、巴宾斯基征等)。

7. 体温调节 新生儿体温调节中枢功能尚不完善,体表面积相对较大,皮下脂肪薄,易散热,寒冷时主要依靠棕色脂肪代偿产热。棕色脂肪主要分布在中心大动脉、肾动脉周围、两肩胛间区、颈及腋窝等部位。新生儿体温易随外界环境温度波动,出生后环境温度较宫内温度低,体温明显下降,若保暖不当,可发生低体温、低氧血症、低血糖、代谢性酸中毒或寒冷损伤综合征等;反之,环境温度过高、进食少及散热不足,可使体温增高,发生脱水热。

中性温度对新生儿至关重要。中性温度是指使机体维持体温正常所需的代谢率和耗氧量最低时的最适环境温度,中性温度与出生体重、日龄有密切关系(表 6-2)。新生儿适宜的环境湿度为 50%~60%。

表 6-2　不同出生体重新生儿的中性温度

出生体重/kg	中性温度			
	35 ℃	34 ℃	33 ℃	32 ℃
1.0	10 天内	10 天以后	3 周以内	5 周以后
1.5	—	10 天以内	10 天以后	4 周以后
2.0	—	2 天以内	2 天以后	3 周以后
>2.5	—	—	2 天以内	2 天以后

早产儿体温调节中枢功能还不完善,且胎龄越小,棕色脂肪越少,产热能力也越差,体表面积相对较大,皮下脂肪更薄,更易散热,环境温度低时更易出现低体温,甚至发生寒冷损伤综合征。

8. 能量和体液代谢 新生儿基础能量消耗为 209 kJ/kg(50 kcal/kg),每天总能量需 418~502 kJ/kg(100~120 kcal/kg)。新生儿液体需要量与其体重和日龄有关。正常足月儿钠需要

65

量为 1～2 mmol/(kg·d)，不足 32 周的早产儿为 3～4 mmol/(kg·d)；新生儿 10 天内一般不需补钾，以后需要量为 1～2 mmol/(kg·d)。

早产儿消化功能差，吸吮能力弱，常需胃肠外营养。

9. 免疫系统 新生儿的特异性和非特异性免疫功能均不够成熟，早产儿尤甚，易患感染性疾病，尤其是呼吸道及消化道感染。

10. 常见的几种特殊生理状态 ①生理性黄疸：参见本章第六节。②马牙：在口腔上腭中线和齿龈部位，有黄白色、米粒大小的小颗粒，俗称马牙，是由上皮细胞堆积或黏液腺分泌物积留形成，数周后可自然消退。③螳螂嘴：口腔两侧颊部各有一个隆起的脂肪垫，俗称螳螂嘴，有利于吸吮乳汁。马牙和螳螂嘴均属于正常现象，不可挑破，以免发生感染。④假月经和乳腺肿大：部分女婴出生后 5～7 天阴道流出少许血性分泌物，或大量非脓性分泌物，可持续 1 周；男女新生儿均可有乳腺肿大，多于出生后 4～7 天出现，如蚕豆大小或核桃大小，一般 2～3 周消退，切忌挤压，以免感染。上述现象是母体的雌激素突然中断所致。⑤新生儿红斑及粟粒疹：出生后 1～2 天，在头部、躯干及四肢常出现大小不等的多形性红斑，称为新生儿红斑，1～2 天后自然消失；也可因皮脂腺堆积在鼻尖、鼻翼、颜面部形成小米粒大小的黄白色皮疹，称为新生儿粟粒疹，几天后可自然消失。

三、正常足月儿及早产儿的护理

1. 保暖

（1）出生后立即用预热的干毛巾擦干新生儿皮肤，并采取各种保暖措施，使新生儿处于中性温度中，使其腹壁温度维持在 36.5 ℃。中性温度与出生体重、日龄有关，即体重越低，中性温度越高。

（2）早产儿，尤其是出生体重小于 2000 g 或低体温者，应置于暖箱中，无条件者可采取其他保暖措施，如热水袋、添加包被、母亲胸前保暖等。

（3）保暖时应注意：①新生儿头部表面积大，散热量多，寒冷季节应戴绒布帽；②体温低或不稳定的新生儿不宜淋浴；③用热水袋时注意避免烫伤；④放置母亲胸前保暖时，避免新生儿窒息。

2. 喂养

（1）正常足月儿出生后半小时即可抱至母亲处哺乳，以促进母亲乳汁分泌，提倡按需哺乳。无母乳者，首选配方奶。奶量根据新生儿所需热量计算，遵循从少量逐渐增加的原则，以吃奶后安静，无腹胀、呕吐，体重增长理想（每天每千克体重增长 10～15 g）为标准（生理性体重下降期除外）。

（2）早产儿应酌情尽早母乳喂养，必要时可使用早产儿配方奶。吸吮能力差或吞咽功能不协调的早产儿，可挤出母乳经管饲喂养。对于出生体重小于 1500 g 的早产儿可试行微量肠道喂养，哺乳量不能满足所需能量者应辅以静脉营养。

（3）哺乳量因人而异，原则上是胎龄越小，体重越轻，开始哺乳量越少，每次增加乳量越少，哺乳间隔时间也越短，并根据哺乳后有无腹胀、呕吐、胃内残留（管饲喂养）及体重增长情况（理想情况为每天每千克体重增长 10～15 g）进行调整。

（4）注意及时补充维生素和微量元素，出生后 4 天加维生素 C 50～100 mg/d；10 天后加维生素 A 500～1000 IU/d 及维生素 D 400～1000 IU/d；4 周后添加铁剂，极低出生体重儿同时加用维生素 E 25 U 和叶酸 2.5 mg，每周 2 次。

3. 呼吸管理

（1）新生儿出生后应立即清理口腔及呼吸道分泌物，保持呼吸道通畅。早产儿仰卧时可在肩下放置软垫，避免颈部弯曲。

（2）早产儿易发生呼吸暂停，轻者可经弹、拍打足底或托背等恢复呼吸，无效时给予枸橼酸咖啡因静脉注入，首次负荷量为 20 mg/（kg·d），以后 5 mg/（kg·d）维持，可酌情持续用至纠正胎龄 34～35 周。继发呼吸暂停时应针对病因治疗。

（3）当新生儿出现发绀等缺氧症状时应查找原因，同时予以吸氧，但吸氧浓度不宜过高，吸氧时间不宜过长，以维持动脉血氧分压在 50～80 mmHg（早产儿 50～70 mmHg）为宜。切忌给早产儿常规吸氧，以防吸入高浓度氧或吸氧时间过长导致早产儿视网膜病变或慢性肺部疾病。

4．预防感染 严格遵守消毒隔离制度。接触新生儿前应严格洗手；护理和操作时应注意无菌；医护人员或新生儿如患感染性疾病应立即隔离，防止交叉感染；避免过分拥挤，防止空气污染和杜绝乳制品污染。

5．预防出血 正常足月儿出生后应肌内注射 1 次维生素 K_1 0.5～1.0 mg，早产儿连用 3 天，以预防缺乏维生素 K 依赖性凝血因子所致出血。

6．皮肤黏膜护理

（1）新生儿衣服宜宽大、质软，不用纽扣。应选用柔软、吸水性强的尿布。

（2）勤洗澡，保持皮肤清洁。每次大便后用温水冲洗臀部，勤换尿布，防止发生红臀或尿布皮炎。

（3）脐带护理：新生儿娩出后立即结扎脐带，消毒，处理好残端。残端一般在出生后 3～7 天脱落。脱落前应注意保持清洁和干燥，脱落后脐窝如有黏液或渗血，可使用碘伏消毒或重新结扎；如有肉芽组织；可用硝酸银烧灼局部；如有化脓性分泌物，局部可先用 3% 过氧化氢溶液擦拭，再用碘伏消毒，同时酌情给予适量抗生素治疗。

（4）口腔黏膜不宜擦洗。

7．预防接种

（1）卡介苗：出生后 2～3 天接种。早产儿，有皮肤病变或发热等其他疾病者应暂缓接种。

（2）乙肝疫苗：出生后第 1 天、1 个月、6 个月时应各注射重组乙肝病毒疫苗 1 次，每次 5 μg。如母亲为乙肝病毒携带者，新生儿出生后 6 h 内应肌内注射高价乙肝免疫球蛋白（HBIG）100～200 IU，同时注射重组酵母乙肝病毒疫苗 10 μg，注意应更换注射部位。若母亲为 HBeAg 和 HBV-DNA 阳性患者，新生儿出生后半个月时应再使用相同剂量 HBIG 一次。

8．新生儿筛查 应开展先天性甲状腺功能减退症、苯丙酮尿症等先天性代谢缺陷疾病的新生儿筛查。

第二节　新生儿窒息

案例导入6-1

　　张女士的孩子是在 38 周的时候出生的，由于在生产时出现了难产，医生采用胎头吸引助产的方式使孩子娩出。孩子在出生后全身青紫，没有呼吸，心率 70 次/分，四肢伸展，弹足底也没有反应。追问病史发现张女士有"风心病"史 3 年余，孕期有贫血病史 3 个月。

　　问题：

　　1. 根据上述描述，对于张女士的孩子可初步诊断为什么疾病？

　　2. 治疗方案是什么？

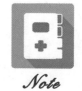

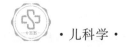

新生儿窒息通常是指新生儿出生后 1 min 内无自主呼吸,或数分钟后仍存在呼吸抑制,未能建立规律呼吸,致机体出现低氧血症、高碳酸血症、代谢性酸中毒及全身多脏器损伤,是引起新生儿死亡和儿童伤残的重要原因之一。

一、病因

凡能影响母体-胎儿间血液循环以及新生儿气体交换的因素均可引起窒息。产前、产时及产后均可发生,但绝大多数发生于产程开始后。新生儿窒息多为胎儿窒息(宫内窘迫)的延续。

1. 孕母因素

(1)孕母有慢性或严重疾病:心肺功能不全、糖尿病、高血压、严重贫血、肾脏疾病、妊娠高血压综合征等。

(2)孕母吸毒、吸烟或被动吸烟。

(3)孕母年龄>35 岁或<16 岁,多胎妊娠。

2. 胎儿因素　早产儿、小于胎龄儿、宫内感染、羊水或胎粪吸入,各种先天畸形如食道闭锁、先天肺发育不全、先天性心脏病等。

3. 脐带因素　脐带打结或绕颈、脐带受压、脐带脱垂等。

4. 分娩因素　头盆不称、臀位、宫缩乏力,使用高位产钳、胎头吸引,产程中麻醉药、镇痛药或催产药使用不当等。

5. 胎盘因素　前置胎盘、胎盘早剥和胎盘老化等。

二、发病机制

窒息的本质是缺氧,窒息持续时间对新生儿的预后起关键作用。

1. 窒息时胎儿向新生儿呼吸、循环的转变受阻　窒息时新生儿未能建立自主呼吸,肺泡不能扩张,肺内液体不能清除;缺氧、酸中毒使肺泡表面活性物质生成减少、活性降低,同时肺血管阻力增加,胎儿循环重新开放、持续性肺动脉高压,进一步加重组织缺氧、缺血、酸中毒,最终导致不可逆器官损伤。

2. 呼吸改变　可表现为原发性呼吸暂停和继发性呼吸暂停。

(1)原发性呼吸暂停(primary apnea):缺氧初期,胎动增加,呼吸代偿性加深加快,缺氧未及时纠正,随即转为呼吸停止、心率减慢,称为原发性呼吸暂停。此时患儿肌张力存在,血压稍升高,伴有发绀。此阶段若病因解除,经清理呼吸道和物理刺激即可恢复自主呼吸。

(2)继发性呼吸暂停(secondary apnea):若缺氧持续存在,则出现几次喘息样呼吸后,继而出现呼吸停止,称为继发性呼吸暂停。此时肌张力消失,皮肤苍白,心率和血压持续下降,此阶段需正压通气方可恢复自主呼吸,否则将死亡。

临床上有时难以区分原发性和继发性呼吸暂停,为不延误抢救,均可按继发性呼吸暂停处理。

3. 窒息时各器官缺血缺氧改变　窒息开始时,低氧血症和酸中毒引起体内血液重新分布,肺、肠、肾、肌肉和皮肤等非生命器官血管收缩,血流量减少,以保证脑、心和肾上腺等重要生命器官的血流量。如果缺氧持续存在,无氧代谢使代谢性酸中毒进一步加重,体内储存糖原耗尽,脑、心和肾上腺的血流量也减少,心肌功能受损,心率和动脉血压下降,生命器官供血减少,脑损伤即可发生。这时非生命器官血流量将进一步减少而导致各脏器受损。

4. 血液生化和代谢改变　窒息可导致低氧血症、混合性酸中毒、高血糖及低血糖、高胆红素血症及低钠血症、低钙血症等生化代谢异常。

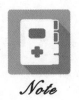

三、临床表现

1. 胎儿缺氧(宫内窒息) 早期有胎动增加,胎心率增快,胎心≥160 次/分;晚期则胎动减少,甚至消失,胎心率变慢,胎心<100 次/分;羊水被胎粪污染呈黄绿或墨绿色。

2. 新生儿窒息及分度 临床上常用 Apgar 评分系统评价新生儿有无窒息和判断窒息程度。8~10 分为正常,4~7 分为轻度窒息,0~3 分为重度窒息。新生儿 Apgar 评分见表 6-3。

表 6-3 新生儿 Apgar 评分标准

体征	评分标准			评分	
	0 分	1 分	2 分	1 min	5 min
皮肤颜色	青紫或苍白	身体红,四肢青紫	全身红		
心率/(次/分)	无	<100	>100		
弹足底或插鼻管反应	无反应	有些动作,如皱眉	哭,喷嚏		
肌张力	松弛	四肢略屈曲	四肢活动		
呼吸	无	慢,不规则	正常,哭声响		

近年来,国内外学者认为,单独的 Apgar 评分不应作为评估低氧或产时窒息及神经系统预后的唯一指标,尤其是早产、有其他严重疾病或母亲应用镇静剂时。2013 年中国医师协会新生儿专业委员会制定了新生儿窒息的诊断标准:有导致窒息的高危因素;出生时有严重的呼吸抑制、至出生后 1 min 仍不能建立有效自主呼吸且 Apgar 评分≤7 分;包括持续至出生后 5 min 仍未建立有效自主呼吸且 Apgar 评分≤7 分或出生时 Apgar 评分不低但至出生后 5 min 降至≤7 分者;脐动脉血气分析 pH<7.15;其他引起低 Apgar 评分的病因。

3. 多脏器受损症状 缺氧缺血可造成多器官损伤,但发生的频率和程度常有差异。①中枢神经系统:缺氧缺血性脑病和颅内出血。②心血管系统:持续性肺动脉高压、缺血性心肌病(表现为各种心律失常、心力衰竭、心源性休克等)。③呼吸系统:羊水或胎粪吸入综合征,肺出血及急性肺损伤或急性呼吸窘迫综合征等。④泌尿系统:肾功能不全、衰竭及肾静脉血栓形成等。⑤消化系统:应激性溃疡、坏死性小肠结肠炎及黄疸加重或时间延长等。⑥代谢方面:低血糖或高血糖、低钙及低钠血症、低氧血症、高碳酸血症或代谢性酸中毒等。⑦血液系统:弥散性血管内凝血(DIC)、血小板减少等。

四、辅助检查

对宫内缺氧胎儿,可通过羊膜镜了解羊水胎粪污染程度,或胎头露出宫口时取头皮血行血气分析,以评估宫内缺氧程度;出生后应监测动脉血气、血糖、电解质、血尿素氮和肌酐等生化指标。

五、治疗

出生后立即进行复苏及评估,并由产科医生、儿科医生、助产师(士)及麻醉师协作进行。

1. ABCDE 复苏方案 A(airway)清理呼吸道;B(breathing)建立呼吸;C(circulation)维持正常循环;D(drugs)药物治疗;E(evaluation)评估。前三项最重要,其中 A 是根本,B 是关键。E 贯穿于整个复苏过程中。

2. 复苏步骤与程序 严格按照 A→B→C→D 步骤进行,顺序不能颠倒。

(1)最初评估:出生后立即用数秒钟快速评估以下四项指标。①是足月儿吗?②羊水清亮吗?③有呼吸或哭声吗?④肌张力好吗?如以上任何一项为"否",则进行初步复苏。

(2)初步复苏步骤:①保暖:将新生儿置于远红外线或其他方法预热的保暖台上。②摆好体位:肩部以布卷垫高 2~3 cm,使颈部轻微伸仰。③清理呼吸道:肩娩出前助产者用手挤捏新生儿的面、颊部,排出其口、咽、鼻中的分泌物;新生儿娩出后,立即用吸球或吸管清理分泌物,先口咽,后鼻腔,吸净口、咽和鼻腔的黏液,吸引时间不超过 10 s。如羊水混有较多胎粪且新生儿无活力,在其呼吸前,应气管插管,将胎粪吸出。④擦干:用温热干毛巾快速擦干全身,以减少散热。⑤触觉刺激:用手拍打或弹足底,或摩擦背部 2 次以诱发自主呼吸。以上步骤要求在出生后 30 s 内完成。

(3)通气复苏步骤:触觉刺激后,新生儿出现正常呼吸(心率>100 次/分),肤色红润或仅手足青紫者可予以观察。若新生儿仍呼吸暂停或喘息样呼吸(心率<100 次/分),立即正压通气。无论足月儿或早产儿,正压通气均要在氧饱和度仪的监测指导下进行,根据氧饱和度调整给氧浓度。最初的正压通气需要 20~25 cmH_2O,少数病情严重者需要 30~40 cmH_2O,2~3 次后维持在 20 cmH_2O;通气频率 40~60 次/分。心率迅速增加提示正压通气有效。通气过程中可将心率、胸廓起伏、呼吸音和氧饱和度作为评估指标。经 30 s 充分正压通气后,如出现自主呼吸,心率达到 100 次/分,可逐步减少并停止正压通气。如心率<100 次/分,自主呼吸不充分者,继续使用气囊面罩或气管插管正压通气。

(4)胸外心脏按压:若充分正压通气 30 s 后心率持续小于 60 次/分,应同时进行胸外心脏按压。用双手拇指,或中指、食指,按压胸骨体下 1/3 处,频率为 90 次/分(每按压 3 次,正压通气 1 次,按压深度为胸廓前后径的 1/3。按压放松过程中,手指不离开胸壁;按压有效时可摸到股动脉搏动。

下列情况须用气管内插管正压通气:①有羊水、胎粪吸入需要吸净者;②重度窒息需较长时间加压给氧、人工呼吸者;③应用气囊面罩复苏器胸廓扩张效果不好或仍然发绀者;④拟诊膈疝者。

(5)药物治疗:①肾上腺素:如用复苏器和胸外心脏按压 30 s 后心率仍小于 60 次/分,应立即用 1:10000 肾上腺素,0.1~0.3 mL/kg,经脐静脉导管内注入;选择气管内滴入时,剂量为 1:10000 肾上腺素,0.3~1.0 mL/kg,5 min 后可重复一次。②扩容剂:给药 30 s 后,若心率<100 次/分,有血容量不足表现时,给予生理盐水,剂量 10 mL/kg,静脉缓慢输注(10 min以上)。③碳酸氢钠:经上述处理无效者,且确定有严重代谢性酸中毒,可给予 5%碳酸氢钠3~5 mL/kg,加等量 5%葡萄糖液,缓慢静脉推注,时间 5~10 min。④纳洛酮:仅用于正压人工呼吸使心率和肤色恢复正常后,仍出现严重的呼吸抑制,并且出生前 4~6 h 内孕母有用麻醉药史的新生儿,可用纳洛酮,每次 0.1 mg/kg,静脉或气管内滴入,间隔 0.5~1.0 h,可重复1~2 次。⑤多巴胺或多巴酚丁胺:有循环衰竭者可加用,剂量为 5~20 mg/(kg·min),静脉点滴,从小剂量开始,以后根据病情可增加剂量。

3. 复苏后监护与转运 重点监测体温、呼吸、心率、血压、尿量、肤色及窒息引起的多器官损伤等。若并发症严重,需转运到 NICU 治疗,转运中需注意保温、监护生命指标和予以必要的治疗。重度窒息患儿推迟喂养,给予静脉补液 50~60 mL/(kg·d)。

六、预防

加强围生期保健,发现高危妊娠应及时处理,避免早产和手术产;加强胎儿监护,及早发现宫内胎儿缺氧,并及时处理;推广 ABCDE 复苏技术,培训产科、儿科、麻醉科医护人员;各级医院产房内需配备复苏设备;每个分娩现场都应有掌握复苏技术的人员在场。

第三节　新生儿缺氧缺血性脑病

案例导入 6-2

案例导入 6-1 补充资料：

张女士的孩子经过抢救，6 min 后呼吸为 28 次/分，出现了惊厥，其他症状有所好转。第 2 天，该患儿出现了嗜睡，面色微绀。查体：呼吸 35 次/分，心率 98 次/分，前囟 2 cm×2 cm 大小，稍微紧张，心音较低钝，双肺未闻及干湿啰音，四肢肌张力差，拥抱反射消失。

问题：

1. 根据上述描述，你认为该患儿的病情发生了什么变化？
2. 有哪些依据支持你的诊断？还需要提供其他的检查依据吗？

新生儿缺氧缺血性脑病（hypoxic-ischemic encephalopathy，HIE）是指各种围生期因素引起的部分或完全缺氧、脑血流减少或暂停而导致胎儿或新生儿的脑损伤。临床上以意识状态改变、肌张力低下、呼吸暂停为特征，严重者可死亡，存活者部分遗留有神经系统后遗症。早产儿发生率明显高于足月儿，但由于足月儿在活产儿中占绝大多数，故以足月儿多见。

一、病因

缺氧是 HIE 发病的核心，其中围生期窒息是最主要的病因。此外，严重的心肺疾病、严重失血或贫血也可引起 HIE。

二、发病机制

HIE 的发病机制十分复杂，主要与脑血流改变、脑血流自动调节功能障碍、脑组织生化代谢改变等因素有关。

（一）脑血流改变

缺氧缺血早期，体内血液重新分布，以保证脑、心、肾上腺等重要器官的血液供应；随着缺氧时间延长，心功能受损导致全身血压下降，使脑血流减少。在脑内血流的自身调节作用，使有限的血液首先保证代谢最旺盛的部位（如脑干、丘脑及小脑的血液供应），而大脑皮质矢状旁区及其下部的白质（大脑前、中、后动脉的边缘带）则易受损，这些部位称为选择性易损区。足月儿的选择性易损区在大脑矢状旁区的脑组织，早产儿的选择性易损区位于脑室周围的白质区。

（二）脑血流自动调节功能障碍

脑血管具有自主调节功能，缺氧缺血和高碳酸血症时可导致脑血管的自动调节功能障碍，形成"压力被动性脑血流"，即脑血流灌注随全身血压的改变而波动，若血压增高，可因脑血流的过度灌注而发生出血；若血压下降，可因脑血流减少而发生缺血性脑损伤。

（三）脑组织生化代谢改变

葡萄糖是人类脑组织能量的最主要来源，但脑组织储存糖原很少，对缺氧缺血非常敏感。缺氧时脑组织无氧酵解增加，乳酸堆积、三磷酸腺苷（ATP）产生急剧减少，最终因能量衰竭而导致脑细胞水肿、凋亡和坏死。此外，目前认为氧自由基、兴奋性神经递质等也与 HIE 的发生有关。

Note

三、临床表现

其主要表现为意识障碍、肌张力及原始反射改变、惊厥,严重者伴脑干功能障碍(如瞳孔改变、眼球震颤,呼吸节律改变等),症状轻重不一,临床上分为轻、中、重度(表6-4)。

表6-4　HIE临床分度

项目	分度		
	轻度	中度	重度
意识	兴奋	嗜睡	昏迷
肌张力	正常	降低	松软
原始反射			
拥抱反射	活跃	减弱	消失
吸吮反射	正常	减弱	消失
惊厥	可有肌阵挛	常有	频繁发作或呈持续状态
中枢性呼吸衰竭	无	有	明显
瞳孔改变	正常或扩大	缩小	不等大,对光反射迟钝
前囟张力	正常	正常或稍饱满	饱满、紧张
脑电图	正常	低电压,可有痫性放电	爆发抑制,等电位
病程及预后	症状在24 h内最明显,3天内逐渐消失,预后好	症状多在1周末消失,10天后仍不消失者可能有后遗症	病死率高,数天或数周死亡,存活者多留有后遗症

四、辅助检查

（一）实验室检查

1. 血清肌酸磷酸激酶同工酶(CPK-BB)　正常值小于10 U/L,脑组织受损时血和脑脊液中此酶活性均可升高。

2. 神经元特异性烯醇化酶(NSE)　正常值<6 μg/L,神经元受损时血浆中此酶活性升高。

（二）影像学检查

1. 头颅超声检查(B超)　B超检查具有价廉、无创的优点,并且可在床边操作,便于动态随访观察,有助于了解脑水肿、基底核和丘脑、脑室及其周围出血的病变,但对皮质损伤不敏感。

2. CT扫描　适宜检查时间为出生后4~7天。有助于了解颅内出血的范围和类型,对脑水肿、基底核和丘脑损伤、脑梗死等其他病变仅有一定参考作用。但有放射性损伤,且不能床旁检查。

3. 核磁共振(MRI)检查　MRI无放射性损伤,能清晰显示B超和CT不易探及的部位,不仅能检测出脑损伤的类型、范围和严重程度,也能为判断预后提供重要的影像学信息,尤其是弥散加权磁共振(DWI)对早期缺血组织的诊断更敏感。

（三）脑电图检查

该检查可客观地反映脑损害严重程度、判断预后及有助于惊厥的诊断,应在出生后1周内检查。

五、诊断与鉴别诊断

中华医学会儿科学会新生儿学组2005年制定的足月儿HIE诊断标准如下。

（1）有明确可导致胎儿宫内窘迫的异常产科病史,以及严重的胎儿宫内窘迫表现(胎心率小于 100 次/分,持续 5 min 以上和(或)羊水Ⅲ度污染),或者在分娩过程中有明显窒息史。

（2）出生时有重度窒息,Apgar 评分 1 min 时不超过 3 分,并延续至 5 min 时仍不超过 5 分和(或)出生时脐动脉血气 pH≤7。

（3）出生后 24 h 内出现神经系统症状,并持续 24 h 以上。

（4）排除电解质紊乱、颅内出血和产伤等原因引起的抽搐,以及宫内感染、遗传代谢性疾病和其他先天性疾病所引起的脑损伤。

同时具备以上 4 条者可确诊,第 4 条暂时不能确定者可作为拟诊病例。目前尚无早产儿 HIE 的诊断标准。

本病应与先天性病毒感染、遗传代谢性疾病等引起的神经系统疾病相鉴别。

六、治疗

1. 支持疗法　早期以稳定内环境,控制神经系统症状为主。

（1）维持良好的通气功能是支持疗法的核心。根据血气分析给予不同的氧疗方式,保持 PaO_2 为 7.98～10.64 kPa(60～80 mmHg)、$PaCO_2$ 和 pH 值在正常范围。

（2）维持脑和全身良好的血液灌注是支持疗法的关键措施,避免脑灌注过低和过高。低血压可用多巴胺 2～5 μg/(kg·min),也可同时加用等量的多巴酚丁胺。

（3）维持血糖水平在正常高值(4.16～5.55 mmol/L,75～100 mg/dL),以提供神经细胞代谢所需能源。

2. 对症治疗

（1）控制惊厥:治疗首选苯巴比妥,负荷量 20 mg/kg,15～30 min 静脉滴注,若不能控制惊厥,1 h 后可加 10 mg/kg。维持量为每天 3～5 mg/kg。肝功能不良者改用苯妥英钠;顽固性抽搐者加用地西泮,每次 0.1～0.3 mg/kg,静脉滴注;或加用水合氯醛 50 mg/kg 灌肠。

（2）降低脑水肿:避免输液过量是预防和治疗脑水肿的基础,每天液体总量不超过 60～80 mL/kg。颅内压增高时,首选利尿剂呋塞米静脉注射,0.5～1.0 mg/kg;严重者可用 20%甘露醇,每次 0.25～0.50 g/kg,静脉注射,每 6～12 h 1 次,连用 3～5 天。一般不主张使用糖皮质激素。

3. 亚低温治疗　即采用人工诱导方法使体温下降 2～4 ℃,减少脑组织的基础代谢,保护神经细胞。应于发病 6 h 内治疗,持续 48～72 h。国内外已用于临床,其疗效及安全性已经得到初步肯定,但目前仅适用于足月儿,对早产儿尚不宜采用。

4. 新生儿期后的治疗　病情稳定后尽早进行智能和体能的康复训练,必要时使用促进脑康复药物,有利于脑功能恢复,减少后遗症。

第四节　新生儿颅内出血

新生儿颅内出血(intracranial hemorrhage of the newborn)多由产伤和缺氧引起,是新生儿期最严重的脑损伤,早产儿多见,病死率高,存活者常留有神经系统后遗症。临床上以窒息、神经系统的兴奋或抑制相继出现为特征。

一、病因与发病机制

(一) 早产

胎龄 32 周以下的早产儿在脑室周围的室管膜下及小脑软脑膜下的颗粒层均留存胚胎生

Note

发基质(germinal matrix,GM),GM 的特点是脑血流缺乏自主调节功能,呈"压力被动性脑血流";GM 是未成熟的毛细血管网,其管壁仅有一层内皮细胞,缺少胶原和弹力纤维支撑,易于破损;GM 层血管壁内皮细胞对缺氧和酸中毒十分敏感,易引起血管壁破坏出血;此处小静脉系统呈"U"字形走向汇于 Galen 静脉,易发生血流动力学变化而致出血及出血性脑梗死。

（二）缺氧

产前、产程中及产后一切可以引起胎儿或新生儿缺氧、缺血的因素都可导致颅内出血,以早产儿多见。常见的有围生期窒息,孕母妊高征,脐带扭转、绕颈及脱垂,胎盘早剥、前置胎盘等。若在分娩过程中用吗啡类药物,可抑制呼吸中枢,脑组织在缺氧时发生充血、水肿,血管壁通透性增加而引起渗血或点状出血。出血部位多在脑室管膜下、蛛网膜下腔、脑室内或脑实质中。

（三）产伤

胎位不正、胎儿过大、产程延长等使胎儿头部过度受压,或高位产钳、胎头吸引器、急产、臀牵引等引起的机械性损伤均可使天幕、大脑镰撕裂和脑浅表静脉破裂而导致硬膜下出血。此种情况多见于足月儿。

（四）其他

新生儿肝功能不成熟、凝血因子生成不足;患有其他出血性疾病;母亲孕期服用苯妥英钠、苯巴比妥、利福平等药物导致新生儿凝血因子及血小板减少;脑血管发育畸形。以上因素均可导致血管破裂而出血。另外,快速静脉滴注高渗液体使血管内容量增加而致血管破裂出血,机械通气不当及静脉压增高可致医源性颅内出血。

二、临床表现

主要与出血部位和出血量有关,轻者可无症状,大量出血者可在短期内死亡,常见的症状与体征如下。

1. 神志改变　烦躁不安、易激惹、嗜睡或昏迷。

2. 呼吸改变　增快或减慢,不规则或暂停。

3. 颅内压增高　前囟隆起、抽搐、角弓反张、脑性尖叫、血压增高。

4. 眼征　凝视、斜视、眼球震颤等。

5. 瞳孔　不等大和对光反射消失。

6. 肌张力　增高、减弱或消失。

7. 原始反射　减弱或消失。

根据出血部位不同,临床上分为以下几种类型。

1. 脑室周围-脑室内出血(PVH-IVH)　主要见于胎龄不足 32 周、体重不足 1500 g 的早产儿,且胎龄越小,发病率越高。PVH-IVH 是引起早产儿死亡和伤残的主要原因之一。

2. 原发性蛛网膜下腔出血(SAH)　多见于早产儿,大多数出血量少,无临床症状,预后良好。极少数病例大量出血于短期内死亡。主要的后遗症为交通性或阻塞性脑积水。

3. 脑实质出血(IPH)　常见于足月儿,由于出血部位和量不同,临床症状有很大差异。若出血部位在脑干,早期可发生瞳孔变化、呼吸不规则和心动过缓等,前囟张力可不高,常伴有脑性瘫痪和精神发育迟缓等后遗症。

4. 硬脑膜下出血(SDH)　多见于巨大儿、胎位异常、难产或产钳助产者,是产伤性颅内出血中最常见的类型。出血量少者可无症状;出血明显者一般在出生 24 h 后出现惊厥、偏和斜视等神经系统症状,严重者可在出生后数小时内死亡。也有在新生儿期症状不明显,而至数月后发生慢性硬脑膜下积液的可能。

5. 小脑出血 多见于胎龄小于 32 周、体重低于 1500 g 的早产儿,或有产伤史的足月儿。临床表现与病因和出血量有关。严重者除一般神经系统症状外,主要表现为脑干压迫症状,如频繁呼吸暂停、心动过缓等,可在短时间内死亡。预后较差,尤其是早产儿。

三、诊断

根据病史、症状和体征,结合 B 超、CT、MRI 等影像学检查可确诊。头颅 B 超是 PVH-IVH 的特异性诊断手段,应为首选,并在出生后 3~7 天进行,1 周后动态监测。但蛛网膜下腔、后颅窝和硬膜外等部位出血时 B 超检查不易发现,需 CT、MRI 检查确诊。脑脊液检查压力、蛋白质含量常升高,镜下可见皱缩红细胞,严重者出血后 24 h 内糖含量降低,5~10 天最明显,同时乳酸含量低。

四、治疗

1. 支持疗法 保持患儿安静,减少刺激,尽可能避免搬动,维持正常的 PaO_2、$PaCO_2$、酸碱度、渗透压及灌注压,保证足够热量供给。

2. 止血 可选择使用维生素 K_1、酚磺乙胺(止血敏)、立芷雪(立止血)和新鲜冰冻血浆等。

3. 对症治疗

(1)控制惊厥:可用苯巴比妥钠或地西泮。

(2)降低颅内压:首选呋塞米,每次 0.5~1.0 mg/kg,每天 2~3 次静脉注射。对中枢性呼吸衰竭者可用小剂量甘露醇,每次 0.25~0.50 g/kg,6~8 h 一次,静脉注射。脑积水时可用乙酰唑胺,可减少脑脊液的产生,每天 10~30 mg/kg,分 3~4 次口服;梗阻性脑积水上述治疗多无效,可行脑室-腹腔分流术。

五、预后

主要与出血部位、出血量、胎龄及其他围生期因素有关。早产儿、慢性缺氧、顶枕部脑实质出血预后差,幸存者常留有不同程度的神经系统后遗症。

六、预防

(1)加强孕期保健,避免早产;提高产科技术,减少新生儿窒息和产伤;对患有出血性疾病的孕妇及时给予治疗。

(2)提高医护质量,避免快速大量输液,慎用高渗液体,纠正酸碱平衡,防止血压波动过大等。

第五节 新生儿呼吸窘迫综合征

案例导入 6-3

李女士在孕 32 周时,通过剖宫产娩出了一个体重 1.75 kg 的男婴,刚出生时医生检查见该婴儿生命体征基本稳定,没有明显的异常。现在该婴儿刚出生 3 h,但就在 1 h 前,李女士发现其开始出现呻吟、口唇周围青紫,并且越来越严重,赶紧通知了

Note

医生。儿科医生重新给其做了检查,发现其属早产儿貌,前囟平软,瞳孔对光反射灵敏,呼吸急促,鼻翼扇动,可见吸气三凹征,听诊双肺呼吸音减弱,未闻及干湿啰音,心音可,肌张力低,原始反射弱。

问题:

1. 根据上述描述,你认为该患儿可初步诊断为什么疾病?有什么依据?

2. 本病由哪些原因引起?

新生儿呼吸窘迫综合征(neonatal respiratory distress syndrome,NRDS)是因肺表面活性物质(pulmonary surfactant,PS)缺乏而导致的疾病,以出生后不久出现呼吸窘迫并呈进行性加重为主要临床特征。由于其病理上有肺透明膜的改变,故又称为新生儿肺透明膜病(hyaline membrane disease of newborn,HMD),多见于早产儿,胎龄越小,发病率越高。

知识链接 6-1

肺表面活性物质(PS)的产生与功能

肺表面活性物质(PS)是由Ⅱ型肺泡上皮细胞合成并分泌的一种磷脂蛋白复合物,孕18~20周开始产生,以后缓慢上升,35~36周迅速增加达肺成熟水平。PS主要成分是二棕榈酰卵磷脂(又称二软脂酰卵磷脂),以单层分子垂直排列于肺泡液体分子层的表面,即在液-气界面,可以降低其表面张力,防止呼气末肺泡萎陷,以保持功能残气量,稳定肺泡内压和减少液体自毛细血管向肺泡渗出。

一、病因

1. 早产 PS不足或缺乏是最主要的原因。

2. 糖尿病母亲新生儿 因血中高浓度胰岛素可拮抗肾上腺皮质激素对PS合成的促进作用,使PS生成减少,故此类新生儿NRDS的发生率比正常新生儿高5~6倍。

3. 择期剖宫产 在分娩未发动时行剖宫产,由于缺乏宫缩,儿茶酚胺和肾上腺皮质激素的应激反应较弱,影响PS合成分泌,故择期剖宫产儿NRDS的发生率也较高。

4. 其他 因PS的合成还受体液pH值、体温和肺血流量的影响,故围生期窒息、低体温、前置胎盘、胎盘早剥和母亲低血压等可致胎儿血容量减少,影响PS生成,从而诱发新生儿NRDS。

二、发病机制

由于PS不足或缺乏,肺泡表面张力增加,呼气末功能残气量(FRC)明显减少,肺泡萎陷,肺顺应性下降,吸气时做功增加且肺泡难以扩张,潮气量和肺泡通气量减少,通气与血流的比值降低,引起缺氧、二氧化碳潴留、代谢性酸中毒。缺氧及酸中毒使肺毛细血管通透性增高,液体漏出,肺间质水肿和纤维蛋白沉着于肺泡表面形成嗜伊红透明膜,使气体弥散障碍,加重缺氧和酸中毒,并抑制PS合成,形成恶性循环,重者也可导致新生儿持续肺动脉高压(PPHN)发生。

三、临床表现

1. 症状 出生时多正常,出生后不久(大多6 h内)出现以进行性加重为特点的呼吸窘迫症状,主要表现为呼吸急促(大于60次/分),呼气呻吟,发绀,严重时呼吸浅表,节律不齐,呼吸暂停,四肢松弛。若12 h后出现,一般不考虑本病。

2. 体征 体格检查可见发绀、鼻翼扇动、三凹征,因呼气时肺泡萎陷,可见胸廓扁平;由于潮气量少,听诊呼吸音减低,肺泡有渗出时可闻及细湿啰音。

恢复期时,随着肺顺应性的改善,肺血管阻力降低,部分患儿可出现动脉导管开放,严重者可发生心力衰竭、肺水肿。

通常,NRDS 患儿在出生后 3 天内较严重,病死率高。3 天后 PS 合成和分泌自然增加,故如能度过 72 h 而无并发症,病情将逐渐恢复。新生儿的出生体重,肺病变的严重程度,有无存在感染、动脉导管开放,以及表面活性物质的治疗情况等均会对患儿的病程有影响。

四、辅助检查

(一)实验室检查

1. 泡沫试验 取患儿胃液 1 mL 加 95% 酒精 1 mL,振荡 15 s,静置 15 min 后沿管壁有多层泡沫形成则可排除 NRDS;若无泡可考虑为 NRDS,两者之间为可疑。

2. 肺成熟度的判断 测定羊水或患儿气管吸引物中 L/S(卵磷脂/鞘磷脂),若 L/S≥2 提示"肺成熟",L/S 1.5～2.0 为可疑,L/S<1.5 提示"肺未成熟"。

3. 血气分析 pH 值和 PaO_2 降低,$PaCO_2$ 增高,碳酸氢根减少,是呼吸窘迫的常见改变。

(二)X 线检查

X 线检查是目前确诊 NRDS 的最佳手段。

1. 毛玻璃样改变 两肺呈普遍性的透亮度降低,可见弥漫性均匀一致的细颗粒网状影,多见于初期或轻型病例。

2. 支气管充气征 在弥漫性肺泡不张(白色)的背景下,可见清晰充气的树枝状支气管影,多见于中、晚期或较重病例。

3. 白肺 严重时双肺野均呈白色,肺肝界及肺心界均消失,多见于严重 NRDS。尽管典型病例的胸片有其特异性表现,但动态拍摄 X 线胸片更有助于鉴别诊断、病情判定、呼吸机参数调整及治疗效果的评价。

(三)超声波检查

彩色多普勒超声有助于动脉导管开放的诊断。

五、诊断和鉴别诊断

根据早产或有围生期窒息病史,或为择期剖宫产儿、母亲患糖尿病的新生儿,出生后不久出现进行性加重的呼吸困难与发绀,结合胸部 X 线特征即可诊断。本病应与以下疾病相鉴别:湿肺、B 组链球菌肺炎、膈疝等。

1. 湿肺 多见于足月儿,为自限性疾病,是由肺淋巴和(或)静脉吸收肺液功能暂时低下,肺液积留于淋巴管、静脉、肺间质、肺泡等处,影响气体交换所致,又称新生儿暂时性呼吸增快。表现为出生后数小时内出现呼吸增快(60～80 次/分),但哭声响亮、反应好、能吃奶。重者也可有发绀及呻吟等。听诊呼吸音减低,可闻及湿啰音。X 线胸片以肺泡、间质、叶间胸膜积液为特征,重者合并胸腔积液。一般对症治疗即可,重者也需机械通气,但 2～3 天症状可缓解消失。

2. B 组链球菌肺炎 指 B 组链球菌败血症所导致的宫内感染性肺炎,其临床及 X 线所见有时与 NRDS 难以区别。但本病患儿母亲妊娠晚期多有感染、胎膜早破或羊水有异味史;母血或宫颈拭子培养有 B 组链球菌生长;病程与 NRDS 不同,抗生素治疗有效。

3. 膈疝 阵发性呼吸急促及发绀是膈疝的主要症状。体格检查见腹部凹陷,患侧胸部呼吸音减弱甚至消失,可闻及肠鸣音;X 线胸片可见患侧胸部有充气的肠曲或胃泡影及肺不张,纵隔向对侧移位。

Note

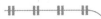

六、治疗

治疗目的是维持正常的气体交换功能,待自身 PS 产生增加,NRDS 得以恢复。机械通气和应用 PS 是治疗的重要手段。

(一) 一般治疗

1. 保温　将患儿放置在暖箱内或辐射抢救台上,保持其皮肤温度在 36.5 ℃。

2. 监测　监测体温、呼吸、心率、血压和动脉血气。

3. 保证液体和营养供应　第 1 天 5% 或 10% 葡萄糖溶液 65～75 mL/(kg·d),以后逐渐增加到 120～150 mL/(kg·d),并适当补充电解质。病情好转后改为经口喂养,能量不足时辅以部分静脉营养。

4. 抗生素　原则上不用,若合并感染,应依据细菌培养和药敏试验结果选择相应抗生素。

(二) 氧疗和辅助通气

1. 吸氧　轻症可选用鼻导管、面罩或鼻塞吸氧,以维持 PaO_2 6.7～9.3 kPa(50～70 mmHg)为宜。

2. 持续气道正压通气(CAPA)　多适用于轻、中度 NRDS 患儿。①通气指征:吸入氧分数 >0.3,PaO_2<6.7 kPa(50 mmHg)或经皮血氧饱和度($TcSO_2$)<90%。②参数:压力一般为 4～6 cmH_2O。③方法:鼻塞最常用,也可经面罩或气管插管方式进行。

3. 常频机械通气　一般供严重型病例使用。

(三) PS 替代疗法

一旦确诊,争取出生后 24 h 内使用 PS。可经气管插管缓慢注入肺内,首次 100～200 mg/kg,再次给予 100 mg/kg,每次注入后用气囊加压通气 1～2 min,避免因 PS 的黏滞而阻塞气道。根据所用 PS 的不同,其剂量及重复给药的间隔时间(6 h 或 12 h)亦不相同。视病情轻重,可给予 2～4 次。对于胎龄较小和出生体重较轻的早产儿,出生后立即给 PS,可预防 NRDS 的发生或减轻 NRDS 的严重程度。

> **知识链接 6-2**
>
> #### PS 种类和来源
>
> 目前国际上使用的外源性 PS 主要有以下四类。
>
> 1. 天然型 PS　从猪肺、小牛肺提取物中提取。
>
> 2. 改进的天然型 PS　在天然提取的 PS 中加入了 PS 的主要成分,疗效更佳。
>
> 3. 合成 PS　由人工合成的 PS,将主要磷脂成分按一定比例分制而成,不含表面活性蛋白。
>
> 4. 重组 PS　又称合成的天然型 PS,目前已应用于临床,疗效较好。
>
> 上述前三种为第一代 PS 产品,第四种为第二代 PS 产品。

七、预防

预防早产;对孕 24～34 周需提前分娩或有早产迹象的胎儿,出生 48 h 前给孕母肌内注射地塞米松或倍他米松以促进胎儿肺成熟,可明显降低 NRDS 的发病率和病死率,临床上多在分娩前 1 周应用。对胎龄 24～34 周的早产儿,力争出生后 30 min 内常规应用,若条件不允许,争取在 24 h 内应用。

第六节　新生儿黄疸

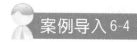

赵女士的女儿是个早产儿,今天是出生后第 7 天,体重长到 2000 g。患儿出生后第 3 天开始出现黄疸,今天的黄疸比前几天都明显,测体温 37 ℃,精神如常,食欲尚好,肝肋下 1 cm。实验室的检查显示 WBC 12×10^9/L,中性粒细胞 0.55,淋巴细胞 0.47,血红蛋白 176 g/L,血清总胆红素 173 μmol/L(10 mg/dL),以间接胆红素为主。

问题:

1. 根据上述描述,你认为该患儿发生了什么? 有什么依据?

2. 该如何处理?

新生儿黄疸(neonatal jaundice)是因胆红素在体内积聚,引起以皮肤或其他器官黄染为特征的临床现象。黄疸在新生儿期较其他任何年龄都常见,病因特殊而复杂,临床表现轻重不一。若新生儿血中胆红素超过 5 mg/dL,即可出现肉眼可见的黄疸。血中非结合胆红素过高在新生儿期可引起胆红素脑病(核黄疸),常导致死亡和严重后遗症。

一、新生儿胆红素代谢特点

(一)胆红素生成过多

新生儿每天生成胆红素约 8.8 mg/kg,而成人仅为 3.8 mg/kg。具体原因如下。

1. 红细胞破坏多　胎儿血氧分压低,红细胞数量代偿性增加,出生后新生儿建立呼吸,血氧分压升高,红细胞相对过多,破坏亦多。

2. 红细胞寿命短　新生儿红细胞寿命 70~90 天,成人为 120 天,新生儿血红蛋白的分解速度是成人的 2 倍。

3. 旁路及其他组织来源的胆红素多　新生儿肝脏和其他组织中的血红素及骨髓红细胞前体较多。

(二)血浆清蛋白结合胆红素的能力不足

胆红素进入血循环,与清蛋白联结后,运送到肝脏进行代谢。早产儿胎龄越小,清蛋白含量越低,联结胆红素的量也越少。新生儿常有不同程度的酸中毒,可减少胆红素与清蛋白联结。

(三)肝细胞处理胆红素能力差

未结合胆红素进入肝细胞后,与 Y、Z 蛋白结合,在酶的催化下,形成结合胆红素,经胆汁排泄至肠道。新生儿出生时肝细胞内 Y 蛋白含量极微(出生后 5~10 天达正常),葡萄糖醛酸转移酶的含量及活力极低,出生后 1 周才开始增多,因此,生成结合胆红素的量较少;出生时肝细胞将结合胆红素排泄到肠道的能力暂时低下,早产儿更为明显,可出现暂时性肝内胆汁淤积。

(四)肠肝循环增加

成人肠道内的结合胆红素,被细菌还原成尿胆原及其氧化产物,其中大部分随粪便排出,

Note

小部分被结肠吸收后,极少量由肾脏排泄,余下的经门静脉至肝脏重新转变为结合胆红素,再经胆道排泄,即胆红素的"肠肝循环"。出生时,肠蠕动差加之新生儿肠道内正常菌群尚未建立,不能将进入肠道的结合胆红素还原成胆素原(尿胆原、粪胆原等);而肠腔内 β-葡萄糖醛酸苷酶活性相对较高,可将结合胆红素转变成非结合胆红素,后者又被肠壁吸收经门静脉而达肝脏,因此加重了肝脏的负担。

总之,由于新生儿胆红素产生增多,而其摄取、结合、排泄胆红素的能力仅为成人的 1%～2%,故临床上极易出现黄疸。缺氧、饥饿、脱水、便秘、颅内出血及酸中毒等因素均可使新生儿黄疸加重。

二、新生儿黄疸的分类

(一) 生理性黄疸

由于新生儿胆红素代谢特点,50%～60%的足月儿和80%的早产儿可出现生理性黄疸。

1. 症状 轻者皮肤呈浅黄色,局限于面颈部,或波及躯干,巩膜亦可黄染;重者黄疸可遍及全身,大便呈黄色,尿中无胆红素。

2. 特点 ①一般情况良好。②足月儿出生后 2～3 天出现黄疸,4～5 天达高峰,5～7 天消退,最迟不超过 2 周;早产儿黄疸多于出生后 3～5 天出现,5～7 天达高峰,7～9 天消退,最长可延迟到 3～4 周。③每天血清胆红素升高小于 85 μmol/L(5 mg/dL)。④血清胆红素:足月儿小于 221 μmol/L(12.9 mg/dL),早产儿小于 257 μmol/L(15 mg/dL)。目前临床上高胆红素血症风险评估方法通常采用日龄或小时龄胆红素值分区曲线,根据不同胎龄和出生后小时龄以及是否存在高危因素来评估和判断胆红素水平是否属于正常或安全,以及是否需要治疗。

(二) 病理性黄疸

凡符合以下特点之一者即可诊断为病理性黄疸。

(1) 黄疸出现过早:出生后 24 h 内出现黄疸,可见于宫内感染、Rh 溶血病。

(2) 黄疸程度过重:足月儿血胆红素大于 221 μmol/L,早产儿大于 257 μmol/L,血清结合胆红素大于 34 μmol/L(2 mg/dL)。

(3) 黄疸进展过快:每天血清胆红素上升超过 85 μmol/L(5 mg/dL)。

(4) 持续时间过长:足月儿大于 2 周,早产儿大于 4 周。

(5) 黄疸退后又重新出现或再度进行性加重。

三、新生儿病理性黄疸的病因

(一) 胆红素生成过多

过多红细胞的破坏及肠肝循环增加,可使血清未结合胆红素升高,常见于以下情况。

1. 同族免疫性溶血 见于母婴血型不合如 ABO 或 Rh 血型不合等,我国以 ABO 溶血病较为多见。

2. 红细胞增多症 见于母-胎,胎-胎间输血,脐带结扎延迟、先天性青紫型心脏病,糖尿病母亲的婴儿等。

3. 血管外溶血 如较大的头颅血肿、皮下血肿,颅内出血、肺出血和其他部位出血等。

4. 感染 细菌、病毒、衣原体等引起的重症感染均可致溶血。

5. 红细胞酶缺陷 葡萄糖-6-磷酸脱氢酶(G-6-PD)、丙酮酸激酶缺陷等。

6. 肠肝循环增加 胎粪排出延迟,母乳性黄疸,可能与母乳中的 β-葡萄糖醛酸酐酶进入

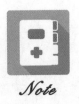

新生儿肠内,使肠道内非结合胆红素生成增加有关,黄疸于出生后 3～8 天出现,1～3 周达高峰,6～12 周消退,停喂母乳 24～48 h,黄疸明显减轻或消退有助于诊断。

（二）肝脏胆红素代谢障碍

由于肝细胞摄取和结合胆红素的功能低下,可使血清未结合胆红素水平升高。

1. 缺氧和感染 窒息和心力衰竭等均可抑制肝脏葡萄糖醛酸转移酶（UDPGT）的活性。

2. 药物 某些药物（如磺胺、水杨酸盐、维生素 K_3、吲哚美辛、西地兰等）可与胆红素竞争 Y、Z 蛋白的结合位点。

3. 遗传性疾病 如 Crigler Najjar 综合征（先天性 UDPGT 缺乏）、Gilbert 综合征、Lucey-Driscoll 综合征等。

4. 其他 先天性甲状腺功能低下、垂体功能低下和 21-三体综合征等常伴有血胆红素水平升高或黄疸消退延迟。

（三）胆汁排泄障碍

肝细胞排泄结合胆红素障碍或胆管受阻,可致高结合胆红素血症,但如同时伴有细胞功能受损,也可有未结合胆红素增高。

1. 新生儿肝炎 多由病毒引起的宫内感染所致。

2. 先天性代谢缺陷病 半乳糖血症、果糖不耐受症、酪氨酸血症等可出现肝细胞损害。

3. Dubin-Johnson 综合征 先天性非溶血性结合胆红素增高症,由肝细胞分泌和排泄结合胆红素障碍所致。

4. 胆管阻塞 先天性胆道闭锁、先天性胆总管囊肿、肝和胆道的肿瘤等。

第七节　新生儿溶血病

新生儿溶血病是指母子血型不合,母血中对胎儿红细胞的免疫抗体 IgG 通过胎盘进入胎儿循环,引起同族免疫性溶血。在已发现的人类 26 个血型系统中,以 ABO 血型不合最为常见,其次为 Rh 血型不合。

一、病因和发病机制

胎儿获得由父亲遗传的血型抗原,该抗原为母体所缺少,当胎儿红细胞通过胎盘进入母体后刺激母体产生相应的血型抗体。当此抗体（IgG）进入胎儿血液循环后,即与胎儿红细胞相应抗原结合（使红细胞致敏）而在单核巨噬细胞内破坏,引起溶血。

1. ABO 溶血

（1）ABO 溶血主要发生在母亲为 O 型血而胎儿为 A 型或 B 型血,如母亲为 AB 型或婴儿为 O 型则不发生 ABO 溶血。

（2）ABO 溶血病多发生在第一胎。因自然界中广泛存在着 A 型和 B 型血型抗原,使 O 型血的母亲在首次妊娠前,已受到自然界 A 血型或 B 血型物质（如寄生虫感染、预防接种等）的刺激,产生了抗 A 或抗 B 抗体（IgG）,故 40%～50% 的 ABO 溶血病发生在第一胎。

（3）在母子 ABO 血型不合新生儿中仅有 1/5 发生溶血病,可能是由于胎儿红细胞的抗原数量较少,仅为成人的 1/4,不足以与相应的抗体结合而发生严重溶血;或者是血浆及组织中存在的 A 血型和 B 血型物质,可与来自母体的抗体结合,使血中抗体减少所致。

2. Rh 溶血

（1）Rh 血型不合溶血病多发生在母亲为 Rh 阴性、胎儿为 Rh 阳性的情况。以 RhD 溶血病最常见，其次为 RhE。

（2）因为自然界无 Rh 血型物质，Rh 溶血病一般不发生在第一胎，但以下几种情况，第一胎亦可发生溶血：①既往输过 Rh 阳性血的 Rh 阴性母亲。②流产接触 Rh 血型抗原。③极少数 Rh 阴性母亲虽未接触过 Rh 阳性血，但其第一胎也发生 Rh 溶血病，这可能是由于 Rh 阴性孕妇的母亲为 Rh 阳性，其母怀孕时已使孕妇致敏，故其第一胎发病（外祖母学说）。

（3）由于母亲对胎儿红细胞 Rh 抗原的敏感性不同，即使是抗原性最强的 RhD 血型不合者，也仅有 1/20 发病。另外，当存在 ABO 血型不符合时，Rh 血型不合的溶血常不易发生，可能是因为 ABO 血型不符所产生的抗体已破坏了进入母体的胎儿红细胞，使 Rh 抗原不能被母体免疫系统发现。

知识链接 6-3

Rh 血型与溶血

Rh 血型系统有 6 种抗原，即 D、E、C、c、d、e，其中 d 抗原未测出，只是推测。传统上红细胞缺乏 D 抗原称为 Rh 阴性，而具有 D 抗原称为 Rh 阳性，中国人绝大多数为 Rh 阳性。

Rh 血型的抗原性强弱依次为 D＞E＞C＞c＞e，故 Rh 溶血病中以 RhD 溶血病最常见，其次为 RhE，由于 e 抗原性最弱，故 Rhe 溶血病罕见。但由于母亲 Rh 阳性（有 D 抗原），也可缺乏 Rh 系统其他抗原，如 E 抗原，若胎儿具有该抗原时，也可发生 Rh 血型不合溶血病。

二、临床表现

临床症状轻重与溶血程度有关，多数 ABO 溶血病患儿主要表现为黄疸、贫血，Rh 溶血病症状较重，重者可因胆红素脑病导致死亡或遗留有严重神经系统后遗症。

1. 黄疸　胎儿胆红素主要通过母体代谢，故出生时常无明显黄疸。ABO 溶血病多在出生后 2～3 天出现，Rh 溶血病大多数在 24 h 内出现黄疸并迅速加重。

2. 贫血　程度不一。重症 Rh 溶血病，出生后即可有严重贫血，重者易发生贫血性心力衰竭。部分患儿因抗体持久存在，可在出生后 3～6 周发生明显贫血（Hb＜80 g/L），称为晚发性贫血。

3. 肝脾大　Rh 溶血病患儿常有不同程度的肝脾大，ABO 溶血病患儿肝脾大较少、较轻。

4. 胎儿水肿　多见于病情严重的 Rh 溶血病患儿，出生时全身水肿，皮肤苍白，常有胸腹腔积液，死亡率高。

ABO 溶血病与 Rh 溶血病的特点见表 6-5。

表 6-5　ABO 溶血病与 Rh 溶血病的特点

临床特点	ABO 溶血病	Rh 溶血病
发生频率	常见	不常见
发生的母子血型	主要发生在母亲 O 型、胎儿 A 型或 B 型	母亲 Rh 阴性，胎儿 Rh 阳性
发生胎次	第一胎可发病（40%～50%）	一般发生在第二胎，第一胎也可发病
下一胎情况	不一定	大多数更严重
临床表现	较轻	较重，严重者甚至死胎

续表

临床特点	ABO 溶血病	Rh 溶血病
黄疸	出生后第 2～3 天出现	24 h 内出现并迅速加重
贫血	轻	可有严重贫血或伴心力衰竭
肝脾大	很少发生	多有不同程度的肝脾大
晚期贫血	很少发生	可发生,持续至出生后 3～6 周

三、并发症

胆红素脑病为新生儿溶血病的最严重并发症。当非结合胆红素浓度过高(一般为足月儿 >342 μmol/L(20 mg/dL))时,可透过血脑屏障,造成基底神经节、海马、下丘脑神经核坏死,尸体解剖常见其神经核黄染,故又称核黄疸。早产儿更易发生。多于出生后 4～7 天出现症状,临床上常将其分为 4 期。

1. 警告期 表现为嗜睡、反应低下、吸吮无力、喂养困难、拥抱反射减弱、肌张力减低。持续 12～24 h。

2. 痉挛期 出现抽搐、角弓反张,且常有发热。轻者仅有双眼凝视,重者可出现肌张力增高、双手紧握、双臂伸直内旋,呼吸暂停、前囟隆起,呕吐,惊厥,持续 12～48 h。若不及时治疗,有 1/3～1/2 患儿死亡。

3. 恢复期 对外界反应逐渐恢复,吃奶好转,抽搐次数减少,肌张力逐渐恢复正常。此期持续约 2 周。

4. 后遗症期 约于 2 个月后出现。可表现为胆红素脑病四联症:手足徐动症、高频听力障碍、眼球运动障碍、牙釉质发育不良。此外,也可有脑瘫、智力落后、流涎和抬头无力等后遗症。

胆红素脑病分为急性胆红素脑病和慢性胆红素脑病。急性胆红素脑病是指出生后数周内出现的中枢神经系统损害;慢性胆红素脑病又称为核黄疸,是指胆红素毒性所致的慢性、永久性临床后遗症。

四、辅助检查

1. 血型检查 常规检测母子血型,证实有 ABO 或 Rh 血型不合存在。

2. 溶血检查 溶血时红细胞和血红蛋白减少,网织红细胞增多($>6\%$),血涂片有核红细胞增多($>10/100$ 个白细胞),血清总胆红素和非结合胆红素明显增加。

3. 致敏红细胞和血型抗体测定

(1) 改良直接抗人球蛋白试验:又称 Coombs 试验,为确诊试验,Rh 溶血病其阳性率高,而 ABO 溶血病仅少数阳性。

(2) 抗体释放试验:Rh 和 ABO 溶血病一般均为阳性,该项是检测致敏红细胞的敏感试验,故也为新生儿溶血病的确诊试验。

(3) 游离抗体试验:该项试验有助于估计是否继续溶血或换血后的效果评价,但不是新生儿溶血病的确诊试验。

五、诊断与鉴别诊断

(一) 诊断

1. 产前诊断 凡既往有不明原因的死胎、流产、新生儿重度黄疸史的孕妇及其配偶均应进行 ABO、Rh 血型检查,不合者进行孕妇血清中抗体检测。孕妇血清中 IgG 抗 A 或抗 B$>$

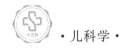
1∶64,提示有可能发生 ABO 溶血病。Rh 阴性孕妇于妊娠 16 周检测母血中 Rh 血型抗体作为基础值,以后每 2～4 周检测一次,如抗体效价增高,则提示可能发生 Rh 溶血病。

2. 出生后诊断 新生儿出生后黄疸出现早,且进行性加重,有母子血型不合,改良 Coombs 或抗体释放试验中有一项阳性者即可确诊。

（二）鉴别诊断

1. 先天性肾病 有全身水肿、低蛋白血症和蛋白尿,但无病理性黄疸和肝脾大。

2. 新生儿贫血 双胞胎的胎-胎输血,或母-胎间输血可引起新生儿贫血,但无重度黄疸、血型不合及溶血三项试验阳性。

3. 生理性黄疸 ABO 溶血病可仅表现为黄疸,易与生理性黄疸混淆,血型不合及溶血三项试验可以鉴别。

六、治疗

（一）产前治疗

1. 提前分娩 Rh 阴性孕妇 Rh 血型抗体效价逐渐升高至 1∶32 或 1∶64 以上,羊水胆红素增高,且羊水 L/S>2 者,提示胎肺已发育成熟,考虑提前分娩。

2. 血浆置换 对血 Rh 抗体效价明显增高,但又不宜提前分娩的孕妇,可进行血浆置换,以换出抗体,减少胎儿溶血发生。

3. 宫内输血 若胎儿水肿或胎儿 Hb<80 g/L,而肺尚未成熟者,可行宫内输血,以纠正贫血。

4. 苯巴比妥 孕妇于预产期前 1～2 周口服苯巴比妥,可诱导胎儿葡萄糖醛酸基转移酶产生增加,以减轻新生儿黄疸。

（二）新生儿期治疗

1. 光照疗法 目前应用最多、降低非结合胆红素简单而有效的方法。

(1) 原理:非结合胆红素在光的作用下,转变成水溶性异构体,经胆汁和尿液排出。一般采用波长 425～475 nm 的蓝光或波长 510～530 nm 的绿光照射,日光灯或太阳光也有一定疗效。

(2) 指征:①各种原因导致的足月儿血清总胆红素>205 μmol/L(12 mg/dL),均可给予光疗;②已诊断新生儿溶血病,若出生后血清胆红素>85 μmol/L(5 mg/dL)便可光疗;③因早产儿易发生胆红素脑病,因此,超低出生体重儿的血清胆红素>85 μmol/L(5 mg/dL)、极低出生体重儿的血清胆红素>103 μmol/L(6 mg/dL)即应积极给予光疗。现主张对所有高危儿进行预防性光疗。

(3) 副作用:可出现发热、腹泻和皮疹,多不严重,可继续光疗;血清结合胆红素>68 μmol/L(4 mg/dL),患儿皮肤可呈青铜色即青铜症,出现时应停止光疗,青铜症可自行消退;蓝光可分解体内核黄素,光疗超过 24 h 可引起核黄素减少,光疗时应补充核黄素,方法为口服,每次 5 mg,每天三次,光疗后每天一次,连服 3 天。

(4) 注意事项:新生儿裸体卧于光疗箱中,光照时除了遮盖其双眼避免损伤视网膜外,男婴会阴部用小型尿布遮盖,其余尽量暴露。在光疗期间每 12 h 监测血清胆红素浓度,照射时间以不超过 4 天为宜。光疗时应适当补充水分及钙剂。

2. 药物治疗

(1) 肝酶诱导剂:通过诱导葡萄糖醛酸基转移酶的活性,增加肝脏摄取非结合胆红素的能力。常用苯巴比妥,每天 5 mg/kg,分 2～3 次口服,共 4～5 天。

(2) 补充白蛋白:输血浆,每次 10～20 mL/kg,或白蛋白 1 g/kg,以提高血中白蛋白浓度,增加白蛋白与胆红素的结合,降低血清中游离胆红素的含量,减少胆红素脑病的发生。

(3)静脉输注丙种球蛋白:早期使用临床效果较好。可抑制吞噬细胞破坏致敏红细胞,用法为 1 g/kg,于 6～8 h 内静脉滴注。

(4)纠正缺氧和酸中毒:酸中毒时可影响白蛋白和胆红素的联结,予 5％碳酸氢钠,每次 3～5 mL/kg 稀释后,静脉滴注。

3. 换血疗法 新生儿溶血病时进行换血疗法可换出部分血中游离抗体和致敏红细胞,减轻溶血;换出血中大量胆红素,防止发生胆红素脑病;纠正贫血,改善携氧,防止心力衰竭。

(1)换血指征:①产前已明确诊断,出生时脐血总胆红素＞68 μmol/L(4 mg/dL),血红蛋白低于 120 g/L,伴水肿、肝脾大和心力衰竭者;②出生后 12 h 内胆红素每小时上升＞12 μmol/L(0.7 mg/dL)者;③总胆红素已达到 342 μmol/L(20 mg/dL)者;④不论血清胆红素水平高低,已有胆红素脑病的早期表现者;⑤早产儿、合并缺氧、酸中毒者或上一胎溶血严重者,应适当放宽指征。

(2)方法:①血源:Rh 溶血病应选用 Rh 系统与母亲同型,ABO 系统与患儿同型的血液,紧急或找不到血源时也可选用 O 型血;母 O 型、子 A 或 B 型的 ABO 溶血病,最好用 AB 型血浆和 O 型红细胞的混合血,也可用抗 A 或抗 B 效价不高的 O 型血或患儿同型血;有明显贫血和心力衰竭者,可用血浆减半的浓缩血。②换血量:一般为患儿血量的 2 倍(150～180 mL/kg),大约可换出 85％的致敏红细胞和 60％的胆红素及抗体。③途径:一般选用脐静脉或其他较大静脉进行换血,也可选用动、静脉或外周动、静脉进行同步换血。

七、预防

Rh 阴性孕妇在流产或娩出 Rh 阳性婴儿后,3 天内肌内注射相应的抗 Rh 免疫球蛋白,以中和进入母血的 Rh 抗原。如对 RhD 阴性妇女在流产或分娩 RhD 阳性胎儿后,72 h 内肌内注射抗 D 球蛋白 300 μg,是目前临床上常用的预防方法。

第八节 新生儿败血症

新生儿败血症(neonatal septicemia)是指病原菌侵入新生儿血循环,在其中生长、繁殖,产生毒素,由此造成的全身性炎症反应。资料统计显示,其发生率占活产新生儿的 0.1％～0.5％,病死率为 5％～10％,且胎龄越小,出生体重越轻,发病率及病死率越高。

一、病因与发病机制

(一)病原菌

我国多年来一直以葡萄球菌最多见,其次为大肠埃希菌等革兰阴性杆菌。近年来表皮葡萄球菌、铜绿假单胞菌、克雷伯菌、肠杆菌等机会致病菌,产气荚膜梭菌,厌氧菌及耐药菌株所致的感染有增加趋势。空肠弯曲菌、幽门螺杆菌等已成为新的致病菌。B 组溶血性链球菌和李斯特菌为欧美等发达国家新生儿感染常见的致病菌。

(二)免疫功能低下

新生儿尤其是早产儿特异性免疫及非特异性免疫功能均不成熟,易发生感染,可因感染后扩散造成败血症。

1. 非特异性免疫 ①屏障功能差:皮肤角质层薄、黏膜柔嫩易损伤;脐残端未完全闭合,

Note

细菌易进入血液;呼吸道纤毛运动差,胃液酸度低,胆酸少,杀菌力弱,肠黏膜通透性高,同时分泌型 IgA 缺乏,易发生呼吸道和消化道感染,有利于细菌侵入血液循环;血-脑屏障功能不全,易患细菌性脑膜炎。②淋巴结发育不全,缺乏吞噬细菌的过滤作用,不能将感染局限在局部淋巴结。③经典及替代补体途径的部分成分(Ga、C_5、调理素等)含量低,机体对某些细菌抗原的调理作用差。④中性粒细胞产生及储备均少,趋化性及黏附性低下,备解素、纤维结合蛋白、溶菌酶含量低,吞噬和杀菌能力不足,早产儿尤甚。⑤单核细胞产生粒细胞集落刺激因子(GCSF)、白介素 8(IL-8)等细胞因子的能力低下。

2. 特异性免疫　①新生儿体内 IgG 主要来自母体,且与胎龄相关,胎龄越小,IgG 含量越低,因此早产儿更易感染。②IgM 和 IgA 不能通过胎盘,新生儿体内含量很低,因此对革兰阴性杆菌易感。③由于未曾接触特异性抗原,T 细胞处于初始状态,产生细胞因子低下,对外来特异性抗原应答差。④巨噬细胞、自然杀伤细胞活性低。

(三) 感染途径

1. 产前感染　母亲孕期有感染(如败血症等)时,细菌可经胎盘血行感染胎儿。

2. 产时感染　产程延长、难产、胎膜早破时,细菌可由产道上行进入羊膜腔,胎儿可因吸入或吞下污染的羊水而患肺炎、胃肠炎、中耳炎等,进一步发展成为败血症。也可因消毒不严、助产不当、复苏损伤等使细菌直接从皮肤、黏膜破损处进入血中。

3. 产后感染　最常见,细菌可从皮肤、黏膜、呼吸道、消化道、泌尿道等途径侵入血液循环,脐部是细菌最易侵入的门户。

二、临床表现

(一) 根据发病时间分类可分为早发型和晚发型

1. 早发型　①出生后 7 天内起病;②感染发生在出生前或出生时,与围生因素有关,常由母亲垂直传播引起,病原菌以大肠杆菌等 G-杆菌为主;③常呈暴发性多器官受累,尤以呼吸系统的症状最明显,病死率高。

2. 晚发型　①出生 7 天后起病;②感染发生在出生时或出生后,由水平传播引起,病原菌以葡萄球菌、机会致病菌为主;③常有脐炎、肺炎或脑膜炎等局灶性感染,病死率较早发型低。

(二) 早期症状、体征常不典型

一般表现为反应低下,不吃、不哭、不动、体重不增、发热或体温不升等非特异症状。出现以下表现时应高度怀疑败血症。

1. 黄疸　有时是败血症唯一的表现。表现为黄疸消退延迟或退而复现,或 1 周后开始出现黄疸病情迅速加重,无法用其他原因解释,均应怀疑本病。

2. 肝脾大　出现较晚,一般为轻至中度肿大,尤其是无法解释的增大。

3. 出血倾向　皮肤黏膜淤点、淤斑、针眼处渗血不止,消化道出血、肺出血等,严重时发生 DIC。

4. 休克　面色苍灰,皮肤呈大理石样花纹,血压下降,尿少或无尿,硬肿症出现常提示预后不良。

5. 其他　呕吐、腹胀、中毒性肠麻痹、呼吸窘迫或暂停、青紫。

6. 并发症　可合并肺炎、脑膜炎、坏死性小肠结肠炎、化脓性关节炎和骨髓炎等。

三、辅助检查

1. 外周血象　白细胞总数小于 $5\times10^9/L$ 或大于 $20\times10^9/L$、中性粒细胞杆状核细胞所占比例$\geqslant0.16$、出现中毒颗粒或空泡、血小板计数$<100\times10^9/L$ 有诊断价值。

2. 病原学检查

（1）细菌培养：①血培养：应在使用抗生素之前进行，抽血时必须严格消毒；同时进行 L 型细菌和厌氧菌培养可提高阳性率。②脑脊液：脑脊液除培养外，还应涂片找细菌。③尿培养：为避免污染，尿培养最好从耻骨上膀胱穿刺取尿液。尿培养阳性有助于诊断。

（2）病原菌抗原检测：采用对流免疫电泳、酶联免疫吸附试验、乳胶颗粒凝集等方法，用于血、脑脊液和尿中致病菌抗原检测。

3. C-反应蛋白（CRP） 对急性感染反应较为灵敏，在感染 6～8 h 内即上升，8～60 h 达高峰，可超过正常值的数百倍以上，感染控制后可迅速下降，有助于早期诊断。用末梢血检测法，CRP≥8.0 μg/L 提示为异常。

四、诊断

根据病史中有高危因素、临床症状体征、外周血象改变、CRP 增高等可考虑本病诊断，血培养阳性可确诊。

五、治疗

1. 抗生素治疗 ①早用药：对于临床上怀疑败血症的新生儿，不必等待血培养结果即应使用抗生素；②联合、静脉给药；③疗程要足：一般疗程 5～7 天；血培养阳性，疗程至少需 10～14 天，有并发症者应治疗 3 周以上。④注意药物毒副作用：1 周以内的新生儿，尤其是早产儿肝肾功能不成熟，宜减少给药次数，每 12～24 h 给药 1 次。氨基糖苷类抗生素可能产生耳毒性，我国目前已经禁止在新生儿期使用。

2. 严重并发症治疗 休克时输注新鲜血浆或全血，每次 10 mL/kg；应用多巴胺或多巴酚丁胺；纠正酸中毒和低氧血症；减轻脑水肿。

3. 清除感染灶 及时处理局部病灶，如脐炎、脓疱疮、皮肤黏膜破损等，促进病灶早日愈合，防止感染蔓延扩散。

4. 支持疗法 注意保温，供给足够热能和液体，维持血糖和血电解质在正常水平。

5. 免疫疗法 静注免疫球蛋白，每天 200～600 mg/kg，连用 3～5 天。重症患儿可行换血疗法，换血量 100～150 mL/kg。中性粒细胞明显减少者可输注粒细胞。血小板减低者可输注血小板。

第九节 新生儿寒冷损伤综合征

新生儿寒冷损伤综合征（neonatal cold injury syndrome）又称新生儿硬肿症，由于寒冷和（或）多种疾病所致。临床以低体温、皮肤及皮下脂肪硬化、水肿为主要特征，重症可并发多器官功能衰竭。早产儿、低体重儿多见。

案例导入6-5

出生 5 天的乐乐，是个男孩儿，因哭声低微，不吃奶 2 天被家人带来医院。查体：全身冷，皮肤呈紫红色，双下肢，臀部，会阴，下腹部，面颊皮肤发硬，压之微凹陷，测腋下温度 31 ℃，询问其父母得知，他是胎龄 35 周出生的，出生时体重只有 2250 g。

Note

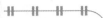

问题：

1. 根据上述描述，你认为该患儿发生了什么？有什么依据？

2. 对于该患儿应如何处理？

一、病因与发病机制

1. 寒冷和保暖不当

（1）体温调节中枢不成熟，环境温度低时易致体温降低。

（2）体表面积相对较大，皮下脂肪少，皮肤薄，血管丰富，易于失热。

（3）失热的耐受能力差，躯体小，总液体含量少，体内储存热量少。

（4）缺乏寒战反应，主要靠棕色脂肪代偿产热；早产儿棕色脂肪储存少，寒冷时更易出现低体温。棕色脂肪分布在颈、肩胛间、腋下、中心动脉、肾和肾上腺周围。

（5）皮下脂肪中饱和脂肪酸含量高（为成人 3 倍），其熔点高，低体温时易于凝固而出现皮肤硬肿。

2. 某些疾病 严重感染、缺氧、心力衰竭和休克等产热能力不足。严重的颅脑疾病可抑制尚未成熟的体温调节中枢，其调节功能进一步降低，使散热大于产热，出现低体温。

3. 多器官损害 低体温及皮肤硬肿，局部血液循环淤滞，致缺氧和代谢性酸中毒，皮肤毛细血管壁通透性增加，出现水肿，重者可引起多器官功能损害。

二、临床表现

寒冷季节、出生 1 周内新生儿、早产儿及低出生体重儿多见，常有保暖或喂养不当史，或严重感染、窒息史。

1. 一般表现 反应低下，吮乳差或拒乳，哭声低弱或不哭、不动，或出现呼吸暂停等。

2. 低体温 指体温<35 ℃。轻症为 30～35 ℃，重症<30 ℃，可出现四肢或全身冰冷。

3. 皮肤硬肿 ①特点：皮肤紧贴皮下组织，按之似橡皮样感，呈暗红色或青紫色，可伴凹陷性水肿，硬肿常呈对称性，累及多个部位。②发生顺序：小腿→大腿外侧→整个下肢→臀部→面颊→上肢→全身。③硬肿面积计算：头颈部 20%、双上肢 18%、前胸及腹部 14%、背部及腰骶部 14%、臀部 8% 及双下肢 26%。

4. 多器官功能受损 重症可出现休克、弥散性血管内凝血（DIC）、急性肾衰竭和肺出血等多器官功能衰竭。

5. 病情分度 根据症状、体温等可分为轻、中、重三度（表 6-6）。

表 6-6 新生儿硬肿临床分度

项目	轻度	中度	重度
体温	≥35 ℃	< 35 ℃	< 30 ℃
腋温-肛温差	>0	≤0	<0
硬肿范围	<20%	25%～50%	>50%
器官功能改变	无明显改变	反应差、功能明显低下	休克、DIC、肺出血、急性肾衰竭

三、辅助检查

1. 血常规 合并感染时白细胞和中性粒细胞可有不同程度的升高，部分患儿血小板减少，血液黏稠度增高。

2. 血液生化检查 血糖水平降低、血尿素氮水平升高、高钾血症、血钙水平低、血磷水平高。

3. 血气分析 可提示有代谢性或混合性酸中毒。

4. 其他 可有心肌酶活性增强,同时心电图可提示心肌损害;当疑有弥散性血管内凝血(DIC)时,应做相关实验室检测。

四、诊断与鉴别诊断

(一)诊断

依据寒冷季节、有保暖不当、严重感染等可诱发本病的疾病史,临床见体温低下、皮肤暗红有硬肿、哭声无力、反应低下即可诊断。必要时生化检查及血气分析有助诊断。

(二)鉴别诊断

新生儿水肿:①局限性水肿,常发生于女婴会阴部,在数天内可完全自愈。②早产儿水肿:常见下肢凹陷性水肿,有时可波及手背、眼睑及头皮,大多在数天内自行消退。③新生儿 Rh 溶血病或先天性肾病:水肿往往较严重,结合其各自的临床特点,一般不难鉴别。

五、治疗

(1) 复温:是治疗的关键。可作为判断棕色脂肪产热状态的指标。

①若肛温>30 ℃,腋温-肛温差(T_{A-R})≥0,提示体温虽低,但棕色脂肪产热较好,可通过减少散热,使体温回升。将患儿置于已预热至中性温度的暖箱中,一般在 6~12 h 内可恢复正常体温。

②当肛温<30 ℃,T_{A-R}<0 时,提示体温很低,棕色脂肪被耗尽,一般均应将患儿置于箱温比肛温高 1~2 ℃的暖箱中进行复温。每小时提高箱温 0.5~1.0 ℃(箱温不超过 34 ℃),在 12~24 h 内恢复正常体温。在肛温>30 ℃,T_{A-R}<0 时,仍提示棕色脂肪不产热,故此时也应采用外加温使体温回升。

无条件者,可采用热水袋、热炕、电热毯包裹,有条件者亦可采用恒温水浴、远红外线抢救台等方法。

(2) 能量和液体补充:供给充足能量是复温及维持正常体温的关键。开始时每天提供能量 210 kJ/kg(50 kcal/kg),逐渐增加至每天 419~502 kJ/kg(100~120 kcal/kg)。液体量按0.24 mL/kJ(1 mL/kcal)计算。重症患儿应严格限制输液量及速度,一般每天 60~80 mL/kg。

(3) 控制感染:根据血培养和药敏试验结果选用抗生素。

(4) 纠正器官功能紊乱。

知识链接 6-4

腋温-肛温差值

腋温-肛温差值(T_{A-R})可作为判断棕色脂肪产热状态的指标,新生儿由于腋窝下含有较多棕色脂肪,正常状态下,棕色脂肪不产热。寒冷时氧化产热,使局部温度升高,此时腋温高于或等于肛温。新生儿硬肿症初期,棕色脂肪代偿性产热增加,则 T_{A-R}≥0 ℃。重症硬肿症,因棕色脂肪耗尽,故 T_{A-R}<0 ℃。

第十节 新生儿低血糖

新生儿低血糖(neonatal hypoglycemia)是指全血清葡萄糖水平<2.2 mmol/L(40

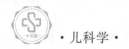

mg/dL),而不考虑出生体重、胎龄和出生后日龄。

一、病因和发病机制

新生儿低血糖有暂时性或持续性之分。

(一)暂时性低血糖

1. 葡萄糖储存不足 ①早产儿和小于胎龄儿：糖原储备是新生儿出生后 1 h 内能量的主要来源，肝糖原储存主要发生在妊娠的最后 1~2 个月，因此，胎龄越小，糖原储存越少，糖异生中的酶活力较低；②宫内窘迫也可减少糖原储备。

2. 葡萄糖利用增加 围生期的应激反应(如低氧、酸中毒时儿茶酚胺分泌增多等)刺激肝糖原分解增加，同时无氧酵解使葡萄糖利用增多，导致血糖水平下降；此外，如低体温，败血症，先天性心脏病等患儿，常由于能量摄入不足，葡萄糖利用增加而造成低血糖。

3. 暂时性高胰岛素血症 ①糖尿病母亲的婴儿：由于宫内血糖过高，胎儿形成暂时高胰岛素血症，出生后母亲血糖供给突然中断所致。②Rh 溶血病：红细胞破坏致谷胱甘肽释放，刺激胰岛素浓度增加。

暂时性低血糖持续时间较短，一般不超过新生儿期。

(二)持续性低血糖

1. 高胰岛素血症 主要见于胰岛细胞增生症、Beckwith 综合征、胰岛细胞腺瘤。

2. 内分泌缺陷 如先天性垂体功能不全、皮质醇缺乏、胰高血糖素缺乏、生长激素缺乏等。

3. 遗传代谢性疾病 ①糖代谢异常：如糖原贮积症Ⅰ型、Ⅲ型。②脂肪酸代谢性疾病：如中链酰基辅酶 A 脱氢酶缺乏。③氨基酸代谢缺陷：如支链氨基酸代谢障碍、亮氨酸代谢缺陷。

此类型低血糖可持续至婴儿期或整个儿童期。

二、临床表现

低血糖多出现于出生后 24~72 h 内，但新生儿低血糖常缺乏临床症状。据统计，无症状性低血糖患儿较症状性低血糖患儿多 10~20 倍。而症状性低血糖患儿因血糖程度的不同临床表现也不同，且即使为同一低血糖水平，临床表现差异也较大。其主要表现为反应差、喂养困难、阵发性发绀、嗜睡、呼吸暂停、震颤、眼球不正常转动，甚至惊厥，有的出现多汗、苍白及反应低下等。但经补充葡萄糖，血糖恢复正常后，上述症状可消失。

三、辅助检查

(1) 血糖测定是确诊和早期发现本症的主要方法。一般新生儿出生后 1 h 内应监测血糖。高危儿在出生后 4 h 内应反复监测血糖，以后每隔 4 h 复查，直至血糖浓度稳定。

(2) 持续性低血糖患儿应酌情选测血胰岛素、胰高血糖素、T_4、TSH、生长激素、皮质醇、血、尿氨基酸及有机酸等。

(3) 高胰岛素血症时可行胰腺 B 超或 CT 检查；疑有糖原贮积症时可行肝活检测定肝糖原和酶活力。

四、诊断

新生儿低血糖常缺乏症状，因此，临床应对此病提高警惕。主要根据病史、临床表现、血糖确诊。有相应病史和临床非特异性症状和体征的表现特点时，即应及时做实验室检测，以早期明确诊断。

1. 病史 对母亲有糖尿病史，妊娠高血压综合征史，新生儿患红细胞增多症、新生儿

ABO 或 Rh 血型不合溶血病、围生期窒息、严重感染、硬肿症、呼吸窘迫综合征等，特别是早产儿、小于胎龄儿以及有早期喂养不足等情况的新生儿，均应警惕发生低血糖的可能。

2. 临床表现 有上述临床表现特别是经滴注葡萄糖液症状好转者，或具有无原因解释的神经系统症状、体征患儿，均应考虑新生儿低血糖。

3. 血糖测定 血糖测定是确诊和早期发现新生儿低血糖症的主要方法。对新生儿尤其是有低血糖风险的新生儿，出生后 1 h 内应监测血糖。

五、鉴别诊断

1. 低钙血症 低钙血症是新生儿惊厥的重要原因之一。低血糖和低血钙均可发生在新生儿早期，但低血钙发生在任何类型的新生儿，血钙总量低于 2.00 mmol/L(8.0 mg/dL)或游离钙低于 0.9 mmol/L(3.5 mg/dL)。而低血糖多见于低出生体重儿，有相应病史和临床表现特点时，实验室检测血糖降低可助诊断。

2. 缺氧缺血脑病 多发生在早产儿和窒息儿，颅内超声检查有助于诊断。

六、治疗

1. 无症状性低血糖且能进食者 可先进食，并密切监测血糖，若低血糖不能纠正，再静脉输注葡萄糖，6～8 mg/(kg·min)，每小时监测微量血糖 1 次，并根据血糖测定结果调节输注速率，稳定 24 h 后逐渐停用。

2. 症状性低血糖 可先给予一次剂量的 10% 葡萄糖 200 mg/kg，按每分钟 1.0 mL 静脉注射；以后改为 6～8 mg/(kg·min)维持，以防低血糖反跳。每小时监测血糖一次，并根据血糖调节输注速率，正常 24 h 后逐渐减慢输注速率，48～72 h 停用。

3. 持续性低血糖 新生儿先天性高胰岛素血症者可首选二氮嗪，每天 2～20 mg/kg，分三次口服。给予先天性代谢缺陷患儿特殊饮食疗法，胰岛素细胞增生症则须行胰腺次全切除手术治疗。

第十一节　新生儿低钙血症

新生儿低钙血症(neonatal hypocalcemia)是血清总钙低于 1.75 mmol/L 或游离钙低于 1 mmol/L，是新生儿惊厥的常见原因之一。

一、病因和发病机制

胎盘能主动向胎儿转运钙，故胎儿通常血钙不低。妊娠晚期母血甲状旁腺激素(PTH)水平高，分娩时脐血总钙和游离钙均高于母血水平(早产儿血钙水平低)，故使胎儿及新生儿甲状腺功能暂时受到抑制。出生后因来源于母亲钙的供应中断，而外源性钙的摄入又不足，加上新生儿 PTH 水平较低，骨质中钙不能入血，故导致低钙血症。

1. 早期低血钙 发生于出生后 72 h 内，常见于早产儿、小于胎龄儿、糖尿病母亲及妊娠高血压综合征母亲所生的新生儿。

2. 晚期低血钙 出生 72 h 后发生，多见于牛乳喂养的足月儿。由于牛乳中磷含量高，钙磷比例不适宜(牛乳 1.35∶1，母乳 2.25∶1)，使钙吸收差。同时新生儿肾小球滤过率低，而肾小管对磷的重吸收能力较强，导致血磷过高、血钙沉积于骨，发生低钙血症。

3. 其他 因碳酸氢钠等碱性药物可使血中游离钙变为结合钙，换血时抗凝剂枸橼酸钠可结合血中游离钙,故补充碱性药物或换血时可使血中游离钙降低。此外,若低血钙持续时间长或反复出现,应注意有无下述疾病。

(1)母甲状旁腺功能亢进:多见于母亲甲状旁腺瘤。由于母血 PTH 持续在高水平,故孕妇和胎儿高血钙,使胎儿的甲状旁腺功能严重抑制,从而出生后出现顽固而持久的低钙血症,并可伴发低镁血症。血磷通常>2.6 mmol/L(8.0 mg/dL),应用钙剂可使抽搐缓解,疗程常需持续数周之久。

(2)暂时性先天性特发性甲状旁腺功能不全:属良性自限性疾病,母甲状旁腺功能正常。除应用钙剂外,尚需配伍使用适量的维生素 D 治疗数月。

(3)先天性永久性甲状旁腺功能不全:是由于新生儿甲状旁腺先天缺如或发育不全所致,为 X 连锁隐性遗传,具有持久的甲状旁腺功能低下和高磷酸盐血症。若同时合并胸腺缺如、免疫缺陷、小颌畸形和主动脉弓异常者,则应诊断为迪格奥尔格综合征。

二、临床表现

症状轻重不同,与血钙浓度不一定平行,多出现于出生后 5～10 天。主要表现为烦躁不安、肌肉抽动及震颤,手腕内屈,踝部伸直,可有惊跳及惊厥等,喉痉挛不常见。惊厥发作时常有呼吸暂停和发绀。发作期间一般情况良好,但肌张力稍高,腱反射增强,踝阵挛可阳性。早产儿出生后 3 天内易出现血钙降低,通常无明显体征,可能与其发育不完善、血浆蛋白低和中毒时血清游离钙水平相对较高等有关。

三、辅助检查

血清总钙<1.75 mmol/L(7 mg/dL),血清游离钙<0.9 mmol/L(3.5 mg/dL),血清磷>2.6 mmol/L(8 mg/dL),碱性磷酸酶多正常。必要时还应检测母血钙、磷和 PTH 水平。心电图 QT 间期延长(早产儿>0.2 s,足月儿>0.19 s)提示低钙血症。

四、诊断

对有惊厥症状疑诊为低钙血症的新生儿应结合病史和血钙、尿钙等检查结果明确诊断。

五、治疗要点

(一)补充钙剂

静脉补充钙剂对低钙惊厥疗效明显。惊厥发作时应立即静脉推注 10%葡萄糖酸钙,若抽搐仍不缓解,应加用镇静剂。

1. 使用方法 10%葡萄糖酸钙,每次 2 mL/kg,以 5%葡萄糖溶液稀释 1 倍后静脉推注,其速度为 1 mL/min。必要时可间隔 6～8 h 再给药 1 次,每天最大剂量为 6 mL/kg(每天最大钙元素量 50～60 mg/kg;10%葡萄糖酸钙含钙元素量为 9 mg/mL)。

2. 注意事项 因血钙浓度升高可抑制窦房结引起心动过缓,甚至心脏停搏,故静脉推注时应保持心率>80 次/分。同时应避免药液外溢至血管外,发生组织坏死。

3. 疗程 惊厥停止后可口服葡萄糖酸钙或氯化钙 1～2 g/d 维持治疗,病程长者可口服钙盐 2～4 周,以维持血钙在 2.0～2.3 mmol/L(8.0～9.0 mg/dL)为宜。

(二)补充镁剂

使用钙剂后,惊厥仍不能控制,应检查血镁。若血镁<1.2 mEq/L(1.4 mg/dL),可肌内注射 25%硫酸镁,按每次 0.4 mL/kg。

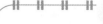

（三）调节饮食

因母乳中钙磷比例适当,利于肠道钙的吸收,故应尽量母乳喂养或应用钙磷比例适当的配方奶。

（四）补充维生素 D

甲状旁腺功能不全者需长期口服钙剂,同时给予维生素 D_2 每天 $10000\sim25000$ IU,或双氢速变固醇每天 $0.05\sim0.10$ mg 或 $1,25\text{-}(OH)_2D_3$ 每天 $0.25\sim0.5$ μg。治疗过程中应定期监测血钙水平,调整维生素 D 的剂量。

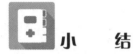 小 结

新生儿窒息可致多脏器损害,损害程度与缺氧持续时间有关,因此应及时进行有效的复苏(ABCDE 方案)。新生儿缺氧缺血性脑病的主要病因是围生期窒息,临床上以意识、肌张力、原始反射改变等为特征,急性期治疗概括为"三支持"与"三对症"。新生儿肺透明膜病的病因是肺泡表面活性物质缺乏,临床特点为出生后不久出现进行性加重的呼吸困难和呼吸衰竭,X线胸片是主要的辅助检查手段,治疗重点为供氧、辅助通气及肺泡表面活性物质替代治疗。产前、产时、产后感染可引起新生儿败血症,治疗主要是选择有效的抗生素,同时对症支持治疗。新生儿黄疸的重点内容是区分病理性黄疸和生理性黄疸。新生儿溶血包括 ABO 溶血和 Rh 溶血,胆红素脑病为最严重的并发症,治疗主要包括光疗、换血疗法及药物治疗。新生儿寒冷损伤综合征的形成与早产、寒冷及感染有关,低体温及皮肤硬肿是其临床特征,复温是治疗的关键。新生儿代谢异常以低血钙和低血糖多见,应注意高危儿的监测,早发现、早治疗。

（李月灵）

能力检测

Note

第七章　消化系统疾病

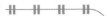

Note

学习目标

1. 掌握：儿童腹泻的病因及重型腹泻的临床特点、治疗原则；儿科常用混合溶液的配制及用途；儿科液体疗法的基本原则及具体方法、措施。

2. 熟悉：不同口炎的特点及治疗；先天性肥厚性幽门狭窄，先天性巨结肠的临床表现及治疗。

3. 了解：儿童消化系统解剖生理特点。

第一节　儿童消化系统解剖生理特点

一、口腔

足月儿出生时已具有较好的吸吮吞咽功能，颊部有较厚的脂肪垫，有助于吸吮活动，早产儿则较差。新生儿及婴幼儿口腔黏膜薄嫩，血管丰富，唾液腺发育不够完善，唾液分泌少，口腔黏膜干燥，易受损伤和细菌感染；3～4个月时唾液分泌开始增加，5～6个月时明显增多。但婴儿口底浅，尚不能及时吞咽所分泌的全部唾液，因此常发生生理性流涎。

二、食管

新生儿和婴儿的食管呈漏斗状，黏膜纤弱、腺体缺乏、弹力组织及肌层尚不发达。食管下段贲门括约肌发育不成熟，控制能力差，常发生胃食管反流，绝大多数在8～10个月时症状消失。婴儿喝奶时常吞咽过多空气，易发生溢奶。

三、胃

新生儿胃容量为30～60 mL，后随年龄增加而增大，1～3个月时为90～150 mL，1岁时为250～300 mL。婴儿胃呈水平位，当开始行走时其位置变为垂直；胃平滑肌发育尚未完善，在充满液体食物后易使胃扩张；由于贲门和胃底部肌张力低，幽门括约肌发育较好，故易引起幽门痉挛，出现呕吐。胃排空时间随食物种类不同而异，稠厚含凝乳块的乳汁排空慢；水的排空时间为1.5～2.0 h；母乳2～3 h；牛乳3～4 h；早产儿胃排空更慢，易发生胃潴留。

四、肠

小肠的主要功能包括运动（蠕动、摆动、分节运动）、消化、吸收和免疫保护。大肠的主要功能是储存食物残渣、进一步吸收水分以及形成粪便。儿童肠管相对比成人长,一般为身高(长)的5~7倍,对消化吸收有利。肠壁薄,故通透性高,屏障功能差,肠内毒素、消化不全产物和过敏原等亦可经肠黏膜进入体内,引起全身感染和变态反应性疾病。小肠黏膜肌层发育差,肠系膜柔软而长,结肠无明显结肠带与脂肪垂,升结肠与后壁固定差,易发生肠扭转和肠套叠。

五、肝

年龄越小,肝脏相对越大。婴儿肝脏结缔组织发育较差,肝细胞再生能力强,不易发生肝硬化,但易受各种不利因素的影响,如缺氧、感染、药物中毒等均可使肝细胞发生肿胀、脂肪浸润、变性坏死、纤维增生而肿大,影响其正常功能。婴儿时期胆汁分泌较少,故对脂肪的消化、吸收功能较差。

六、胰腺

出生后3~4个月时胰腺发育较快,胰液分泌量也随之增多,至成人期每天分泌1~2 L。酶类出现的顺序为:胰蛋白酶最先,而后是糜蛋白酶、羧基肽酶、脂肪酶,最后是淀粉酶。新生儿所含脂肪酶活性不高,直到2~3岁时才接近成人水平。婴幼儿期胰腺液及其消化酶的分泌易受炎热天气和各种疾病的影响而被抑制,容易发生消化不良。

七、肠道细菌

在母体内,胎儿的肠道是无菌的,出生后数小时肠道开始出现细菌。肠道菌群受食物成分影响,单纯母乳喂养儿以双歧杆菌占绝对优势,人工喂养和混合喂养儿肠内的大肠杆菌、嗜酸杆菌、双歧杆菌及肠球菌所占比例几乎相等。正常肠道菌群对侵入肠道的致病菌有一定的拮抗作用。婴幼儿肠道正常菌群脆弱,易受许多内外界因素影响而致菌群失调,引起消化功能紊乱。

八、粪便

食物进入消化道至粪便排出时间因年龄而异:母乳喂养儿平均为13 h,人工喂养儿平均为15 h,成人平均为18~24 h。

1. 胎粪 新生儿出生24 h内即会排出胎粪,3~4天内排完,胎粪色黑绿或深绿,黏稠,无臭,是由脱落的上皮细胞、浓缩消化液及胎儿时期吞入的羊水所组成。若喂乳充分,2~3天后即转为正常婴儿粪便。

2. 母乳喂养儿粪便 母乳喂养儿粪便呈黄色或金黄色,多为均匀糊状,或带少许粪便颗粒,或较稀薄,不臭,呈酸性反应(pH 4.7~5.1)。每天排便2~4次,一般在增加辅食后次数即减少,1周岁后减至1~2次/天。

3. 人工喂养儿粪便 牛、羊乳喂养的婴儿粪便为淡黄色或灰黄色,较干稠,呈中性或碱性反应(pH 6~8)。因牛乳含蛋白质较多,粪便有明显的蛋白质分解产物的臭味,排便1~2次/天,易发生便秘。如果只是排便间隔超过48 h,不伴任何不适,不应称为便秘。

4. 混合喂养儿粪便 喂以母乳加牛乳儿的粪便与只喂牛乳儿相似,但较软、黄。添加淀粉类食物可使大便增多,稠度稍减,稍呈暗褐色,臭味加重。添加各类蔬菜、水果等辅食时大便外观与成人相似,每天排便1~2次。

Note

第二节　口　炎

口炎是指口腔黏膜由于各种感染引起的炎症,若病变限于局部(如舌、齿龈、口角)又称舌炎、齿龈炎或口角炎等。本病多见于婴幼儿。可单独发生,亦可继发为全身疾病如急性感染、腹泻、营养不良、久病体弱和B族维生素、维生素C缺乏等。感染常由病毒、真菌、细菌引起。不注意食具及口腔卫生或各种疾病导致机体抵抗力下降等因素均可导致口炎的发生。

一、鹅口疮

鹅口疮又称雪口病,为白色念珠菌感染在黏膜表面形成白色斑膜的疾病。多见于新生儿和婴幼儿,营养不良、腹泻、长期使用广谱抗生素或激素的患儿常有此症。新生儿多由产道感染或因哺乳时乳头不洁及污染的乳具感染。

(一) 临床表现

口腔黏膜表面覆盖白色乳凝块样小点或小片状物,可逐渐融合成大片,不易擦去,周围无炎症反应,强行剥离后局部黏膜潮红、粗糙、可有溢血,不痛,不流涎,一般不影响喝奶,无全身症状;重症则整个口腔均被白色斑膜覆盖,甚至可蔓延到咽、喉头、食管、气管、肺等处而危及生命。重症患儿可伴低热、拒食、吞咽困难。

(二) 治疗

一般不需口服抗真菌药物。

1. 保持口腔清洁　可用2%碳酸氢钠溶液于哺乳前后或局部用药前清洁口腔。

2. 局部用药　局部涂抹10万～20万U/mL制霉菌素鱼肝油混悬溶液,每天2～3次。

3. 其他　亦可口服肠道微生态制剂,纠正肠道菌群失调,抑制真菌生长。应注意哺乳卫生,加强营养,适当增加维生素B_2和维生素C。

二、疱疹性口腔炎

疱疹性口腔炎是由单纯疱疹病毒Ⅰ型感染引起的口腔黏膜损害性疾病,多见于1～3岁婴幼儿,发病无明显季节差异。

(一) 临床表现

起病时发热,体温可达38～40℃,牙龈红肿、触之易出血,继而在口腔黏膜上出现单个或成簇的小疱疹,直径约2mm,周围有红晕,迅速破溃后形成溃疡,其上覆盖黄白色纤维素性分泌物,多个溃疡可融合成不规则的大溃疡,周围黏膜充血。疱疹常见于颊黏膜、齿龈、口唇及邻近口周皮肤,有时累及软腭、舌和咽部。由于疼痛剧烈,患儿可表现拒食、流涎、烦躁,颌下淋巴结常肿大伴压痛。体温在3～5天后恢复正常,病程1～2周。局部淋巴结肿大可持续2～3周。

本病应与疱疹性咽峡炎相鉴别,后者由柯萨奇病毒所引起,多发生于夏秋季。常骤起发热及咽痛,疱疹主要发生在咽部和软腭,有时见于舌但不累及齿龈和颊黏膜,颌下淋巴结常不肿大。

(二) 治疗

1. 一般治疗　保持口腔清洁,可用3%过氧化氢溶液清洗口腔,多饮水,禁用刺激性药物,食物以微温或凉的流质为宜。

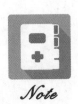

2. 局部用药 局部可涂疱疹净抑制病毒，亦可喷撒西瓜霜、锡类散等。若为预防继发感染可涂 2.5%～5.0% 金霉素鱼肝油。疼痛严重者可在餐前用 2% 利多卡因涂抹局部。发热时可用退热剂，有继发感染时可用抗生素。

第三节　腹　　泻

案例导入 7-1

　　2017 年 11 月的一天下午，李女士带着 1 岁的孩子来到市儿童医院就诊，接诊医生询问得知，该患儿从 2 天前就开始出现拉肚子、发热、精神萎靡不振等症状，今天早上到现在尚未小便，医生给该患儿做了体格检查，发现其处于嗜睡状态，体重 9 kg，血压 60/30 mmHg，前囟凹陷，口唇干燥，哭时无泪，皮肤弹性差，四肢冰冷，面色青灰，口周呈樱桃红色，呼吸深大，心肺(一)，腹软，腹胀，肠鸣音减弱。

　　问题：

　　1. 根据上述情况描述，你的初步诊断是什么？

　　2. 还需要哪些信息支持你的诊断？

　　3. 治疗方案是什么？

　　腹泻(diarrhea)是一组由多病原、多因素引起的以大便次数增多和大便性状改变为特点的消化道综合征。其主要特点为大便次数增多和性状改变，可伴有发热、呕吐、腹痛等症状及不同程度水、电解质、酸碱平衡紊乱，是我国婴幼儿最常见的疾病之一，6 个月～2 岁婴幼儿发病率高，1 岁以内约占半数，是造成儿童营养不良、生长发育障碍甚至死亡的主要原因之一。

一、病因

1. 易感因素

(1) 婴幼儿消化系统发育不成熟，胃酸和消化酶分泌较少，对食物的耐受力差。

(2) 婴幼儿生长发育快，所需营养物质相对较多，消化道负担较重，因此易发生消化功能紊乱。

(3) 婴幼儿机体防御功能较差：①胃内酸度低，而且婴儿胃排空较快，对进入胃内的细菌杀灭能力减弱；②血液中免疫球蛋白和胃肠道 SIgA 水平均较低。

(4) 肠道菌群失调：正常肠道菌群对入侵的致病微生物有拮抗作用，新生儿出生后尚未建立正常肠道菌群时或由于使用抗生素等引起肠道菌群失调时，均易患肠道感染。

(5) 人工喂养：母乳中含有大量液体因子(SIgA、乳铁蛋白等)，巨噬细胞和粒细胞等有很强的抗肠道感染作用。家畜乳中虽有上述某些成分，但在加热过程中被破坏，而且人工喂养的食物和食具极易污染，故人工喂养儿肠道感染发生率明显高于母乳喂养儿。

2. 感染因素

(1) 肠道内感染：可由病毒、细菌、真菌、寄生虫引起，以前两者多见，尤其是病毒。

①病毒：寒冷季节的儿童腹泻 80% 由病毒感染引起。病毒性肠炎主要病原为轮状病毒，其次为诺如病毒、星状病毒、柯萨奇病毒、埃可病毒、冠状病毒等。

②细菌：致腹泻大肠杆菌包括致病性大肠杆菌、产毒性大肠杆菌、侵袭性大肠杆菌、出血性大肠杆菌及黏附-聚集性大肠杆菌。与弯曲菌肠炎有关的弯曲菌属有空肠型、结肠型和胎儿型

Note

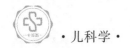

3 种,95%～99%弯曲菌肠炎是由胎儿弯曲菌及空肠弯曲菌引起的。其他包括耶尔森菌,沙门菌(主要为鼠伤寒和其他非伤寒、副伤寒沙门菌)、嗜水气单胞菌、难辨梭状芽孢杆菌、金黄色葡萄球菌、绿脓杆菌、变形杆菌等。

③真菌:致腹泻的真菌有念珠菌、曲菌、毛霉菌等。婴儿以白色念珠菌多见。

④寄生虫:常见为蓝氏贾第鞭毛虫、阿米巴原虫和隐孢子虫等。

(2)肠道外感染:有时引起消化功能紊乱,亦可产生腹泻症状,即症状性腹泻。年龄越小越多见。腹泻不严重,大便性状改变轻微,为稀糊便,含少许黏液,无大量水分及脓血,大便次数略增多,常见于上呼吸道感染、支气管肺炎、中耳炎等,随着原发病的好转,腹泻症状逐渐消失。

使用抗生素引起的腹泻常表现为慢性、迁延性腹泻。由于长期使用广谱抗生素,一方面使肠道有害菌,如耐药金黄色葡萄球菌、难辨梭状芽孢杆菌、绿脓杆菌等大量繁殖,另一方面使双歧杆菌等有益菌减少,微生态失衡而出现腹泻,大便的性状与细菌侵袭的部位有关,病情可轻可重。

3. 非感染因素

(1)喂养不当:多见于人工喂养儿,喂养不定时、不适当,或饮食中脂肪过多,或过早喂给大量淀粉,以及断乳后突然改变食物品种,均能引起轻至中度腹泻(消化不良)。果汁(特别是含高果糖或山梨醇的果汁)可产生高渗性腹泻,肠道刺激也可引起腹泻。

(2)过敏性腹泻:如对牛乳或大豆制品过敏而引起的腹泻。

(3)原发性或继发性双糖酶(主要是乳糖酶)缺乏或活性降低:肠道对糖的吸收不良引起腹泻。

(4)气候因素:气候突然变化,腹部受凉使肠蠕动增加;天气过热,消化液分泌减少;由于口渴,喝奶过多,增加消化道负担,均易诱发腹泻。

二、发病机制

导致腹泻的机制主要如下:①"渗透性"腹泻:肠腔内存在大量不能吸收的具有渗透活性的物质。②"分泌性"腹泻:肠腔内电解质分泌过多。③"渗出性"腹泻:炎症所致的液体大量渗出。④"肠道功能异常性"腹泻:肠道蠕动功能异常。但在临床上不少腹泻并非由某种单一机制引起,而是在多种机制共同作用下发生的。

(一)感染性腹泻

1. 病毒性腹泻 病毒侵入肠道后,首先在小肠绒毛顶端柱状上皮细胞内复制,使细胞空泡变性和坏死,微绒毛肿胀,排列紊乱和变短,受累肠黏膜上皮细胞脱落,遗留不规则的裸露病变,导致吸收面积减小,水、电解质吸收功能障碍,肠液在肠腔内大量积聚引起腹泻;肠黏膜细胞分泌双糖酶不足及其活性下降,使食物中消化不全的糖类积滞在肠腔内,继而被细菌分解成小分子的短链有机酸,继发肠液的渗透压增高;微绒毛破坏造成载体减少,上皮细胞钠转运功能障碍,造成大量水和电解质丢失。

2. 细菌性腹泻

(1)肠毒素性肠炎:产生肠毒素的细菌可引起分泌性腹泻,如产毒素性大肠埃希菌等。病原体侵入肠道后,在肠腔内繁殖,黏附在小肠上皮细胞刷状缘,不侵入肠黏膜。细菌在肠腔释放肠毒素,一方面抑制小肠绒毛上皮细胞吸收 Na^+、Cl^- 和水,另一方面促进肠腺分泌 Cl^-,使小肠液总量增多,超过结肠的吸收限度而发生腹泻,排出大量水样便,导致患儿脱水和电解质紊乱。

(2)侵袭性肠炎:各种侵袭性细菌感染均可引起渗出性腹泻,如志贺菌属、沙门菌属、侵袭性大肠埃希菌、空肠弯曲菌、耶尔森菌和金黄色葡萄球菌等,致病菌黏附并侵入肠黏膜和黏膜下层,引起明显的炎症,使黏膜充血、水肿,炎症细胞浸润引起渗出和溃疡等病变,大便中含有大量白细胞和红细胞,甚至出现脓血便。不同的病原菌侵犯肠的部位不同,有的以侵犯小肠为主,有的以侵犯结肠为主,有的引起小肠和结肠炎症,结肠由于炎症病变而不能充分吸收来自小肠的液体,加上某些致病菌产生的肠毒素,也可出现水样便。患儿常有发热、腹痛,甚至里急后重的表现。

(二) 非感染性腹泻

主要由饮食不当引起。当摄入食物的质和量突然改变而超过消化道的承受能力时,消化过程出现障碍,食物不能被充分消化吸收而积滞于小肠上部,使肠腔内局部酸度降低,有利于肠道下部细菌上移和繁殖,从而引起内源性感染,同时食物发酵和腐败分解产生的乳酸、乙酸等使肠腔内渗透压增高,并协同毒性产物刺激肠壁使肠蠕动增加,引起腹泻(图 7-1)。

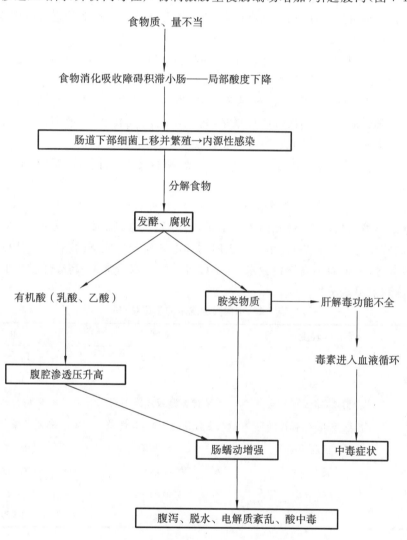

图 7-1　饮食不当引起腹泻的发病机制

三、分类

1. 根据病程

(1) 急性腹泻:病程＜2 周。

(2) 迁延性腹泻:病程 2 周至 2 个月。

(3) 慢性腹泻:病程＞2 个月。

2. 根据病情严重程度 分为轻型腹泻和重型腹泻。

3. 根据病因 分为感染性腹泻和非感染性腹泻。

四、临床表现

(一) 急性腹泻

不同病因引起的腹泻常有相似的临床表现,但同时又各有特点。

1. 腹泻的共同表现

1) 轻型腹泻:常由饮食因素或肠道外感染引起,起病可急可缓,以胃肠道症状为主。患儿表现食欲不振,偶有溢乳或呕吐,大便次数增多(3~10 次/天),每次量不多,稀且带水,多呈黄色或黄绿色稀便,也可见水样便,常混有白色或黄白色奶瓣。无脱水及全身酸中毒症状,精神尚可,多在数天内痊愈。

2) 重型腹泻:多由肠道内感染所致,常急性起病,也可由轻型逐渐加重转变而来。除有较重的胃肠道症状外,还有较明显的脱水、电解质紊乱及全身中毒症状。

(1) 严重的胃肠道症状:食欲低下,常有呕吐,有时甚至饮水即吐,严重者因损伤胃黏膜导致出血,可吐咖啡样液体;腹泻次数明显增多,每天十余次至数十次,量多,呈黄色水样或蛋花汤样便,含有少量黏液,少数患儿也可有少量血便。

(2) 全身中毒症状:高热,体温可高达 40 ℃,烦躁不安或精神萎靡、嗜睡,重者可出现意识模糊甚至昏迷、休克。

(3) 水、电解质及酸碱平衡紊乱症状:包含脱水、代谢性酸中毒、低钾、低钙及低镁血症等。呕吐、腹泻导致体液丢失,加上患儿摄入量不足,可导致脱水,脱水程度分为轻、中、重三度,不同程度脱水的临床特点见表 7-1。由于腹泻时水和电解质丧失比例的不同,可使体液的渗透压发生变化,造成等渗、低渗和高渗性脱水,其中以等渗性脱水最常见,高渗性脱水少见。不同性质脱水的临床特点见表 7-2。

表 7-1 不同程度脱水的临床特点

	轻度	中度	重度
失水量/(mL/kg)	30~50	50~100	100~120
占体重比例	<5%	5%~10%	>10%
精神状态	稍差,略烦躁不安	精神萎靡或烦躁不安	昏睡、甚至昏迷
皮肤黏膜	皮肤稍干燥,弹性尚可	皮肤苍白干燥,弹性差	极度干燥,弹性极差
眼窝、前囟	轻度凹陷	明显凹陷	极度凹陷
眼泪	哭时有泪	哭时泪少	哭时无泪
尿量	略减少	明显减少	少尿或无尿
血压/休克	无	无	下降/有

表 7-2 不同性质脱水的临床特点

	低渗性	等渗性	高渗性
原因及诱因	以失钠盐为主,常见于病程较长、营养不良和中度脱水者	水与电解质丢失大致相同,常见于病程较短、营养状态比较好者	以失水为主,见于补充高钠液体过多,入水量少,高热及大量出汗等
血钠浓度/(mmol/L)	<130	130~150	>150

Note

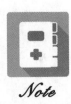

续表

	低渗性	等渗性	高渗性
皮肤弹性	极差	稍差	尚可
口渴	不明显	明显	极明显
血压	很低	低	正常或稍低
神志	嗜睡或昏迷	精神萎靡	烦躁、易激惹

由于腹泻丢失大量碱性物质;进食少及肠吸收不良,摄入能量不足,体内脂肪分解增加,酮体生产增多;脱水时血容量减少,血液浓缩,血流缓慢,使组织缺氧,导致乳酸堆积;肾血流量不足,尿量减少,酸性代谢产物堆积体内,故中、重度脱水患儿多有不同程度的酸中毒。患儿可出现精神不振、口唇呈樱桃红色、呼吸深大、呼出气体有丙酮味等症状,但婴儿症状可不典型。根据临床表现和血 HCO_3^- 浓度可分为轻、中、重三度(表 7-3)。

表 7-3 代谢性酸中毒的临床分度

	轻度	中度	重度
HCO_3^-/(mmol/L)	18~13	9~13	<9
呼吸	呼吸稍快	呼吸深大	昏睡、昏迷
口唇颜色	正常	樱桃红色	发绀
精神状态	正常	精神萎靡、烦躁不安	呼吸深快、节律不整、有烂苹果味

腹泻患儿都有不同程度的缺钾,久泻和营养不良者更为显著,但在脱水、酸中毒未纠正前,由于血液浓缩,酸中毒时钾由细胞内向细胞外转移,以及尿量少而致钾排出减少等原因,钾总量虽然减少,但血清钾浓度多正常。当输入不含钾的溶液时,随着血液被稀释,脱水、酸中毒被纠正、排尿后钾排出增加,血钾可迅速下降,当血钾低于 3.5 mmol/L 时即出现低钾血症的表现。其主要表现如下:①神经、肌肉兴奋性降低,骨骼肌无力,腱反射减弱或消失,腹胀、肠鸣音减弱,严重者出现肠麻痹。②循环系统出现心率增快、心律不齐、心肌收缩无力、心音低钝、血压降低、心脏扩大,甚至心力衰竭;心电图显示 ST 段降低,T 波低平、双向或倒置,出现 U 波,P-R 间期和 QT 间期延长等。

腹泻患儿因进食少,吸收不良,从大便中丢失钙、镁等,可使体内钙、镁减少,但一般不严重,活动性佝偻病和营养不良患儿则较低。脱水和酸中毒时,由于血液浓缩,患儿可不出现低钙症状(手足抽搐和惊厥)。脱水、酸中毒纠正后相应的症状易出现,极少数久泻和营养不良患儿输液后出现震颤、抽搐,用钙剂治疗无效时应考虑有低镁血症的可能。

2. 几种常见类型肠炎的临床特点

(1) 轮状病毒肠炎:轮状病毒是秋、冬季婴幼儿腹泻最常见的病原。本病多见于 6 个月至 2 岁的婴幼儿。潜伏期 1~3 天。起病急,常伴有发热和上呼吸道感染症状,一般无明显感染中毒症状。患儿病初 1~2 天常发生呕吐,随后出现腹泻。大便次数多,量多,水分多,呈黄色水样或蛋花汤样,可带少量黏液,无腥臭味。常并发脱水、酸中毒及电解质紊乱。本病为自限性疾病,不喂乳类的患儿恢复更快。病程 3~8 天,大便镜检偶有少量白细胞。

(2) 产毒性细菌引起的肠炎:多发生在夏季。潜伏期 1~2 天,起病较急。轻症仅大便次数稍增,性状轻微改变。重症腹泻频繁,量多,呈水样或蛋花汤样,混有黏液,镜检无白细胞。伴呕吐,常发生脱水、电解质和酸碱平衡紊乱。本病为自限性疾病,自然病程 3~7 天,亦可较长。

(3) 致病性大肠埃希菌肠炎:多发生在夏季。潜伏期 1~2 天,起病较缓。大便每天 5~10

次,量中等,呈黄绿色或蛋花汤样稀便,伴较多黏液,有发霉臭味;镜检有少量白细胞。常伴呕吐,轻症无发热及全身症状,严重可伴发热、脱水及电解质紊乱。病程1~2周,体弱儿病程迁延。

(4)侵袭性细菌(包括侵袭性大肠埃希菌、空肠弯曲菌、耶尔森菌、鼠伤寒杆菌等)引起的肠炎:全年均可发病,多见于夏季。潜伏期长短不等,常引起志贺杆菌性痢疾样病变。大便显微镜检查有大量白细胞及数量不等的红细胞。

(5)出血性大肠埃希菌肠炎:大便次数增多,开始为黄色水样便,后转为血水便,有特殊臭味;大便镜检有大量红细胞,常无白细胞。

(6)抗生素诱发的肠炎:发病多在应用抗生素2~3周后,亦有短至数天者。

①金黄色葡萄球菌肠炎:多继发于使用大量抗生素后。主要症状为腹泻,大便有腥臭味,呈黄色或暗绿色,水样,黏液较多,可出现脱水、电解质紊乱和酸中毒。伴有腹痛和不同程度的中毒症状。大便镜检有大量脓细胞和成簇的革兰阳性球菌,培养有金黄色葡萄球菌生长,凝固酶试验阳性。

②真菌性肠炎:常为白色念珠菌所致,伴鹅口疮。大便次数增多,稀黄,泡沫较多,带黏液,有时可见豆腐渣样细块(菌落),偶见血便,镜检可见真菌芽生细胞和假菌丝。做大便真菌培养进行鉴别。

③伪膜性小肠结肠炎:由难辨梭状芽孢杆菌引起,多种抗生素可诱发。主要症状为腹泻,轻症每天大便数次,停用抗生素后即很快痊愈;重症腹泻频繁,为黄色或黄绿色水样便,可有伪膜(为坏死毒素致肠黏膜坏死组织所形成的假膜)排出,大便可带血。可出现脱水、电解质紊乱和酸中毒。伴有腹痛和全身中毒症状,如发热、意识改变,甚至休克。大便厌氧菌培养或组织培养法检测细胞毒素可协助诊断。

（二）迁延性与慢性腹泻

迁延性和慢性腹泻病因复杂,感染、过敏、酶缺陷、药物因素、免疫缺陷、先天畸形等均可引起,多见于营养不良及急性腹泻未彻底治疗、迁延不愈有关,其产生原因如下。

(1)营养不良时胃黏膜萎缩,胃液分泌减少,使胃酸杀菌屏障作用减弱,有利于消化道下部细菌上移与繁殖。

(2)营养不良时肠绒毛萎缩、变性,细胞脱落增加,使小肠吸收面积减小,双糖酶缺乏尤其是乳糖酶活性降低,引起各种营养物质的消化吸收不良。

(3)营养不良患儿免疫功能缺陷,分泌性抗体、吞噬细胞功能和补体水平均降低,增加了对病原的易感性,同时降低了对食物蛋白抗原的口服耐受。

(4)营养不良患儿常有肠动力的改变。

(5)长期应用抗生素可引起菌群失调。故营养不良患儿腹泻时易迁延不愈,持续腹泻又加重了营养不良,两者互为因果,最终引起免疫功能低下,继发感染,形成恶性循环。

五、诊断与鉴别诊断

根据发病季节、病史(包括喂养史和流行病学资料)、临床表现和大便性状很容易做出诊断。同时应进一步判断有无脱水(程度和性质)、电解质紊乱和酸碱失衡。积极查找病因,急性肠炎可根据大便性状、粪便镜检、流行季节及发病年龄估计最可能的病原。

1. 大便无或偶见少量白细胞　大便无或偶见少量白细胞者为侵袭性以外的病因(如病毒、非侵袭性细菌、寄生虫等肠道内、外感染或喂养不当等)引起的腹泻,多为水泻,有时伴脱水症状,应与下列疾病相鉴别。

(1)生理性腹泻:多见于6个月以内婴儿,外观虚胖,常有湿疹,出生后不久即出现腹泻,除大便次数增多外,无其他症状,食欲好,不影响生长发育。近年来发现此类腹泻可能与婴儿小肠乳糖酶不足,对乳糖不耐受有关,添加辅食后,大便逐渐转为正常。

（2）导致小肠消化吸收功能障碍的各种疾病:如双糖酶缺乏、葡萄糖和半乳糖吸收不良、过敏性腹泻等,可根据各病特点进行鉴别。

2. 大便有较多的白细胞 大便有较多的白细胞者仅凭临床表现彼此难以区别,必要时做大便细菌培养,细菌血清型和毒性检测。尚需与下列疾病相鉴别。

（1）细菌性痢疾:常有流行病学史,起病急,全身症状重。大便次数多,量少,有脓血便伴里急后重,大便镜检有较多白细胞、红细胞和吞噬细胞,大便细菌培养有痢疾杆菌生长。

（2）坏死性小肠结肠炎:中毒症状重,腹痛、腹胀、频繁呕吐,大便呈暗红色糊状,逐渐出现典型的赤豆汤样血水便,常伴有休克。腹平片可见小肠呈局限性扩张充气、肠间隙增宽、肠壁积气等,直立位可有大小不等的液平面。

六、治疗

治疗原则:调整饮食;预防和纠正脱水;合理用药;加强护理,预防并发症。

1. 调整饮食 强调继续饮食。根据疾病的特殊病理生理状况、个体消化吸收功能和平时的饮食习惯进行合理调整。有严重呕吐者可暂时禁食4～6 h(不禁水),待好转后继续喂食,由少到多,由稀到稠。母乳喂养儿继续哺乳,暂停辅食;人工喂养儿可喂以等量米汤或稀释的牛乳或其他代乳品,逐渐过渡到正常饮食。病毒性肠炎多有继发性双糖酶(主要是乳糖酶)缺乏,可暂停乳类喂养,改为豆制代乳品,或发酵乳,或去乳糖配方奶以减轻腹泻,缩短病程。腹泻停止后继续给予营养丰富的饮食,并每天加餐一次,共2周。

2. 液体疗法 目的是纠正水、电解质紊乱及酸碱失衡,恢复和维持血容量。补液期间,应密切观察病情变化,随时调整补液方案。具体方法参见本章第四节。

3. 药物治疗

（1）控制感染:水样便腹泻患儿(约占70%)多为病毒性肠炎及非侵袭性细菌感染所致,一般不用抗生素。如伴有明显全身中毒症状不能用脱水解释者,尤其是对重症患儿、新生儿、婴儿及免疫功能低下的患儿可酌情选用抗生素治疗。黏液、脓血便患儿(约占30%)多为侵袭性细菌感染,应根据临床特点,针对病原经验性选用抗菌药物,再根据大便细菌培养和药敏试验结果进行调整。大肠杆菌、空肠弯曲菌、耶尔森菌、鼠伤寒沙门菌所致感染常选用抗 G-杆菌抗生素及大环内酯类抗生素。金黄色葡萄球菌肠炎、假膜性肠炎、真菌性肠炎应立即停用原使用的抗生素,根据症状可选用新青霉素、万古霉素、利福平、甲硝唑或抗真菌药物治疗。

（2）肠道微生态疗法:有助于恢复肠道正常菌群的生态平衡,抑制病原菌定植和侵袭,有利于控制腹泻,常用双歧杆菌、嗜酸乳杆菌、粪链球菌制剂。

（3）肠黏膜保护剂:能吸附病原体和毒素,维持肠细胞的吸收和分泌功能,与肠道黏液糖蛋白相互作用可增强其屏障功能,阻止病原微生物的攻击,如蒙脱石粉。

（4）避免用止泻剂:如洛哌丁醇,因有抑制胃肠动力的作用,增加细菌繁殖和毒素的吸收,对感染性腹泻有时是很危险的。

（5）补锌治疗:世界卫生组织(WHO)、联合国儿童基金会建议,对于急性腹泻患儿,应每天补充锌制剂,可缩短病程。6个月以下婴儿补充锌元素每天10 mg/kg,6个月以上婴幼儿补充锌元素每天20 mg/kg,疗程10～14天。

4. 迁延性和慢性腹泻的治疗 迁延性和慢性腹泻的病因复杂,必须采用综合措施治疗。积极寻找病因,针对病因治疗,切忌滥用抗生素。

七、预防

（1）合理喂养,降低腹泻发病率。例如,提倡母乳喂养,及时添加合适的辅食,人工喂养儿

Note

可根据具体情况选择合适的代乳品。

（2）养成良好的卫生习惯，注意乳品的保存和食物的新鲜，以及奶具、食具、便器、玩具等的定期消毒。

（3）做好消毒隔离工作，防止疾病传播。因轮状病毒传染性很强，因此要把腹泻患儿与非腹泻患儿分开，在护理患儿、换尿布、处理吐泻物后必须用肥皂洗净双手，防止交叉感染，吐泻物应用生石灰拌均匀，静置 2 h 后倒掉。

（4）避免长期滥用广谱抗生素。

（5）适当增加户外活动，增强体质，预防疾病。

第四节　儿童体液平衡特点及液体疗法

体液是机体的重要成分，保持体液平衡是维持生命的重要条件。体液平衡包括维持水、电解质、酸碱度和渗透压处于稳定状态，主要依赖于神经系统、内分泌系统、肺和肾脏等器官的正常调节。儿童由于体液占体重比例相对于成人较大、各系统器官功能发育尚未完全成熟、体液平衡调节能力差等特点，极易受到疾病和外界环境的影响而导致体液平衡紊乱，若处理不当或不及时则可能危及生命。

一、儿童体液平衡特点

（一）体液的总量和分布

体液由细胞内液和细胞外液（包括血浆和间质液）组成。年龄越小，体液总量相对越多，间质液的比例较高，而血浆和细胞内液的比例基本稳定，和成人相近。不同年龄体液总量与分布见表 7-4。

表 7-4　不同年龄体液总量与分布（占体重的百分比）

	足月新生儿	1 岁	2～14 岁	成人
体液总量/（%）	78	70	65	55～60
细胞内液/（%）	35	40	40	40～45
血浆/（%）	6	5	5	5
间质液/（%）	37	25	20	10～15

（二）体液中电解质的组成

细胞内、外液的电解质成分差异显著。细胞外液以 Na^+、K^+、Ca^{2+}、Mg^{2+}、Cl^-、HCO_3^- 等离子和蛋白质为主，其中 Na^+ 含量占该区阳离子总量的 90% 以上，对维持细胞外液的渗透压发挥主要作用；细胞内液以 K^+、Ca^{2+}、Mg^{2+}、HPO_4^{2-} 等离子和蛋白质为主，其中 K^+ 占 78%。儿童体液电解质成分与成人相似，仅出生后数天内血氯、磷偏高，血钠、钙和碳酸氢盐偏低。

（三）儿童体液的代谢特点

1. 水的平衡调节　正常情况下机体水的出入量大致相当，体液和电解质的含量保持动态平衡。机体主要通过肾途径排出水分，其次为经皮肤和肺的不显性失水和消化道排水，另有极少量的水储存于体内供新生组织增长。儿童由于生长发育快、活动量大、新陈代谢旺盛，水的代谢速度较成人快。年龄越小，出入量越多，经皮肤和肺的不显性失水量也越多（表 7-5），因此每天需水量越大。婴儿每日水的交换量约为细胞外液的 1/2,而成人仅为 1/7,因此婴儿的水交换率比成人快 3~4 倍。由此可见,儿童对缺水的耐受力较成人差,在病理情况下如呕吐、腹泻时,将比成人更容易出现脱水。

表 7-5 不同年龄儿童不显性失水量

不同年龄	不显性失水量/(mL/(kg · d))
早产儿	48~60
足月儿	24~38
婴儿	19~24
幼儿	14~17
年长儿	12~14

2. 水的代谢调节　儿童的体液调节功能相对不成熟。肾脏的浓缩和稀释功能对于调节体液平衡起着重要作用。儿童年龄越小,肾脏的浓缩和稀释功能越不成熟。儿童在排泄同量溶质时所需水量较成人多,尿量相对也较多。当入水量不足或失水量增加时,易超过肾脏浓缩能力的限度,发生代谢产物滞留和高渗性脱水。新生儿出生 1 周后肾脏稀释能力虽可达成人水平,但由于肾小球滤过率低,水的排泄速度较慢,若摄入水量过多又易致水肿和低钠血症。年龄越小,肾脏排钠、排酸、产氨能力也越差,因而也容易发生高钠血症和酸中毒。故儿童易发生水、电解质及酸碱平衡紊乱。

二、水、电解质和酸碱平衡紊乱

(一) 脱水

脱水(dehydration)是指由于水的摄入不足或丢失过多引起的体液总量尤其是细胞外液量的减少。脱水时除失水外,还可伴有钠、钾和其他电解质的丢失。

1. 脱水的程度　脱水的程度指患病以来的累积体液丢失量,常以丢失液体量占体重的百分比来表示,临床上可根据前囟、眼窝、皮肤弹性、尿量和循环情况等表现估计脱水程度。

2. 脱水的性质　脱水的性质是指现存体液渗透压的特征。在脱水时,由于水和电解质的丢失比例会有所不同,从而导致体液渗透压有不同的改变。根据脱水时渗透压的不同,临床将脱水分为等渗性脱水、低渗性脱水和高渗性脱水,其中以等渗性脱水最为常见,其次为低渗性脱水,高渗性脱水最为少见。钠是构成细胞外液渗透压的主要成分,所以常用血清钠来判定细胞外液的渗透压。

(1) 等渗性脱水:水和电解质成比例地丢失,血清钠为 130~150 mmol/L。细胞内液量无明显变化,细胞内、外液渗透压均正常,临床表现主要是一般脱水症状,多见于急性腹泻、呕吐、胃肠引流、肠瘘及短期饥饿所致的脱水。

(2) 低渗性脱水:电解质丢失大于水分丢失,血清钠低于 130 mmol/L,多见于营养不良伴慢性腹泻,腹泻时补充过多的非电解质液体和大面积烧伤患儿。低渗性脱水时,水从细胞外进入细胞内,使循环血量进一步减少,严重者可发生血压下降,进而发展至休克。临床表现较其他两种脱水严重。初期可无口渴的症状,除一般脱水现象如皮肤弹性降低、眼窝和前囟凹陷外,多有四肢厥冷、皮肤发花、血压下降、尿量减少等休克症状。由于循环血量减少和组织缺氧,严重低钠者可发生脑细胞水肿,因此多有嗜睡等神经系统症状,甚至发生惊厥和昏迷。

(3) 高渗性脱水:水的丢失大于电解质,血清钠大于 150 mmol/L。多见于腹泻伴高热、不显性失水增多而给水不足,口服或静脉输注过多的等渗或高渗液体,使用大剂量脱水剂的患

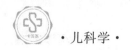

儿。由于细胞外液高渗，水由细胞内向细胞外转移，结果使细胞内液减少，使血容量得到部分补偿，故循环衰竭较其他两种脱水轻。临床特点常有烦渴、高热、皮肤黏膜干燥、肌张力增高等表现，甚至发生惊厥。

(二) 酸碱平衡紊乱

正常体液 pH 为 7.4(7.35～7.45)，称为酸碱平衡。正常情况下，主要通过体液的缓冲系统及肺、肾的调节作用，维持酸碱平衡，保持机体的正常代谢和生理功能。HCO_3^- 与 H_2CO_3 是血液中最重要的一对缓冲系，两者比值为 20/1，它们在维持细胞外液 pH 中起决定性作用。如某种因素使两者的比值发生变化，pH 也随之变化，从而可导致酸碱平衡紊乱。

1. 代谢性酸中毒 代谢性酸中毒是儿童最常见的酸碱平衡紊乱。代谢紊乱可使血中 HCO_3^- 浓度减小或 H^+ 浓度增高。

(1) 原因：阴离子间隙(anion gap，AG)为细胞外液中阴离子与阳离子之差，即 AG(mmol/L)$=[Na^+]-([Cl^-]+[HCO_3^-])$，分正常 AG 型(AG 为 8～16 mmol/L)和高 AG 型(AG>16 mmol/L)两种类型。①正常 AG 型代谢性酸中毒为失碱性酸中毒，常见原因有体内碱性物质丢失过多如腹泻、酸性物质摄入过多或静脉输注过多的不含 HCO_3^- 的含钠液。②高 AG 型代谢性酸中毒为获得性酸中毒，其原因是酸性代谢产物产生过多或排出障碍。产酸过多常见于糖尿病症酸中毒、饥饿性酮症，排出障碍如肾衰竭、水杨酸中毒等。

(2) 临床表现：根据血清[HCO_3^-]将代谢性酸中毒分为三度，即轻度、中度、重度。

(3) 治疗：①积极治疗原发病：正常 AG 型代谢性酸中毒的治疗重点是减少 HCO_3^- 丢失和补充碱性物质，高 AG 型代谢性酸中毒治疗重点是改善微循环和机体缺氧。②补碱：轻度酸中毒不需补碱，一般主张 pH<7.3 时用碱性药物，首选碳酸氢钠。③在无条件测定血气或血气结果尚未出来前可先按使[HCO_3^-]提高 5 mmol/L 计算(1.4%碳酸氢钠或 1.87%乳酸钠 3 mL/kg 可使[HCO_3^-]提高 1 mmol/L)，必要时 2～4 h 可重复。有血气测定结果时可按公式计算：碱剂需要量(mmol/L)=(22-测得的[HCO_3^-])×0.6×体重(kg)，或碱剂需要量(mmol/L)=|-BE|×0.3×体重(kg)。一般首次给予计算量的 1/2，以后酌情继续用药。碱剂应稀释成等张溶液。在呼吸功能障碍时不宜用碳酸氢钠。新生儿、缺氧、休克和肝功能不全时不宜使用乳酸钠。酸中毒纠正后容易出现低血钾和低血钙，应注意补钾和补钙。

2. 代谢性碱中毒 体内 H^+ 丢失或 HCO_3^- 蓄积所致。

(1) 病因：①体内酸性物质丢失过多，如严重呕吐；②碱性药物应用过多；③低血钾时，细胞内 K^+ 移出，Na^+、H^+ 进入细胞内，造成细胞外 H^+ 浓度降低；④大剂量应用皮质激素。

(2) 临床表现：轻度可无明显症状，重度表现为呼吸慢而浅、头昏、头痛、烦躁、手足麻木和抽搐。

(3) 治疗：①去除病因：停用碱性药物，纠正水、电解质平衡紊乱。②轻症给予 0.9%氯化钠溶液静脉滴注。③严重者(pH>7.6；[HCO_3^-]>40 mmol/L；[Cl^-]<85 mmol/L)可给予氯化铵。需补充的氯化铵(mmol/L)=(测得的[HCO_3^-]-22)mmol/L×0.3×体重(kg)。先给予计算量的 1/2 或 1/3，配成 0.9%氯化铵静脉滴注(0.9%氯化铵 3 mL/kg 约可使[HCO_3^-]降低 1 mmol/L)。肝肾功能不全和合并呼吸性酸中毒时禁用。④伴有低钾、低钙者应同时补钾和补钙。

3. 呼吸性酸中毒 通气障碍导致体内 CO_2 潴留、H_2CO_3 增高所致。

(1) 病因：①呼吸道阻塞：如异物、喉头水肿、哮喘、肺炎。②胸腔和胸廓病变：如气胸，胸部外伤。③呼吸中枢抑制、呼吸肌麻痹：如脑炎、脑膜炎。④神经肌肉病变：如多发性神经根炎，重症肌无力。

(2) 临床表现：除原发病表现以外，缺氧为突出症状，如发绀、头痛、胸闷、呼吸运动减弱，严重时可出现血压下降、谵妄,甚至昏迷。

(3)治疗:积极治疗原发病,改善通气和换气功能,必要时采取人工辅助通气。

4. 呼吸性碱中毒　通气过度使血液CO_2过度减少、血H_2CO_3降低所致。

(1)病因:①呼吸中枢兴奋或运动增强,如高热伴呼吸加快、中枢神经系统疾病。②通气过度,如大哭、癔症。③使用人工呼吸机时呼吸过频、过深,潮气量过大,持续时间过长。

(2)临床表现:突出症状为呼吸深快;其他与代谢性碱中毒相似。

(3)治疗:主要是病因治疗,呼吸改善后,碱中毒可逐渐恢复。

(三)钾代谢异常

人体内钾主要存在于细胞内,正常血清钾维持在$3.5\sim5.0$ mmol/L,它在调节细胞的各种功能中起重要作用。

1. 低钾血症　当血钾低于3.5 mmol/L 时为低血钾。

(1)病因:①钾摄入不足,如长期不能进食。②钾损失过多,如胃肠道丢失(吐泻、胃肠引流或频繁灌肠而又没及时补钾),尿中丢失(应用排钾利尿剂或脱水剂,长期使用肾上腺皮质激素,先天性肾上腺皮质增生症)。③钾在体内分布异常,如家族性周期性麻痹、碱中毒等。

(2)临床表现:见本章第三节。

(3)治疗:①治疗原发病。②补钾:一般可给予钾 3 mmol/(kg·d),严重者 $4\sim6$ mmol/(kg·d)。常采取静脉补钾,但若情况允许,口服补钾更安全。静脉补钾浓度小于 40 mmol/L,速度小于 0.3 mmol/(kg·h),缓慢静脉滴注,切勿直接静脉注射。

2. 高钾血症　当血钾大于 5.5 mmol/L 时为高血钾。

(1)原因:①排出减少:肾功能衰竭、休克、严重脱水。②产生或进入过多:溶血、严重挤压伤、酸中毒、输入含钾溶液浓度过高、速度过快。

(2)临床表现:①心血管:心肌应激性下降,心率缓慢而不规则,可出现室性期前收缩和心室纤颤,甚至心搏停止。心电图可见 T 波高尖、P 波消失或 QRS 波群增宽、心室颤动及心脏停搏等。②神经肌肉症状主要有精神萎靡、嗜睡、手足感觉异常,腱反射减弱或消失,严重者呈弛缓性瘫痪、尿潴留,甚至呼吸麻痹等。

(3)治疗:积极治疗原发病,停止含钾药物和食物,供给充足的能量以防止内源性蛋白质分解释放钾。当血钾大于$6.0\sim6.5$ mmol/L 时,必须监测心电图以评估心律失常情况,并采取紧急治疗措施。①快速静脉应用 5% 碳酸氢钠 $3\sim5$ mL/kg,或葡萄糖加胰岛素(每千克体重加 $0.5\sim1.0$ g 葡萄糖,每 $3\sim4$ g 葡萄糖加 1 U 胰岛素),促进钾向细胞内转移,使血钾降低。②每千克体重加 10% 葡萄糖酸钙 0.5 mL、加等量葡萄糖溶液稀释后缓慢静脉注射,以对抗高钾对心脏的毒性作用。③使用排钾利尿剂。④病情严重者可行离子交换树脂、血液或腹膜透析。

三、液体疗法时常用的溶液及其配制

(一)非电解质溶液

常用 5% 和 10% 葡萄糖溶液,5% 葡萄糖溶液为等渗液,10% 葡萄糖溶液为高渗液。因葡萄糖输入体内后被氧化成二氧化碳和水,或转变成糖原而储存在肝内,失去其渗透压的作用。故输注葡萄糖溶液主要用以补充水分和部分能量,不计算其张力。

(二)电解质溶液

主要用以补充所丢失的液体、所需的电解质,纠正体液的渗透压和酸碱平衡失调。

1. 0.9% 氯化钠溶液　含 Na^+ 和 Cl^- 各 154 mmol/L,与血浆离子渗透压近似,为等渗液,钠、氯的比例为 1:1,而血浆中的 $[Na^+]$(142 mmol/L)和 $[Cl^-]$ 之比为 3:2,氯的含量相对较多,故大量或长期输注可致血氯升高,造成高氯性酸中毒(尤其在肾功能不佳时)。因此,临床上常以 2 份生理盐水和 1 份 1.4％碳酸氢钠溶液(或 1.879％乳酸钠溶液)混合,配成 2∶1 液,使 Na⁺ 与 Cl⁻ 之比为 3∶2,与血浆中钠、氯的比例相近。

2. 复方氯化钠溶液 除氯化钠外,尚含有与血浆含量相同的 K^+ 和 Ca^{2+},例如,林格溶液为等张液,其组成为 0.86％氯化钠、0.03％氯化钾、0.03％氯化钙,其作用及缺点与生理盐水基本相同,但大量输注不会发生稀释性低血钾和低血钙。

3. 碱性溶液 主要用于纠正酸中毒。常用的有如下几种:①碳酸氢钠溶液:可直接增加缓冲碱,纠正酸中毒的作用迅速。1.4％碳酸氢钠为等渗液,市售 5％碳酸氢钠为高渗液,可用 5％或 10％葡萄糖溶液稀释 3.5 倍,即为等渗液。在抢救重度酸中毒时,可不稀释而直接静脉注射,但不宜多用,以免引起细胞外液高渗状态。②乳酸钠溶液:需在有氧条件下,经肝代谢产生 HCO_3^- 而起作用,显效较缓慢。在肝功能不全、缺氧、休克、新生儿期以及乳酸潴留性酸中毒时不宜使用,因有增加乳酸堆积而加重酸中毒的危险。1.87％乳酸钠为等渗液,市售11.2％乳酸钠为高渗液,稀释 6 倍即为等渗液。

4. 氯化钾溶液 常用 10％氯化钾溶液纠正低钾血症。氯化钾溶液绝对禁止静脉推注,应稀释成 0.2％～0.3％的浓度(含钾 27～40 mmol/L),缓慢静脉滴注;速度过快时发生心肌抑制、心脏骤停。

(三)混合溶液

为适应临床不同情况的需要,将几种溶液按一定比例配成不同的混合液,以互补其不足。常用混合溶液见表 7-6。

表 7-6 常用混合溶液

混合溶液	配制方法			张力	应用范围
	生理盐水	5％～10％葡萄糖	1.4％碳酸氢钠		
1∶1 液	1	1	—	1/2 张	等渗性脱水
1∶2 液	1	2	—	1/3 张	高渗性脱水
1∶4 液	1	4	—	1/5 张	高渗性脱水
2∶1 液	2	—	1	等张	扩充血容量
2∶3∶1 液	2	3	1	1/2 张	等渗性脱水
4∶3∶2 液	4	3	2	2/3 张	低渗性脱水

(四)口服补液盐

口服补液盐(oral rehydration salt,ORS)是世界卫生组织(WHO)推荐使用的一种口服液,用于治疗急性腹泻合并脱水。其理论基础是基于小肠的 Na⁺-葡萄糖偶联转运吸收机制。目前有多种 ORS 配方。2002 年 WHO 推荐的配方与传统配方比较同样有效,且更为安全。该配方用氯化钠 2.6 g,枸橼酸钠 2.9 g,氯化钾 1.5 g,葡萄糖 13.5 g,加温开水至 1000 mL,总渗透压为 245 mOsm/L。

四、液体疗法

液体疗法的目的是纠正水、电解质和酸碱平衡紊乱,以保证正常的生理功能。补液总量包括累积损失量、继续丢失量及生理需要量三个部分。补液实施过程中要遵循"三定、三先、两补"的原则。"三定"即定量、定性、定速;"三先"即先盐后糖、先浓后淡、先快后慢;"两补"即见尿补钾、酌情补钙。补液方法包括口服补液和静脉补液两种。

（一）口服补液

ORS 适用于腹泻时脱水的预防及轻、中度脱水而无严重呕吐、腹胀的患儿。轻度脱水口服液量 50～80 mL/kg,中度脱水口服液量 80～100 mL/kg,于 8～12 h 内将累积损失量补足。脱水纠正后,可将 ORS 用等量水稀释按病情需要随意口服。新生儿和有明显呕吐、腹胀、休克、心肾功能不全或其他严重并发症的患儿不宜采用口服补液。

（二）静脉补液

适用于中度及以上脱水、吐泻严重或腹胀的患儿。输注溶液的成分、量和滴注持续时间必须根据不同的脱水程度和性质决定,同时根据临床表现和体征的变化不断调整,并注意个体差异,结合年龄、营养状况、自身调节功能来决定。

1. 第 1 天补液 补液总量包括补充累积损失量、继续损失量和生理需要量。

（1）累积损失量:指发病后至补液时所损失的水和电解质量。

①定量:根据脱水程度而定,即轻度脱水补液 30～50 mL/kg,中度脱水补液 50～100 mL/kg,重度脱水补液 100～120 mL/kg。

②定性:根据脱水性质而定,一般低渗性脱水补给 2/3 张含钠液体,等渗性脱水补给 1/2 张含钠液体,高渗性脱水补给 1/3～1/5 张含钠液体。若临床判断脱水性质有困难,可先按等渗性脱水处理。

③定补液速度:取决于脱水程度,原则上应先快后慢。对伴有周围循环不良和休克的重度脱水患儿应先扩充血容量,一般选用 2∶1 等渗含钠液,20 mL/kg,总量不超过 300 mL,于 30～60 min 内静脉推注或快速滴注。其余累积损失量常在 8～12 h 内完成,每小时 8～10 mL/kg。在循环改善出现排尿后应及时补钾。

（2）继续损失量:指补液开始后,因呕吐、腹泻、胃肠引流等继续损失的液体量。此部分应按实际损失量补充,即"丢多少、补多少"。但腹泻患儿的大便量较难准确计算,一般按每天 10～40 mL/kg 估计,适当增减。常用 1/3～1/2 张含钠液体,此部分损失量连同生理需要量于补完累积损失量后 12～16 h 内均匀滴注。

（3）生理需要量:指补充基础代谢所需的液体量,每天 60～80 mL/kg。这部分液体应尽量口服补充,口服有困难者,静脉补给 1/4～1/5 张含钠液体。

综合以上三部分液体量,第 1 天的补液总量如下:轻度脱水 90～120 mL/kg,中度脱水 120～150 mL/kg,重度脱水 150～180 mL/kg。上述补液量适合于婴幼儿,学龄前及学龄期儿童体液已接近成人,补液总量应酌减 1/4～1/3。

2. 第 2 天及以后的补液 一般只补继续损失量和生理需要量,于 12～24 h 内均匀输注,能口服者应尽量口服。

3. 纠正酸中毒、低钾血症、低钙血症、低镁血症 见本节酸碱平衡紊乱内容。

五、几种不同情况的液体疗法

（一）新生儿

由于新生儿的生理特点,液体疗法时应慎重,出生后 1～2 天如无明显损失,一般不需补液,出生后 3～4 天每天液量为 40～80 mL/kg,用 1/5 张液。新生儿血钾偏高,出生后几天内输液可不必给钾盐。出生后 10 天内如有明显缺钾时,应注意肾功能及尿量情况,每天给钾总量为 2～3 mmol/kg,浓度不超过 0.15%,滴注速度宜慢。新生儿补液速度,除急需扩充血容量者外,一般每小时不应超过 10 mL/kg。新生儿纠正酸中毒选用 1.4% 碳酸氢钠溶液,一般不用乳酸钠溶液。

（二）营养不良

营养不良时体液处于偏低渗状态,呕吐、腹泻多为低渗性脱水。因营养不良患儿皮下脂肪少,皮肤弹性差,易将脱水程度估计过高,因此,按现有体重计算补液量后,应减少总量的1/3,宜补2/3张含钠液,输注速度应慢。同时注意补充热量,防止低血糖,要注意补钾及补钙。

（三）重症肺炎

婴幼儿重症肺炎,因发热、呼吸快、进食少,再伴有呕吐、腹泻,易产生代谢性酸中毒和脱水、电解质紊乱的表现。但同时也易合并心力衰竭。因此,补液时应注意原则上尽量口服,如入量不足时可适当静脉补充,但补液总量及电解质浓度需相应减少1/3,补液速度适当放慢,一般控制在每小时 5 mL/kg。

第五节　先天性肥厚性幽门狭窄

先天性肥厚性幽门狭窄是由于幽门环肌肥厚增生,使幽门管腔狭窄而引起的上消化道不完全梗阻性疾病。以第一胎多见,多为男性足月儿。

一、病因

病因至今尚未完全清楚,可能与下列因素有关。

1. 遗传因素　本病有家族性发生倾向,是多基因性遗传性疾病,父亲或母亲有本病病史者,其子女发病率可高达7％左右,且母亲有本病病史的子女发病机会明显高于父亲有本病病史者。

2. 胃肠激素紊乱　近年国内外研究发现,患儿幽门环肌中的脑啡肽、血管活性肠肽神经纤维数量以及组织中 P 物质的含量有不同程度的减少;患儿血清前列腺素、胃泌素增高。这些肠道激素分泌紊乱导致幽门肌肉处于持续紧张状态,久之则平滑肌发生肥厚、增生。

3. 先天性幽门肌层发育异常　在胚胎4～6周幽门发育过程中,肌肉发育过度,致使幽门肌、主要是环肌肥厚而致梗阻。

二、病理

幽门全层肌肉肥厚、增生,而以环行肌更为显著。幽门明显增大,呈橄榄形,颜色苍白,表面光滑,坚如软骨。儿童年龄越大,肿块也越大。肥厚的肌层逐渐向正常胃壁移行,胃窦部界限不明显;但在十二指肠端,因胃壁肌层与十二指肠壁肌层不相连续,所以狭窄的幽门管末端突然终止于十二指肠的起端,因胃强烈蠕动,使幽门管部分被推入十二指肠腔内,使十二指肠黏膜反折呈宫颈样。由于幽门梗阻,近侧胃扩张,壁增厚,黏膜充血、水肿,常导致黏膜炎症和糜烂甚至溃疡。

三、临床表现

典型症状和体征为无胆汁的喷射性呕吐,胃蠕动波和右上腹肿块。

1. 呕吐　呕吐为本病的主要症状,开始为溢乳,逐渐加重为喷射性呕吐。吐出物为带凝块的乳汁,不含胆汁。患儿食欲旺盛,呕吐后即饥饿欲食。多数在出生后2～4周,少数于出生后1周发病,也有迟至出生后2～3个月发病。

2. 胃蠕动波　胃蠕动波常见,但非特有体征。在喂奶时或呕吐前容易见到,蠕动波从左侧肋下向右上腹部移动,到幽门消失。

3. 右上腹肿块 右上腹肿块为本病特有体征,具有诊断意义,右上腹可触到橄榄形、光滑、质较硬的肿块,可以移动。

4. 黄疸 1%~2%患儿伴有黄疸。

5. 消瘦、脱水及电解质紊乱 因反复呕吐、营养物质及水摄入不足,患儿体重不增或下降,逐渐出现营养不良、脱水、低氯性碱中毒、低钾血症、代谢性酸中毒等。

四、辅助检查

1. 腹部 B 超检查 腹部 B 超检查为首选的无创检查,可发现幽门肥厚肌层为一环形低回声区,如果幽门肌厚度≥4 mm、幽门前后径≥13 mm、幽门管长≥17 mm,即可诊断为本病。

2. X 线钡餐检查 可见胃扩张,钡剂通过幽门排出时间延长,胃排空时间延长。幽门管延长,向头侧弯曲,幽门胃窦呈典型的鸟嘴状改变,管腔狭窄如线状,为诊断本病特有的 X 线征象。

五、诊断与鉴别诊断

凡具有典型的呕吐病史者,应疑及本病。若于右上腹部扪及橄榄状肿块,辅以影像学检查,即可确诊。需与引起呕吐的其他原因相鉴别。

1. 喂养不当 由于喂奶过多、过急,气体吸入胃内,喂奶后放置不当,均为新生儿呕吐的常见原因。

2. 幽门痉挛 幽门痉挛表现为间歇性不规则呕吐,非喷射性,量不多,无进行性加重。偶见胃蠕动波,但右上腹摸不到肿块。一般状况较好,无明显脱水、营养不良,B 超检查幽门肌层不肥厚,用阿托品、氯丙嗪(冬眠灵)等解痉镇静剂治疗,效果良好。

3. 胃食管反流 胃食管反流呕吐为非喷射性,上腹无蠕动波,无可触及的右上腹橄榄样肿块。X 线钡餐检查、食管 24 h pH 监测和食管动力功能检查等可协助确诊。

4. 胃扭转 出生后数周内出现呕吐,移动体位时呕吐加剧。X 线及钡餐检查可明确诊断。

5. 其他 如先天性消化道畸形。

六、治疗

确诊后应尽早进行幽门环肌切开术,手术方法简便,效果良好。

第六节　先天性巨结肠

先天性巨结肠,又称先天性无神经节细胞症,是由于直肠或结肠远端的肠管持续痉挛,粪便淤滞在近端结肠,使该肠管肥厚、扩张。本病是婴幼儿常见的先天性肠道畸形,其发病率仅次于肛门直肠畸形,为 1/5000~1/2000,居先天性消化道畸形的第 2 位。

一、病因和病理生理

目前认为该病发生是多基因遗传和环境因素共同作用的结果。基本病理变化是痉挛段肠管肠壁肌间和黏膜下神经丛内缺乏神经节细胞,无髓鞘的副交感神经纤维数量增加,形态增粗增大,紧密交织成束;扩张段肠管肌层肥厚,黏膜炎症,可伴有小溃疡,肠壁肌间和黏膜下神经节细胞正常。

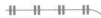

二、临床表现

1. 胎便排出延迟、顽固性便秘和腹胀 患儿出生后 48 h 内多无胎便或仅有少量胎便排出,可于出生后 2～3 天出现低位肠梗阻症状,以后即有顽固性便秘,3～7 天甚至 1～2 周排便 1 次。严重者发展成不灌肠不排便。腹胀逐渐加重,腹壁紧张发亮,有静脉扩张,可见肠型及蠕动波,肠鸣音增强,膈肌上升可以引起呼吸困难。

2. 呕吐、营养不良、发育迟缓 由于功能性肠梗阻,可出现呕吐,量不多,呕吐物含少量胆汁,加上长期腹胀、便秘使患儿食欲下降,影响营养物质吸收,致发育迟缓、消瘦、贫血或有低蛋白血症伴水肿。

3. 直肠指检 直肠壶腹部空虚,拔指后由于近端肠管内积存大量粪便,可排出恶臭气体及大便。

三、辅助检查

1. X 线检查

(1) 钡剂灌肠检查:可显示痉挛段及其上方的扩张肠管,排钡功能差,其诊断率在 90%左右。

(2) 腹部立位平片:多显示低位不完全结肠梗阻,近端结肠扩张,盆腔无气体。

2. 直肠、肛门测压检查 患儿反射性压力升高。2 周内新生儿可呈假阴性,故不适用。

3. 直肠黏膜活检 HE 染色判断神经节细胞的有无,组化方法测定乙酰胆碱含量和胆碱酯酶活性,患儿两者均较正常儿高出 5～6 倍,但对新生儿诊断率较低。

4. 直肠肌层活检 从直肠壁取全肌层组织活检,计数神经节细胞数量。患儿缺乏神经节细胞,而无髓鞘的神经纤维增生。

5. 肌电图检查 患儿直肠和乙状结肠远端的肌电图波形低矮,频率低,不规则,波峰消失。

四、诊断与鉴别诊断

凡新生儿出生后胎便排出延迟或不排胎便,伴有腹胀、呕吐应考虑本病。婴幼儿有长期便秘史和腹胀等体征者即应进行特殊检查,以便明确诊断。新生儿期应与胎粪塞综合征、先天性肠闭锁、新生儿坏死性小肠结肠炎(X 线平片示肠壁有气囊肿和门静脉积气)等相鉴别。婴幼儿期应与继发性巨结肠、特发性巨结肠、功能性便秘等相鉴别。

五、治疗

应进行根治手术切除无神经节细胞肠段和部分扩张结肠。

1. 保守治疗 ①口服缓泻剂、润滑剂,帮助排便;②使用开塞露、扩肛等刺激括约肌,诱发排便;③灌肠。

2. 手术治疗 手术治疗包括结肠造瘘术和根治术。现主张早期进行根治术,一般认为体重在 3 kg 以上,全身情况良好者即可进行根治术。

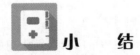 小 结

腹泻是儿童消化系统的常见疾病,可由多种因素引起,轮状病毒是秋冬季婴儿腹泻的主要病因,夏季则以大肠埃希菌所致细菌腹泻多见;腹泻有轻型和重型之分,轻型腹泻以胃肠道症状为主,重型腹泻常伴有明显的全身中毒症状和脱水、酸中毒及电解质平衡紊乱表现;治疗原

则包括调整饮食、预防和纠正脱水、合理用药预防并发症；其中液体疗法非常重要，应熟悉儿科常用溶液及其配制方法，掌握儿童液体疗法的基本原则。先天性肥厚性幽门狭窄的典型临床表现为出生后不久出现无胆汁的喷射性呕吐、胃蠕动波和上腹部肿块；先天性巨结肠的典型临床表现为胎便排出延迟、排便困难、直肠指检见直肠壶腹部空虚，拔指后可排出恶臭气体及大便；直肠 X 线钡剂灌肠可确诊，先天性肥厚性幽门狭窄及先天性巨结肠的主要治疗方法是外科手术。

（李月灵）

能力检测

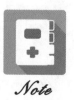

第八章 呼吸系统疾病

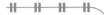

本章PPT

学习目标

1. 掌握：急性上呼吸道感染、急性支气管炎、支气管肺炎的临床表现、诊断及治疗。

2. 熟悉：急性上呼吸道感染、支气管肺炎的病因；急性上呼吸道感染的并发症；支气管肺炎的发病机制；几种不同类型肺炎的临床特点。

3. 了解：儿童呼吸系统的解剖、生理、免疫特点；肺炎的分类。

第一节 儿童呼吸系统解剖生理和免疫特点

儿童易患呼吸系统疾病与其呼吸系统的解剖生理特点密切相关。临床上常以环状软骨下缘为界，将呼吸系统分为上、下呼吸道。上呼吸道包括鼻、鼻窦、咽、咽鼓管、会厌及喉，下呼吸道包括气管、各级支气管、肺泡管及肺泡。

一、解剖特点

（一）上呼吸道

1. 鼻和鼻窦 婴幼儿鼻腔相对短小，鼻道狭窄，无鼻毛。鼻黏膜柔嫩且血管丰富，易感染；感染时鼻黏膜充血肿胀，使鼻腔更加狭窄，甚至闭塞，从而影响呼吸和吸吮，出现张口呼吸和喝奶困难。婴幼儿鼻窦不发达，上颌窦、筛窦2岁时出现，12岁才充分发育；额窦和蝶窦分别在2岁和4岁时出现，因此，婴幼儿期不易发生鼻窦炎。由于鼻窦黏膜与鼻腔黏膜相连，故急性鼻炎常累及鼻窦，学龄前期儿童鼻窦炎并不少见。婴幼儿鼻泪管较短且开口部的瓣膜发育不全，鼻腔感染时易侵入结膜引起结膜炎。

2. 咽部 儿童咽部狭窄而垂直，咽扁桃体6个月内已发育，腭扁桃体1岁末逐渐增大，4～10岁发育达到高峰，14～15岁逐渐退化，故扁桃体炎常见于年长儿，婴幼儿少见。婴幼儿咽鼓管较宽，短而直，呈水平位，故鼻咽炎时易导致中耳炎。

3. 喉 儿童喉腔较窄，呈漏斗状，软骨柔软，黏膜柔嫩而血管及淋巴组织丰富，轻微的炎症即可引起喉头水肿、狭窄甚至闭塞，故儿童临床上易出现声音嘶哑和吸气性呼吸困难。

（二）下呼吸道

1. 气管、支气管 婴幼儿的气管、支气管管腔较成人狭窄，软骨柔软，缺乏弹力组织，支撑作用差；黏膜柔嫩、血管丰富；黏液腺分泌不足而较干燥，纤毛运动差，不易将微生物和黏液清除。故易发生感染，感染后则易发生充血、水肿，导致呼吸道梗阻。左主支气管细长，而右主支气管短而粗，为气管直接延伸，故异物易坠入右主支气管，引起右侧肺段不张或肺气肿。

Note

2. 肺 婴幼儿肺泡数量少且面积小,弹力组织发育较差,血管丰富,间质发育旺盛,导致肺脏含血量多而含气量少,易发生感染。感染时易致黏液阻塞,引起间质性炎症、肺气肿和肺不张等。

（三）胸廓与纵隔

婴幼儿胸廓呈桶状,肋骨呈水平位。呼吸肌发育较差,主要靠膈肌呼吸;膈肌位置较高,胸腔小,肺脏相对较大,呼吸时胸廓活动范围小,肺不能充分扩张,影响通气和换气。故当有肺部病变时,易发生通气、换气功能障碍,出现呼吸困难和发绀。儿童纵隔容积相对较大,周围组织松软,在胸腔积液或气胸时易发生纵隔移位。

二、生理特点

1. 呼吸频率与节律 婴幼儿呼吸中枢发育不完善,容易出现呼吸节律不齐,深浅呼吸交替、间歇性呼吸、呼吸暂停等,尤以早产儿、新生儿最为明显。年龄越小,呼吸频率越快。新生儿 40～44 次/分,0～1 岁 30 次/分,1～3 岁 24 次/分,3～7 岁 22 次/分,7～14 岁 20 次/分,15～18 岁 16～18 次/分。呼吸增快是儿童肺炎的主要表现。呼吸急促是指:婴幼儿<2 月龄,呼吸≥60 次/分;2～12 月龄,呼吸≥50 次/分;1～5 岁,呼吸≥40 次/分。呼吸频率减慢或节律不规则也是危险征象。

2. 呼吸类型 婴幼儿呼吸肌发育不全,膈肌相对发达,且肋骨呈水平位,肋间隙小,故呈腹式呼吸;随着年龄增长,呼吸肌逐渐发育成熟,站立行走后,膈肌和腹腔脏器逐渐下降,肋骨由水平位变为斜位,逐渐转化为胸腹式呼吸。7 岁以后逐渐接近成人。

3. 呼吸功能 婴幼儿气道管径细小,气道阻力大于成人,因而发生喘息的机会较多;随年龄增长,气道管径增大、阻力递减。婴幼儿肺活量为 50～70 mL/kg,仅为成人的 1/4。安静状态下,年长儿仅用肺活量的 12.5% 进行呼吸,而婴幼儿则需用 30% 左右,说明婴幼儿的呼吸储备能力差,故易发生呼吸功能不全。年龄越小,潮气量越小,婴幼儿潮气量为 6～10 mL/kg。每分通气量、气体弥散量均与成人接近。

三、免疫特点

婴幼儿呼吸道的特异性和非特异性免疫功能均较差。咳嗽反射及纤毛运动功能弱,不能有效地清除吸入的尘埃及异物颗粒。婴幼儿的 SIgA、IgA、IgG 和 IgG 亚类含量均较低。肺泡吞噬细胞功能不足,乳铁蛋白、溶菌酶、干扰素及补体的数量和活性不足,故易患呼吸系统感染性疾病。

第二节 急性上呼吸道感染

急性上呼吸道感染(acute upper respiratory infection,AURI)是由多种病原体引起的上呼吸道急性炎症,简称上感,俗称感冒,是儿童最常见的疾病。一年四季均可发病,以冬、春季及气候变化时多见。病原体主要侵犯鼻、咽、扁桃体及喉部而引起炎症。若炎症局限在某一部位,即按该部炎症命名,如急性鼻炎、急性咽炎、急性扁桃体炎、急性喉炎等。

一、病因

以病毒感染为主,占原发性上呼吸道感染的 90% 以上,主要为鼻病毒、呼吸道合胞病毒、流感病毒、副流感病毒、腺病毒、柯萨奇病毒等。病毒感染后可继发细菌感染,少数为原发感染,最常见为溶血性链球菌,其次为肺炎链球菌、流感嗜血杆菌、葡萄球菌等,亦可见肺炎支原体所致的上呼吸道感染。

婴幼儿时期由于上呼吸道的解剖生理特点及免疫特点易患本病。营养不良、佝偻病、贫血等疾病,以及护理不当、气候改变和不良环境因素等,均可诱发本病,易致反复呼吸道感染或使病程迁延。

二、临床表现

本病多发于冬春季,病情轻重不一,与年龄、病原体、病变部位及体质有关。年长儿症状较轻,而婴幼儿症状较重。

1. 一般类型上呼吸道感染 多于受凉后 1~3 天出现症状,年长儿全身症状较轻,以呼吸道局部症状为主,如鼻塞、流涕、喷嚏、干咳、咽部不适和咽痛。婴幼儿起病较急,以全身症状为主,如高热、咳嗽、食欲差,可伴有呕吐、腹泻、烦躁,甚至热性惊厥。部分患儿病初出现阵发性脐周疼痛,与疾病引起的肠痉挛或肠系膜淋巴结炎有关。

体格检查可见咽部充血、扁桃体肿大,可见颌下淋巴结肿大伴触痛。病程一般为 3~5 天,如体温持续不退或病情加重,应考虑炎症扩散至其他部位。

2. 两种特殊类型的上呼吸道感染

(1) 疱疹性咽峡炎:由柯萨奇 A 组病毒引起,多发于夏秋季节。骤起高热,咽痛流涎和拒食等。体格检查可见咽部充血,咽腭弓、软腭、扁桃体及悬雍垂等处有 1 个或多个 2~4 mm 大小的疱疹,周围有红晕,疱疹破溃后形成黄白色浅小溃疡。体温在 2~4 天后下降,病程 1 周左右。

知识链接 8-1

急性感染性喉炎

该病是由于儿童喉部受病毒或细菌感染引起的急性弥漫性炎症,以犬吠样咳嗽、声音嘶哑、喉鸣、吸气性呼吸困难为临床特征,多见于婴幼儿。一般白天症状轻、夜间入睡后加重。因其喉部、声带有不同程度的充血、水肿,病情发展易致喉梗阻甚至窒息,若不及时诊断和抢救,可危及患儿生命。除抗感染及对症治疗外,用糖皮质激素可减轻喉头水肿而缓解喉梗阻,必要时进行气管切开。

(2) 咽结合膜热:由腺病毒 3、7、11 型引起,常发生于春夏季,可在集体儿童中流行。以发热、咽炎和结膜炎为特点。多呈高热、咽痛、眼部刺痛、结膜炎,颈部或耳后淋巴结肿大,有时伴有胃肠道症状。病程 1~2 周。

三、并发症

婴幼儿上呼吸道感染波及邻近器官,引起中耳炎、鼻窦炎、咽后壁脓肿、颈部淋巴结炎、喉炎;或炎症向下蔓延,引起气管炎、支气管炎、支气管肺炎等。年长儿 A 组 β 溶血性链球菌感染可引起急性肾炎、风湿热等。体弱儿可引起全身及其他部位的并发症如败血症、心肌炎和脑膜炎等。

四、实验室检查

1. 血常规 病毒感染者白细胞计数正常或偏低,淋巴细胞计数增高;细菌感染者白细胞及中性粒细胞数可增高。

2. 病原学检查 咽拭子培养、鼻咽分泌物分离病毒及血清学检测可以明确病原。

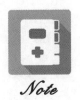

五、诊断和鉴别诊断

患儿出现咳嗽、流涕、鼻塞等呼吸道局部症状,体格检查见咽部充血、扁桃体肿大,或有颌下淋巴结肿大伴触痛即可作临床诊断。需与以下疾病相鉴别。

1. 流行性感冒 由流感病毒、副流感病毒引起。有明显的流行病史,全身症状如高热、头痛、肌肉酸痛等较重,局部症状较轻或不明显。

2. 急性传染病早期 部分急性传染病(如麻疹、百日咳、流行性脑脊髓膜炎等)的早期常有上呼吸道感染表现,应结合流行病史、观察病情演变及实验室检查等进行分析。

3. 急性阑尾炎 上呼吸道感染伴有腹痛者应与本病相鉴别。本病腹痛常先于发热,腹痛部位以右下腹为主,呈持续性,有固定压痛点、反跳痛及腹肌紧张。血常规检查提示白细胞及中性粒细胞数明显增高。

六、治疗

1. 治疗原则 急性上呼吸道感染具有一定自限性,症状较轻无需药物治疗,症状明显影响日常生活则需服药,以对症治疗为主,并注意休息,适当补充水分,避免继发细菌感染。

2. 一般治疗 适当休息,多饮水,给予易消化饮食,注意呼吸道隔离,保持室内空气新鲜及适当的温、湿度。

3. 病原治疗

(1)抗病毒药物:利巴韦林 10~15 mg/(kg·d),口服或静脉滴注,疗程为 3~5 天。双嘧达莫 3~5 mg/(kg·d),分 2~3 次口服,疗程 3 天。局部可用 1%利巴韦林滴鼻,每天 4 次。病毒性结膜炎可用 0.1%阿昔洛韦滴眼,每 1~2 h 1 次。银翘散、双黄连口服液、板蓝根冲剂等中药制剂也有一定的抗病毒功效。

(2)抗生素:若病情较重、有继发细菌感染,或有并发症者可选用抗生素,常用青霉素、头孢菌素类及大环内酯类,疗程为 3~5 天。如证实为溶血性链球菌感染或既往有风湿热、肾炎病史者,青霉素疗程应为 10~14 天。

4. 对症治疗 高热可给予对乙酰氨基酚或布洛芬制剂口服,亦可用冷敷或温水浴;如发生热性惊厥可给予镇静、止惊等处理;鼻塞者可用 0.5%麻黄素液在喂奶前滴鼻;咽痛者可含服咽喉片。

七、预防

多进行户外活动,加强体格锻炼以增强机体抵抗力;注重居室空气流通;提倡母乳喂养,及时添加辅食,防治佝偻病及营养不良;呼吸道疾病高发季节避免去人多拥挤的公共场所;注意个人卫生,留心气温骤变。

第三节 急性支气管炎

急性支气管炎(acute bronchitis)是支气管黏膜的急性炎症,多继发于上呼吸道感染,亦可为儿童急性传染病如麻疹、百日咳等的常见并发症。是儿童时期常见的呼吸道疾病,婴幼儿多见。

一、病因

急性支气管炎是由于感染、过敏或理化刺激等多种因素引起的气管及支气管黏膜的炎症,也可由上呼吸道感染蔓延所致,常在病毒感染的基础上继发细菌感染。凡能引起上呼吸道感染的病原体如病毒、细菌均可引起支气管炎;过敏因素包括吸入花粉、尘螨、真菌孢子等;理化刺激包括吸入刺激性气体或烟雾、粉尘颗粒、雾霾等。免疫功能低下、特应性体质、营养不良、佝偻病、气候突变等常为诱发本病的原因。

二、临床表现

1. 症状 以咳嗽为主要表现,初为干咳,而后有痰。婴幼儿全身症状较明显,常有发热、呕吐、腹泻等症状。

2. 体征 听诊双肺呼吸音粗糙,有不固定的粗、中湿啰音和(或)散在干啰音,其特点是随体位变动和咳嗽而改变。一般无气促和发绀。婴幼儿有痰常不易咳出,可在咽喉部或肺部闻及痰鸣音。

哮喘性支气管炎(asthmatoid bronchitis)是婴幼儿时期有哮喘表现的一种特殊类型的支气管炎。其特点如下:①多见于 3 岁以下,有湿疹或其他过敏史。②有类似哮喘症状与体征,如呼气性呼吸困难,肺部叩诊呈鼓音,听诊两肺满布哮鸣音及少量粗湿啰音。③有反复发作倾向,大多与感染有关。但一般随年龄增长而发作逐渐减少,直至痊愈,仅有少数于数年后发展为支气管哮喘。目前有学者认为本病实际上是婴幼儿哮喘的一种表现。

三、辅助检查

1. X 线检查 胸片显示正常或有肺纹理增粗、肺门阴影增浓。

2. 实验室检查 白细胞计数增高(细菌感染)或正常(病毒感染),分类中性粒细胞增高或正常。

四、诊断和鉴别诊断

根据临床表现诊断急性支气管炎并不困难。支气管炎的诊断要点如下:①以咳嗽为主要表现;②肺部听诊可闻及干性啰音或不固定粗、中湿啰音。哮喘性支气管炎可根据其临床特点进行诊断。还需要与毛细支气管炎、支气管肺炎(见本章第四节)及咳嗽变异性哮喘等疾病进行鉴别。

知识链接 8-2

呼吸道异物

呼吸道异物是最常见的儿童意外伤害之一,多发生于 5 岁以下儿童,3 岁以下最多。严重性取决于异物的性质和造成气道阻塞的程度,轻者可致肺部损害,重者可窒息死亡。典型表现为反复咳嗽、喉鸣、气促、甚至呼吸困难等。吸入异物后突然发生剧烈呛咳、憋气、呼吸困难、气喘、声嘶。咳嗽剧烈可引起流泪、呕吐。有呼吸道阻塞伴感染时,呼吸道症状与急性支气管炎相似。但有异物吸入史,抗炎治疗效果不好,迁延不愈,反复发作;胸部 X 线检查表现有肺不张、肺气肿。取出异物是唯一的治疗方法。因此应及时诊断,尽早行支气管镜异物取出术,以防止窒息及其他并发症的发生。

五、治疗

1. 一般治疗 同上呼吸道感染。应经常变换体位,多饮水,适当湿化室内空气,以利排出呼吸道分泌物。

2. 控制感染 由于病原体多为病毒,一般不采用抗生素。对婴幼儿有发热、痰黄、白细胞增多、疑为细菌感染者可适当选用抗生素,如青霉素或头孢类药物;对明确为肺炎支原体感染者,则首选红霉素、阿奇霉素等大环内酯类药物。

3. 对症治疗 原则上不用镇咳剂或镇静剂,以免抑制咳嗽反射,影响黏痰的排出。常用祛痰药有氨溴索、愈创甘油醚和中药制剂等。哮喘性支气管炎喘憋严重者可选用 β_2 受体激动剂如沙丁胺醇、特布他林等雾化吸入;喘息严重时可加用泼尼松 1 mg/(kg·d),疗程为 3～5 天。过敏体质者可酌情使用抗过敏药物。

第四节 肺 炎

案例导入8-1

　　患儿,男,9个月,发热、咳嗽5天,加重伴气促半天。

　　患儿5天前受凉后出现鼻塞、打喷嚏、低热、轻微咳嗽,在当地医院治疗无明显好转,咳嗽阵阵发作,咳嗽时带痰鸣。发热明显,体温38.5～39.0℃。大便呈黄色稀水样,5次/天,每次量少,有黏液无脓血,小便无明显减少。入院前半天,患儿精神萎靡、阵发性烦躁不安、频咳、气促、呕吐6次,并伴有双眼凝视及四肢痉挛。

　　查体:急性病容,面色苍白,前囟张力不高。唇周发绀,咽充血,呼吸急促,62次/分,有鼻翼扇动及三凹征,双肺底可闻及较多固定的中、细湿啰音。心率182次/分,律齐,心音有力,腹软,肝右肋下3.5 cm、剑突下1.5 cm。双侧病理征阳性,肌张力正常。

　　问题:

　　1. 该患儿的临床诊断是什么?

　　2. 为明确诊断,还需做哪些实验室检查?

　　3. 如何进行治疗?

　　肺炎(pneumonia)是由不同病原体或其他因素所致的肺部炎症。其临床表现为发热、咳嗽、气促、呼吸困难及肺部固定中、细湿啰音。肺炎是儿童时期的常见病,多见于婴幼儿,是我国住院儿童死亡的第一位原因,已被我国卫健委列为儿科重点防治的四大疾病之一,所以加强对本病的预防是十分重要的。

　　肺炎的分类主要依据病理形态、病原学和病程等,临床常用的分类方法如下。

　　1. 病理分类 可分为支气管肺炎、大叶性肺炎、间质性肺炎,儿童以支气管肺炎最常见。

　　2. 病因分类 感染性肺炎如病毒性肺炎、细菌性肺炎、支原体肺炎、衣原体肺炎、真菌性肺炎、原虫性肺炎等;非感染性肺炎如吸入性肺炎、坠积性肺炎、过敏性肺炎等。

　　3. 病程分类 急性肺炎,病程短于1个月;迁延性肺炎,病程为1～3个月;慢性肺炎,病程长于3个月。

　　4. 病情分类 轻症肺炎,以呼吸系统症状为主,无全身中毒症状;重症肺炎,除呼吸系统受累外,其他系统亦受累,且全身中毒症状明显,甚至危及生命。

　　5. 临床表现典型与否分类 可分为典型肺炎、非典型肺炎。

　　6. 发生肺炎的地区分类 可分为社区获得性肺炎(无明显免疫抑制的患儿在院外或住院48 h内发生的肺炎)、院内获得性肺炎(住院48 h后发生的肺炎)。

　　临床上如果病原体明确,则按病因分类,以便指导治疗,否则按病理或其他方法分类。本节重点介绍支气管肺炎。

一、支气管肺炎

　　支气管肺炎(bronchopneumonia)是儿童时期最常见的肺炎,以2岁以下婴幼儿最多见。

Note

全年均可发病,以冬春寒冷季节及气候骤变时多见。主要表现为发热、咳嗽、气促、呼吸困难和肺部固定中、细湿啰音。居室拥挤、通风不良和空气污浊等环境因素易诱发本病;营养不良、维生素 D 缺乏性佝偻病、先天性心脏病和免疫缺陷等患儿易患肺炎,且病情严重,常迁延不愈,病死率较高。

（一）病因

常见病原体为病毒和细菌。病毒以呼吸道合胞病毒最多见,其次为腺病毒、流感病毒及副流感病毒等。细菌主要为肺炎链球菌,其他有革兰阴性杆菌、葡萄球菌等。近年来肺炎支原体肺炎、衣原体肺炎也逐渐增多。部分患儿在病毒感染的基础上继发细菌感染,称之为混合性感染。目前发达国家儿童肺炎的病原体以病毒感染为主,发展中国家以细菌感染为主。

（二）病理生理

病原体常由呼吸道入侵,少数经血液循环入肺。主要病理变化为肺组织充血、水肿、炎性细胞浸润等。当炎症蔓延到支气管、细支气管和肺泡时,支气管黏膜水肿而管腔变窄,肺泡壁因充血水肿而增厚,肺泡腔内充满炎性渗出物,影响了通气与换气功能,最终导致机体缺氧和二氧化碳潴留,加之炎症产物的吸收和病原体毒素的作用,机体会发生一系列病理生理变化（图 8-1）。

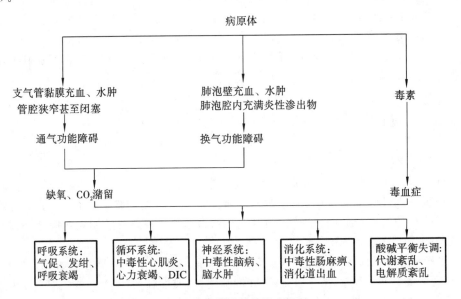

图 8-1 支气管肺炎的发病机制

1. 呼吸系统 主要引起低氧血症,重者可出现高碳酸血症。机体为了代偿缺氧,通过增加呼吸频率,以增加每分通气量;为了增加呼吸深度,呼吸辅助肌参与呼吸活动,出现鼻翼扇动和三凹征。动脉血氧分压（PaO_2）及血氧饱和度（SaO_2）显著降低时出现发绀。若病情进展,通气和换气功能严重障碍,在缺氧基础上出现 CO_2 潴留,此时 PaO_2 和 SaO_2 下降,动脉二氧化碳分压（$PaCO_2$）升高,当 $PaO_2 < 50$ mmHg（6.67 kPa）和（或）$PaCO_2 > 50$ mmHg（6.67 kPa）时,即为呼吸衰竭。

2. 循环系统 病原体和毒素侵袭心肌,引起心肌炎;缺氧使肺小动脉反射性收缩,肺循环压力增高,形成肺动脉高压,使右心负担加重。肺动脉高压和中毒性心肌炎是诱发心力衰竭的主要原因。重症患儿常出现循环障碍、休克甚至弥散性血管内凝血（DIC）。

3. 神经系统 缺氧、CO_2 潴留以及病原体毒素可引起脑血管扩张、血流减慢、血管通透性增加,导致脑水肿、颅内压增高。严重缺氧使脑细胞能量代谢障碍,细胞膜离子泵转运功能失常,引起脑细胞内水钠潴留,进一步加重脑水肿。

Note

4. 消化系统 低氧血症和病原体毒素作用,使胃肠道功能发生紊乱,出现厌食、呕吐及腹泻症状,严重者可引起中毒性肠麻痹和消化道出血。

5. 水、电解质和酸碱平衡失调 严重缺氧引起体内需氧代谢障碍,酸性代谢产物增加,加上高热、吐泻、进食少等因素,常发生脱水和代谢性酸中毒;CO_2潴留又可导致呼吸性酸中毒,重症肺炎常有不同程度的混合性酸中毒。缺氧和CO_2潴留引起肾血管痉挛致水钠潴留,且重症肺炎缺氧时常有抗利尿激素分泌增加,同时缺氧致细胞膜通透性改变、钠泵功能失调,使钠离子进入细胞内,引起低钠血症。

（三）临床表现

起病较急,常在上呼吸道感染数天之后出现临床症状。

1. 轻症肺炎 主要为呼吸系统表现,其他系统受累轻微或不明显。

（1）症状:常见症状为发热、咳嗽、气促。①发热:体温可达39～40 ℃,热型不定,多为不规则发热,亦可为弛张热或稽留热,新生儿、重度营养不良患儿可不发热或体温不升。②咳嗽:较频繁,早期一般为刺激性干咳,极期咳嗽反而减轻,恢复期咳嗽有痰。新生儿、早产儿则表现为呛奶、口吐白沫。③气促:多于发热咳嗽之后发生,呼吸加快,每分钟可达40～80次,并有鼻翼扇动,重者出现点头状呼吸、三凹征、唇周发绀。

（2）体征:①呼吸增快:40～80次/分,可见鼻翼扇动、吸气性凹陷。②发绀:可有口周、鼻唇沟、指（趾）端发绀。③肺部体征:早期不明显或仅呼吸音粗糙、减低,以后可闻及固定的中、细湿啰音,以背部两肺下方及脊柱旁较多,吸气末更明显。病灶融合时叩诊可有肺实变体征。

2. 重症肺炎 除有严重呼吸系统症状外,可出现循环系统、神经系统和消化系统等功能障碍。

（1）循环系统:可发生心肌炎和心力衰竭。心肌炎表现为面色苍白、心动过速、心音低钝、心律不齐,心电图示ST段下移和T波低平、倒置等。心力衰竭表现:①安静状态下心率突然增快,达180次/分以上;②安静状态下呼吸突然增快,达60次/分以上,呼吸困难、青紫突然加重;③突然极度烦躁不安、明显发绀、面色苍白或发灰;④心音低钝或出现奔马律,颈静脉怒张;⑤肝脏在短期内迅速增大;⑥尿少或无尿,颜面、眼睑或下肢水肿。前3项不能用发热、肺炎本身和其他合并症解释。具有前5项可诊断为心力衰竭。

（2）神经系统:常见中毒性脑病或脑水肿。患儿出现烦躁不安或嗜睡、双眼凝视、意识障碍、惊厥、前囟隆起、呼吸不规、瞳孔对光反射迟钝或消失、脑膜刺激征阳性等。

（3）消化系统:轻症者常有食欲不振、吐泻、腹胀等;重症者可引起中毒性肠麻痹,或麻痹性肠梗阻,腹胀严重时呼吸困难加重。消化道出血时呕吐物呈咖啡色,大便隐血阳性或排柏油样便。

（4）弥散性血管内凝血:革兰阴性杆菌感染的重症肺炎可发生微循环衰竭,表现为血压下降,四肢凉,脉速而弱,皮肤、黏膜及胃肠道出血。

（5）抗利尿激素异常分泌综合征:表现为血钠≤130 mmol/L,血渗透压<275 mmol/L等,有时与中毒性脑病表现相似,但治疗却完全不同,应予注意。

（四）并发症

肺炎治疗过程中,出现中毒症状或呼吸困难突然加重,体温持续不退,或退而复升,均应考虑有发生并发症的可能。

1. 脓胸 主要表现为高热不退,呼吸困难加重,患侧呼吸运动受限,语颤减弱,叩诊浊音,听诊呼吸音减弱或消失。积液多时,患侧肋间隙饱满,纵隔和气管向健侧移位。胸腔穿刺有脓液。胸部X线显示患侧肋膈角变钝。

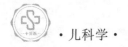

2. 脓气胸 肺边缘的脓肿破裂与肺泡或小气管相通所致。表现为突然出现呼吸困难加剧,剧烈咳嗽,烦躁不安,面部发绀。积液上方叩诊呈鼓音,呼吸音减弱或消失。若支气管破裂处形成活瓣,气体只进不出则引起张力性气胸,可危及生命,必须积极抢救。胸部 X 线检查可见液气平面。

3. 肺大疱 支气管形成活瓣性阻塞导致气体入多出少或只进不出,致肺泡扩大、破裂而形成肺大疱,数目不定。体积小者无症状,体积大者可有呼吸困难。胸部 X 线可见薄壁空洞。

（五）辅助检查

1. 血液检查

(1) 白细胞检查:细菌性肺炎患儿白细胞及中性粒细胞多增高,可见核左移、胞浆中有中毒颗粒。病毒性肺炎患儿白细胞大多正常或稍低,淋巴细胞数增高,偶见异型淋巴细胞。

(2) C 反应蛋白(CRP):细菌感染时,血清 CRP 浓度上升,非细菌感染则上升不明显。

(3) 前降钙素(PCT):细菌感染时,血清 PCT 可升高,抗菌药物治疗有效时迅速下降。

2. 病原学检查

(1) 细菌培养:取血液、痰液、气管吸出物、胸腔穿刺液等进行细菌培养和药敏试验,可明确病原菌和指导治疗。

(2) 病毒分离和鉴定:起病 7 天内取鼻咽或气管分泌物做病毒分离试验。此检查阳性率高,但用时长,不能用作早期诊断,可做回顾性诊断。

(3) 其他检查:有条件者,可做特异性抗原抗体检测、补体结合试验、基因探针技术检查等,以达快速、特异性诊断的目的。

3. 胸部 X 线检查 早期肺纹理增粗,而后出现大小不等的点状或小片絮状阴影,或融合成片状阴影,以双肺下野、中内带多见;可有肺不张、肺气肿。伴发脓胸、脓气胸或肺大疱则有相应改变。

（六）诊断与鉴别诊断

一般有发热、咳嗽、气促、呼吸困难等症状,肺部听诊有固定的中、细湿啰音和(或)胸部 X 线检查有肺炎的改变即可做出支气管肺炎的诊断。确诊后应进一步判断病情轻重,有无并发症,并做病原学检查,以便指导治疗。临床上常需与急性支气管炎、肺结核和支气管异物相鉴别。

（七）治疗

应采取综合治疗,治疗原则为控制炎症、改善通气功能、对症治疗、防止和治疗并发症。

1. 一般治疗 保持室内空气流通及适宜的温、湿度,温度 18～20 ℃,相对湿度 55%～65%;注意隔离,以防交叉感染。给予营养丰富易消化的饮食,重症不能进食者可静脉补充营养。注意液体平衡,输液量以 60～80 mL/(kg·d) 为宜,输液速度不宜过快,必要时输注全血或血浆。经常变换体位,以减少肺部淤血,促进痰液排出和炎症吸收。

2. 病原治疗 按不同病原体选择药物。

(1) 抗生素:明确诊断为细菌感染或在病毒感染的基础上合并细菌感染者需采用抗生素治疗。使用原则:① 首要原则是有效和安全;②根据病原菌选用敏感药物;③选用在肺组织中有较高浓度的药;④适宜剂量、合适疗程;⑤重症者宜联合静脉给药。

根据不同病原菌选用抗生素:①肺炎链球菌:首选青霉素或阿莫西林;耐药者首选头孢曲松、头孢噻肟、万古霉素;青霉素过敏者可用大环内酯类抗生素,如红霉素等。②金黄色葡萄球菌:首选苯唑西林或氯唑西林,耐药者选用万古霉素或联用利福平。③流感嗜血杆菌:首选阿莫西林/克拉维酸、氨苄西林/舒巴坦。④大肠埃希菌:首选第三代头孢菌素,如头孢他啶等。

⑤肺炎支原体、衣原体:首选大环内酯类抗生素,如红霉素、罗红霉素、阿奇霉素等。

用药时间:应持续至热退、全身症状明显改善、呼吸道症状部分改善后3～5天。支原体肺炎一般用药2～3周,以免复发。葡萄球菌肺炎比较顽固,易复发及产生并发症,疗程宜长,一般于体温正常后继续用药2～3周,总疗程不短于6周。

(2)抗病毒药物:目前尚无理想的抗病毒药物。用于临床的有利巴韦林10 mg/(kg·d),肌内注射或静脉滴注,亦可超声雾化吸入,其可抑制多种DNA病毒和RNA病毒。α-干扰素治疗病毒性肺炎有效,雾化吸入局部治疗比肌内注射疗效好,疗程3～5天。部分中药制剂对病毒有一定疗效。

3. 对症治疗

(1)氧疗:有烦躁、口唇发绀、喘憋等缺氧表现时,需要吸氧。一般采用鼻前庭导管给氧,氧流量为0.5～1.0 L/min,氧浓度<40%,氧气应湿化。新生儿或婴幼儿可用面罩给氧,氧流量为2～4 L/min,氧浓度为50%～60%。若出现呼吸衰竭,则需使用人工呼吸机治疗。

(2)气道管理:及时清除上呼吸道分泌物,保持呼吸道通畅;注意湿化气道,痰液黏稠不易咳出时可雾化吸入;酌情选用祛痰剂,必要时吸痰;喘憋严重者可选用支气管扩张剂。

(3)腹胀的处理:可先用肛管排气法,伴低钾血症者,应常规补钾。如发生中毒性肠麻痹,应禁食,进行胃肠减压,联用酚妥拉明(0.3～0.5 mg/kg,溶于10%葡萄糖20～30 mL中,缓慢静脉滴注)。

(4)心力衰竭的治疗:除镇静、给氧、限制液体总量和输液速度外,需使用洋地黄类药物、利尿剂和血管活性药物(见第十六章第三节)。

(5)其他:高热时用药物降温,如口服对乙酰氨基酚或布洛芬,一般不用物理降温,因其会增加患儿不适感。对烦躁不安或惊厥的患儿可给予镇静剂,常用水合氯醛、地西泮或苯巴比妥钠。重症肺炎患儿可静脉注射丙种球蛋白(IVIG)400 mg/(kg·d),3～5天为1个疗程。若恢复期肺部啰音消失缓慢,可用超短波等物理疗法以促进炎症的吸收。

4. 糖皮质激素的应用 糖皮质激素可减少炎症渗出,解除支气管痉挛,改善血管通透性和微循环,降低颅内压。使用指征:①中毒症状明显;②严重喘憋或呼吸衰竭;③ 伴有脑水肿、中毒性脑病、感染性休克、呼吸衰竭等;④有胸膜炎或胸腔积脓者。常用地塞米松0.1～0.3 mg/(kg·d)或氢化可的松5～10 mg/(kg·d)静脉滴注,疗程3～5天。

5. 并发症的治疗 合并中毒性脑病时,应采用脱水疗法、改善通气、扩血管、止痉、糖皮质激素、促进脑细胞恢复等治疗。合并抗利尿激素异常分泌综合征时,应限制摄入水量,补充高渗盐水。肺大疱一般可随炎症的控制而消失。脓胸、脓气胸者应及时抽脓、抽气处理;对年龄小、中毒症状重、反复穿刺抽脓不畅或发生张力性气胸者,应考虑行胸腔闭式引流。佝偻病、贫血、营养不良者,应给予相应治疗。

(八)预防

注意营养,培养良好的饮食及卫生习惯。防治佝偻病及营养不良是预防重症肺炎的关键。经常锻炼,增强体质。婴幼儿应尽可能避免接触呼吸道感染的患者,注意防治呼吸道感染及呼吸道传染病,如百日咳、流感、麻疹和腺病毒感染。有条件者可针对性进行疫苗接种,如接种肺炎链球菌疫苗、流感病毒疫苗等可有效降低儿童肺炎患病率。

二、几种不同病原体所致肺炎的特点

1. 呼吸道合胞病毒肺炎 由呼吸道合胞病毒感染所致。多见于婴幼儿,尤以1岁以内婴儿多见,是最常见的病毒性肺炎。轻症患儿发热、呼吸困难等症状不重;中、重症患儿有较明显

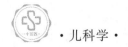

的呼吸困难、喘憋、口唇发绀、三凹征、鼻翼扇动，体温高低不一，可为低、中度发热和高热。双肺听诊可闻及较多哮鸣音，呼气性喘鸣及中、细湿啰音。胸部 X 线检查可见两肺小点片状、斑片状阴影，部分患儿有不同程度的肺气肿。外周血白细胞总数多正常或降低。

2. 腺病毒肺炎　为腺病毒感染所致，3、7 两型是引起腺病毒肺炎的主要病原体，11、21 型次之。主要病理改变为支气管和肺泡间质炎。本病多见于 6 个月至 2 岁婴幼儿，急症者呈稽留热，体温多在 39 ℃以上，重症者可持续 2～3 周，全身中毒症状明显，萎靡嗜睡，面色苍白。咳嗽剧烈，可出现喘憋、呼吸困难、发绀等。肺部体征出现较晚，发热 4 天后开始出现湿啰音，以后病变融合而呈现肺实变体征。少数患儿可并发渗出性胸膜炎。X 线检查特点：①X 线改变早于肺部体征；②肺纹理多，肺气肿多，大病灶多，融合病灶多，圆形病灶少，肺大疱少，胸腔积液少；③病灶吸收缓慢，需数周至数月，白细胞总数正常或偏低，分类以淋巴细胞为主，常有异型淋巴细胞。

3. 金黄色葡萄球菌肺炎　多见于新生儿及婴幼儿。由呼吸道入侵或经血行播散入肺，金黄色葡萄球菌能产生多种毒素与酶，肺部病变特点为广泛出血、坏死和多发性小脓肿。炎症易引起迁移性化脓病灶。临床起病急、病情重、发展快；多呈弛张热，婴儿可呈稽留热；中毒症状明显，面色苍白、咳嗽、呻吟、呼吸困难；肺部体征出现较早，双肺可闻及中、细湿啰音，并发脓胸、脓气胸时呼吸困难加剧，并出现相应体征。可合并循环、神经及胃肠功能障碍。部分患儿可出现猩红热样或荨麻疹样皮疹。胸部 X 线检查常见小片浸润阴影，可出现多发性肺脓肿、肺大疱、脓胸、脓气胸等，随病情变化呈现不同的胸部 X 线征象，胸片病灶阴影持续时间一般较长，2 个月左右阴影仍不能完全消失。多变性是金黄色葡萄球菌肺炎的另一个 X 线特征。外周血白细胞总数及中性粒细胞数明显增高，常伴有核左移及中毒颗粒。

4. 革兰阴性杆菌肺炎　近年来，由于广泛使用广谱抗生素、免疫抑制剂以及院内感染等因素，革兰阴性杆菌肺炎有上升趋势。主要以流感嗜血杆菌和肺炎克雷伯菌为主，伴有免疫缺陷者常发生铜绿假单胞菌肺炎，新生儿易患大肠埃希菌肺炎。革兰阴性杆菌肺炎病情较重，治疗困难，预后较差。病理改变以肺内浸润、实变、出血性坏死为主。易并发流感病毒或葡萄球菌感染的患者，多见于 4 岁以下儿童。临床起病较缓，病程为亚急性，病情较重。临床及 X 线所见均颇似肺炎球菌肺炎。但具有以下特点：①有痉挛性咳嗽，颇似百日咳，有时似毛细支气管炎；②全身症状重，中毒症状明显；③白细胞增高明显，有时伴淋巴细胞的相对或绝对升高；④X 线胸片表现多样化；⑤婴儿多并发脓胸、心包炎、败血症、脑膜炎及化脓性关节炎；⑥易患支气管扩张后遗症。

5. 肺炎支原体肺炎　病原体为肺炎支原体(MP)，它是一种介于细菌和病毒之间的微生物，无细胞壁结构。主要通过呼吸道传染，好发于年长儿，婴幼儿亦不少见。起病缓慢，常有发热，体温可达 39 ℃左右，热程 1～3 周，可伴有咽痛和肌肉酸痛。突出症状为咳嗽，一般于病后 2～3 天开始，初为干咳，后转为顽固性剧烈咳嗽，或类似百日咳样咳嗽，常有黏稠痰液，偶带血丝，可持续 1～4 周。本病的特点之一是肺部体征多不明显，甚至全无，与剧烈咳嗽、发热等临床表现不一致。婴幼儿起病急、病程长、病情重，呼吸困难、喘憋及哮鸣音较突出，肺部湿啰音比年长儿多。部分患儿可有皮疹、血管栓塞、心肌炎、脑膜炎、溶血性贫血、肾炎、吉兰-巴雷综合征等肺外表现。胸部 X 线改变为本病的重要诊断依据，特点：①支气管肺炎；②间质性肺炎；③肺门阴影增浓；④均匀一致的片状阴影似大叶性肺炎改变。上述改变可相互转化，有时一处消散，另一处又出现新的病变，即所谓游走性浸润；有时呈薄薄的云雾状浸润影。体征轻而胸部 X 线改变明显是肺炎支原体肺炎的又一特点。

6. 衣原体肺炎　由衣原体引起。①沙眼衣原体肺炎：沙眼衣原体是引起 6 个月内婴儿肺炎的重要病原体，主要通过母婴垂直传播。起病缓慢，一般不发热，只有轻度的呼吸道症状，如鼻塞、流涕,而后出现气促和频繁咳嗽,有的似百日咳样阵咳,但无回声。呼吸加快为典型症状,肺部可闻及湿啰音。半数患儿可伴结膜炎。胸部X线检查呈弥漫性间质性和过度充气改变,或有片状阴影,肺部体征和X线所见可持续一个多月。②肺炎衣原体肺炎:常见于5岁以上儿童,大多为轻型。起病隐匿,体温不高,1~2周后上呼吸道感染症状逐渐消退,咳嗽逐渐加重,可持续1~2个月,两肺可闻及干、湿啰音。胸部X线检查显示单侧肺下叶浸润,少数呈广泛单侧或双侧肺浸润病灶。可伴随肺外表现,有红斑结节、甲状腺炎和格林巴利综合征。

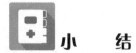 小　结

　　儿童呼吸系统疾病发病率高,尤以急性上呼吸道感染最多见。要区分不同年龄的临床表现和特殊类型的上呼吸道感染;急性支气管炎要注意与肺炎相鉴别;肺炎为住院患儿死亡的第一位原因,要及时诊断,正确治疗,避免出现严重并发症。

（刘　奉）

能力检测

Note

第九章 循环系统疾病

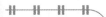

学习目标

1. 掌握:常见先天性心脏病、病毒性心肌炎的临床表现、诊断及治疗原则。
2. 熟悉:胎儿血液循环特点及出生后循环途径的改变。
3. 了解:正常儿童循环系统解剖生理特点,先天性心脏病、病毒性心肌炎的病因及发病机制。

第一节 儿童循环系统解剖生理特点

一、心脏的胚胎发育

原始心脏由中胚层细胞发育而来,从胚胎第 2 周开始形成。原始心脏是一个血管源性纵直管道(心管),由外表收缩环将其分为心房、心室、心球三个部分。在遗传基因的作用下,心管逐渐扭曲生长,从下到上构成静脉窦(以后发育成上、下腔静脉和冠状窦)、共同心房、共同心室、心球(以后形成心室的流出道)和动脉总干。至胚胎第 3 周,由于心管和心包膜的发育不平衡,心管扭曲成"S"形,并发生了收缩环。心房转至心室的后上方,心室向前向左旋转。胎儿于第 4 周起开始发挥循环作用,第 5 周心房间隔形成,至第 8 周室间隔发育完成,成为四腔心脏。房、室间隔形成过程中,二尖瓣及三尖瓣也在形成。原始的心脏出口是一根动脉总干,在总干内层对侧长出一纵嵴,两者在中央轴相连,将总干分为主动脉和肺动脉。肺动脉向前向右旋与右心室连接,主动脉向左向后旋与左心室连接。

心脏胚胎发育的关键时期是胚胎第 2~8 周,在此期间孕母受到任何不良因素影响,均易引起胎儿心血管发育畸形。

二、胎儿血液循环特点及出生后改变

1. 正常胎儿血液循环 胎儿的营养和气体交换是通过脐血管在胎盘与母体之间以弥散的方式进行的。来自胎盘含氧量较高的动脉血经脐静脉进入胎儿体内,在肝下缘分成两支:一支入肝与门静脉汇合;另一支经静脉导管入下腔静脉,与来自下半身的静脉血混合,共同流入右心房。此混合血约 1/3 经卵圆孔入左心房、左心室、升主动脉,供应心、脑及上肢,其余的流入右心室。另外 2/3 与来自上腔静脉的静脉血再次混合,流入右心室,进入肺动脉。由于胎儿期肺处于压缩状态,肺动脉的血液只有很少量流入肺,而大部分经动脉导管注入降主动脉,供应躯干、腹腔脏器及下肢,最后经脐动脉流回至胎盘,获取营养及氧气,再次汇入脐静脉供养胎

扫码看彩图

儿,周而复始。所以,胎儿期脑、心、肝及上肢血氧含量远较下半身高(图 9-1)。

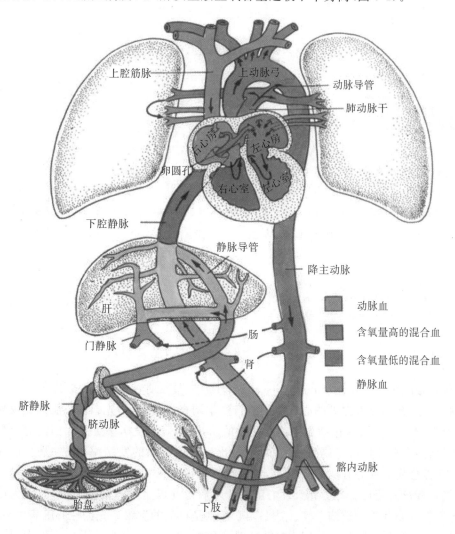

图 9-1 正常胎儿血液循环

综上所述,胎儿血液循环有以下特点:①胎儿的营养和代谢是通过脐血管、胎盘与母体进行交换的;②胎儿时期左、右心室都向全身供血,但右心室容量负荷较左心室重;③静脉导管、卵圆孔、动脉导管是胎儿血液循环的特殊通道;④只有体循环而无有效的肺循环;⑤胎儿体内绝大多数为动静脉混合血;⑥胎儿时期肝脏的血氧含量最高,心、脑及上半身次之,腹腔脏器及下半身含氧量最低。

2. 出生后血液循环的改变

(1)脐血管:出生后新生儿脐带结扎,脐带-胎盘血液循环终止,导致脐血管废用,于血流停止后 6～8 周完全闭锁,脐静脉形成肝圆韧带,脐动脉形成膀胱脐韧带。

(2)卵圆孔:出生后脐血管阻断,肺循环建立,从肺动脉流入肺的血液增多,通过肺静脉流入左心房的血液也增多,左心房压力逐渐增高,超过右心房压力时,卵圆孔瓣膜先在功能上关闭,于出生后 5～7 个月时形成解剖性关闭。

(3)动脉导管:出生后由于自主呼吸建立,肺泡扩张,肺循环压力下降,体循环压力升高,使流经动脉导管的血流减少,最后停止,形成功能性关闭。此外,因自主呼吸的建立使血氧含量增高,致使动脉导管壁平滑肌受刺激而收缩,并逐渐闭塞,最后血流停止,形成功能性关闭。约 95% 的婴儿在出生后 1 年内解剖性关闭,形成动脉韧带。若动脉导管持续未闭,可认为有畸形存在。

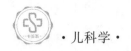

第二节 先天性心脏病

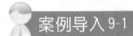

患儿,男,3个月,因"生长发育迟缓2个月,发热,咳嗽3天"入院。患儿近2个月体重增加缓慢,每个月增加不足0.2 kg,活动后气促、易疲乏,2天前出现发热伴咳嗽,体温在38.1~39.2 ℃之间波动。体格检查:体温38.5 ℃,脉搏170次/分,呼吸68次/分,血压70/50 mmHg,神志清,面色苍白,呼吸急促且有力,口周青紫,鼻翼扇动,三凹征明显,心前区隆起,胸骨左缘2~3肋间可闻及Ⅱ~Ⅲ级吹风样收缩期杂音。两肺呼吸音清,未闻及啰音。腹软,肝肋下3.5 cm,脾肋下1 cm。

问题:

1. 该患儿可能的诊断及诊断依据是什么?

2. 为确诊需进一步做哪些检查?

一、概述

先天性心脏病(congenital heart disease,CHD)是胎儿期心脏及大血管发育异常所致的先天性心脏畸形,是儿童最常见的心脏病。流行病学调查资料提示,先天性心脏病的发病率在活产婴儿中为6‰~10‰;若包括出生前已死亡的胎儿,本病的发病率更高。国内对上海市两个区2万多名活产婴儿进行了调查,发现本病在出生后第1年的发病率为6.9‰。估计我国每年约有15万患先天性心脏病的新生儿,如未经治疗,约1/3的患儿在出生后1年内可因病情严重和复杂畸形而死亡。各类先天性心脏病的发病情况以室间隔缺损最多,其次为房间隔缺损、动脉导管未闭和肺动脉瓣狭窄。法洛四联症则是存活的发绀型先天性心脏病中最常见的。

近年来随着科学技术的不断发展,先天性心脏病的介入治疗为先天性心脏病的治疗开辟了新的途径。心脏外科手术方面,体外循环、深低温麻醉下心脏直视手术的发展以及带瓣管道的使用使大多数常见先天性心脏病根治手术的效果大为提高,新生儿期复杂心脏畸形手术成功率不断提高,先天性心脏病的预后也已大为改观。

(一)病因和预防

先天性心脏病的发病可能与遗传、母体和环境因素有关。遗传因素可为染色体异常或多基因突变所致。母体因素较重要的为宫内感染,特别是孕母怀孕的前3个月被风疹病毒感染,另外还有流行性感冒、流行性腮腺炎和柯萨奇病毒感染等;其他孕母因素有孕母接受大剂量的射线照射,患有代谢性疾病(糖尿病、高钙血症等)、服用药物(抗癌药、甲糖宁等)以及引起胎儿宫内缺氧的慢性疾病、妊娠早期酗酒、吸食毒品等。虽然先天性心脏病的病因迄今尚未完全明确,目前认为85%以上先天性心脏病的发生可能是环境因素与遗传因素相互作用所致。因此,加强孕妇保健,特别是在妊娠早期积极预防病毒感染性疾病、避免接触与发病有关的高危因素,对预防儿童先天性心脏病具有重要意义。

(二)分类

先天性心脏病的种类很多,且可有两种以上畸形并存。临床上常根据左、右心两侧及大血管之间有无血液分流将先天性心脏病分为三类(表9-1)。

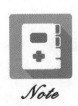

表 9-1　几种常见先天性心脏病的鉴别

分类		左向右分流型			右向左分流型
		房间隔缺损	室间隔缺损	动脉导管未闭	法洛四联症
心脏体征	症状	生长发育落后,乏力,活动后心悸,易患呼吸道感染,晚期出现肺动脉高压时有青紫	同左	同左	生长发育落后,活动无耐力,青紫明显,喜欢蹲踞,可有阵发性昏厥发作
	杂音部位	胸骨左缘2～3肋间	第3～4肋间	第2肋间	第2～4肋间
	杂音性质、响度	Ⅱ～Ⅲ级收缩期吹风样杂音,传导范围较小	Ⅱ～Ⅴ级粗糙全收缩期杂音,传导范围广泛	Ⅱ～Ⅳ级连续性机器样杂音,向颈部传导	Ⅱ～Ⅳ级喷射性收缩期杂音,传导范围较广
	震颤	无	有	有	可有
	P_2	亢进、分裂固定	亢进	亢进	减低
X线检查	房室增大	右心房、室增大	左、右心室增大左心房可大	左心房、室增大	右心室大,心尖上翘呈靴形
	肺动脉段	凸出			凹陷
	肺野	充血	同左	同左	清晰
	肺门"舞蹈"	有			无
	心电图	右心室肥大,不完全性右束支传导阻滞	正常、左心室或双室肥大	左心室肥大,左心房可肥大	右心室肥大

1. 左向右分流型（潜在青紫型） 这是临床最常见的类型,约占先天性心脏病患儿总数的50%。正常情况下,由于体循环压力高于肺循环压力,血液从左向右分流,临床不出现青紫。但在患肺炎、屏气、大哭或其他病理情况下,肺动脉或右心压力增高超过主动脉或左心压力时,血液便从右向左分流,出现暂时性青紫,故又称为潜在青紫型。常见的有室间隔缺损、房间隔缺损和动脉导管未闭。

2. 右向左分流型（青紫型） 某些原因（如右心室流出道梗阻）使右心压力增高超过左心,导致血液经常从右向左分流,或因大血管起源异常,使大量的静脉血流入体循环,出现持续性青紫,组织器官发生严重的缺氧。常见的有法洛四联症、大动脉错位等。

3. 无分流型（无青紫型） 本型指心脏左、右心腔和大血管之间无异常通路或分流,故临床上无青紫表现。常见的有肺动脉狭窄和主动脉缩窄等。

二、房间隔缺损

房间隔缺损（atrial septal defect,ASD）是由原始心房间隔发育、融合、吸收等异常所致。该病的发病率约为活产婴儿的1/1500,占先天性心脏病总数的5%～10%。也是成人最常见的先天性心脏病之一,男女性别比例为1∶2。

（一）病理解剖

根据缺损部位的不同,可分为以下4种类型。

1. 原发孔型房间隔缺损 也称为1孔型房间隔缺损,约占缺损总数的15%,缺损位于心内膜垫与房间隔交界处。常合并二尖瓣或三尖瓣隔瓣裂,此时又称为部分型房间隔缺损。

2. 继发孔型房间隔缺损 最为常见,约占缺损总数的75%,缺损位于房间隔中心卵圆窝

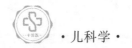

部位,亦称为中央型房间隔缺损。

3. 静脉窦型房间隔缺损 约占缺损总数的 5%,分上腔型和下腔型。

4. 冠状静脉窦型房间隔缺损 约占缺损总数的 2%,缺损位于冠状静脉窦上端与左心房间,造成左心房血流经冠状静脉窦缺口入右心房。此型常合并其他畸形。

(二)病理生理

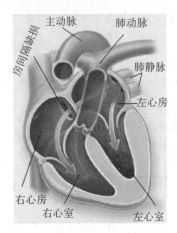

图 9-2 房间隔缺损

患儿出生后左心房压逐渐高于右心房,房间隔缺损时则出现左向右分流,分流量与缺损大小、两侧心房压力差及心室的顺应性有关。出生后初期左、右心室壁厚度相似,顺应性也相近,故分流量不多。随年龄增长,肺血管阻力及右心室压力下降,右心室壁较左心室壁薄,右心室充盈阻力也较左心室低,故分流量增加。由于右心血流量增加,舒张期负荷加重,故右心房、右心室增大(图 9-2)。肺循环血量增加,压力增高,晚期可导致肺小动脉肌层及内膜增厚,管腔狭窄,引起肺动脉高压,使左向右分流减少,甚至出现右向左分流,临床出现发绀。

(三)临床表现

症状出现的迟早和轻重取决于缺损的大小。缺损小者终生无症状,仅在体检时发现胸骨左缘第 2～3 肋间有收缩期杂音。缺损较大者,由于分流量大,导致肺充血,易反复发生呼吸道感染,活动时易气促,严重者发生心力衰竭。因体循环缺血,临床上表现为消瘦、面色苍白、多汗、易感疲乏。当哭闹、患肺炎或心力衰竭,右心房压力增高超过左心房压力时,出现右向左分流而呈现青紫。

体格检查可见心前区隆起,心尖搏动弥散,心浊音界扩大,胸骨左缘第 2～3 肋间有Ⅱ～Ⅲ级收缩期喷射性杂音(由肺循环血流量增加,肺动脉瓣相对狭窄所致),特征性的听诊为肺动脉瓣区第二心音亢进、固定分裂,不受呼吸影响(因右心室容量增加,收缩时射血时间延长,肺动脉瓣关闭落后于主动脉瓣)。分流量大时,三尖瓣区可闻及舒张期隆隆样杂音(三尖瓣相对狭窄所致)。

房间隔缺损常见并发症为肺炎、心力衰竭等。

(四)辅助检查

1. X 线检查 对分流较大的房间隔缺损具有诊断价值。心脏外形轻至中度增大,以右心房及右心室为主,心胸比大于 0.5,肺动脉段突出,肺野充血明显,主动脉影缩小,肺门血管影增粗,透视下可见肺动脉血管影搏动增强,称肺门"舞蹈"。

2. 心电图 大多数病例有右心室增大伴不完全性右束支传导阻滞的图形。电轴右偏,右心房和右心室肥大。少数分流量大者 P 波可出现切迹。

3. 超声心动图 二维超声可以显示房间隔缺损的位置及大小,结合彩色多普勒超声可以提高诊断的可靠性并能判断分流的方向。应用频谱多普勒超声可以估测分流量的大小、右心室收缩压及肺动脉压。动态三维超声心动图可以从左心房侧或右心房侧直接观察到缺损的整体形态,观察缺损与毗邻结构的立体关系及其随心动周期的动态变化,有助于提高诊断的正确率。

4. 磁共振 年长患儿剑突下超声透声窗受限,图像不够清晰。磁共振可以清晰地显示缺损的位置、大小及肺静脉间血流情况而确定诊断。

5. 心导管检查 一般不需要做心导管检查,当合并肺动脉高压、肺动脉瓣狭窄或肺静脉异位引流时可行右心导管检查。右心导管检查可发现右心房血氧含量较上、下腔静脉平均血氧含量高。导管可通过房间隔缺损进入左心房。

（五）治疗

小型继发孔型房间隔缺损在 4 岁内有 15％的自然闭合率。鉴于成年后可能发生心力衰竭和肺动脉高压，宜于学龄前期做房间隔修补术。反复呼吸道感染，发生心力衰竭或合并肺动脉高压者应尽早手术治疗，亦可通过介入导管应用双面蘑菇伞（Amplatzer 装置）关闭缺损。目前临床效果比较好。

三、室间隔缺损

室间隔缺损（ventricular septal defect VSD）由胚胎期室间隔（流入道、小梁和流出道）发育不全所致，是最常见的先天性心脏病，约占我国先天性心脏病总数的 50％。可单独存在，但多与心脏其他畸形并存。室间隔缺损种类很多，通常根据室间隔缺损的部位及其与房室瓣、主动脉瓣的关系分类。最多见的为膜周部缺损，占室间隔缺损总数的 60％～70％，位于主动脉下，由膜部向与之接触的三个区域（流入道、流出道或小梁）延伸而成。肌部缺损占室间隔缺损总数的 20％～30％，又分为窦部肌肉缺损（即肌部流入道）、漏斗隔肌肉缺损（过去统称为嵴上型或干下型）及肌部小梁缺损。根据缺损大小，室间隔缺损分为三种类型：①小型室间隔缺损（Roger 病）：缺损直径＜5 mm 或面积＜0.5 cm²/m² 体表面积。②中型室间隔缺损：缺损直径 5～10 mm 或面积 0.5～1.0 cm²/m² 体表面积。③大型室间隔缺损：缺损直径＞10 mm 或面积＞1.0 cm²/m² 体表面积。

（一）病理生理

室间隔缺损的病理生理取决于控制分流量及分流方向的缺损的大小及肺血管阻力。正常情况下，体循环压力高于肺循环压力，左心室压力大于右心室压力，血液从左向右分流时，临床不出现青紫。但在病理情况（如肺炎）或屏气哭闹时，肺动脉压力超过主动脉压力或右心室压力超过左心室压力时，血液便从右向左分流，出现暂时性青紫。随着病情的进展，肺血流量的持续增加使肺小动脉发生痉挛，产生动力型肺动脉高压，及肺小动脉肌层和内膜增厚及硬化，形成梗阻型肺动脉高压，使左向右分流明显减少，继而出现双向分流，甚至出现反向分流进而出现持续性青紫，称艾森曼格（Eisenmenger）综合征（图 9-3）。

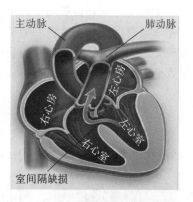

图 9-3　室间隔缺损

（二）临床表现

室间隔缺损的临床表现取决于缺损的大小和心室间压力差，小的缺损可无症状，一般活动不受限制，生长发育不受影响。仅体格检查时听到胸骨左缘第 3～4 肋间响亮的全收缩期杂音，常伴震颤，肺动脉第二心音正常或稍增强。缺损较大时左向右分流量多，体循环血流量相应减少，患儿常有生长迟缓，体重不增，消瘦、喂养困难，活动后乏力、气短、多汗等表现，易反复患呼吸道感染，甚至发生充血性心力衰竭等。有时因扩张的肺动脉压迫喉返神经，引起声音嘶哑。心脏搏动活跃，胸骨左缘第 3～4 肋间可闻及Ⅲ～Ⅳ级粗糙的全收缩期杂音，向四周广泛传导，可扪及收缩期震颤。分流量大时，在心尖区可闻及二尖瓣相对狭窄的较柔和的舒张中期杂音。大型缺损伴有明显肺动脉高压时（多见于儿童或青少年期），右心室压力显著升高，逆转为右向左分流，出现青紫，并逐渐加重，此时心脏杂音较轻而肺动脉第二心音显著亢进。继发漏斗部肥厚时，则肺动脉第二心音降低。

室间隔缺损易并发支气管肺炎、充血性心力衰竭、肺水肿及感染性心内膜炎。20％～50％的膜周部和肌部小梁缺损在 5 岁以内有自然闭合的可能，但大多发生于 1 岁内。肺动脉下或

Note

双动脉下的漏斗隔肌肉缺损很少能自然闭合,且易发生主动脉脱垂,致主动脉瓣关闭不全时应尽早处理。

(三)辅助检查

1. X 线检查 小型室间隔缺损者心肺 X 线检查无明显改变,较大缺损者典型改变为心胸比增大,肺动脉段明显凸出,肺血管影增粗,搏动强烈,称肺门"舞蹈"。左、右心室增大,左心房也常增大,主动脉影正常或缩小。肺动脉高压者以右心室增大为主。

2. 心电图 小型室间隔缺损者心电图可正常或表现为轻度左心室肥大,中型室间隔缺损者主要为右心室肥大,大型室间隔缺损者心电图为左、右心室均肥大。并发心力衰竭时,可伴有心肌劳损。

3. 超声心动图 可解剖定位测量大小,但小于 2 mm 的室间隔缺损可能不被发现。二维超声可从多个切面显示室间隔缺损的直接征象即回声中断的部位、时相、数目与大小等。彩色多普勒超声可显示分流束的起源、部位、数目、大小及方向。频谱多普勒超声可测量分流速度,计算心室间压力差和右心室收缩压,估测肺动脉压。计算肺循环、体循环血量。

4. 心导管检查 单纯的室间隔缺损很少需要心导管和造影检查。心导管检查可进一步证实诊断及进行血流动力学检查,评价肺动脉高压的程度、计算肺血管阻力及体肺循环分流量等。造影可示心腔形态、大小及心室水平分流束的起源、部位、时相、数目与大小,排除其他并发畸形等。

(四)治疗

室间隔缺损有自然闭合的可能,中小型缺损可先在门诊随访至学龄前期,有临床症状(如反复呼吸道感染和充血性心力衰竭)时进行抗感染、强心、利尿、扩血管等内科处理。大中型缺损和有难以控制的充血性心力衰竭者,肺动脉压力持续升高超过体循环压力的 1/2 或肺循环和体循环量之比大于 2:1 时,或年长儿合并主动脉瓣脱垂或反流等应及时手术处理。

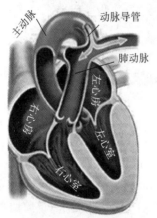

图 9-4 动脉导管未闭

四、动脉导管未闭

动脉导管未闭(patent ductus arteriosus,PDA)为儿童先天性心脏病常见类型之一,占先天性心脏病总数的 10%(图 9-4)。胎儿期动脉导管被动开放是血液循环的重要通道,出生后大约 15 h 即发生功能性关闭,80% 在出生后 3 个月解剖性关闭。到出生后 1 年,在解剖学上应完全关闭。若持续开放,并产生病理生理改变,即称动脉导管未闭。但在某些先天性心脏病例中,未闭的动脉导管可作为患儿生存的必须血流通道,自然关闭和手术堵闭可致死亡。

根据未闭的动脉导管的粗细、长短、形态,一般可分为三种类型:①管型:导管连接肺动脉和主动脉两端,粗细一致,长度多在 1 cm 左右。②漏斗型:主动脉端粗大,向肺动脉端逐渐变窄,长度与管型相似。③窗型:主动脉与肺动脉紧贴,导管很短,但直径往往较大。临床上以漏斗型多见。

(一)病理生理

出生后动脉导管关闭的原因有多种。在组织结构方面,动脉导管的肌层丰富,含有大量凹凸不平的螺旋状弹性纤维组织,易于收缩闭塞。出生后体循环中氧分压的增高,强烈刺激动脉导管平滑肌收缩。此外,自主神经系统的化学解体(如激肽类)的释放也能使动脉导管收缩。

未成熟儿动脉导管平滑肌发育不良,平滑肌对氧含量的反应低于成熟儿,故早产儿动脉导管未闭发病率高,占早产儿总数的 20%,且伴呼吸窘迫综合征的发病率很高。

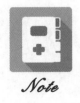

Note

动脉导管未闭引起的病理生理学改变主要是通过导管引起的分流。分流量的大小与导管的直径及长短，主动脉、肺动脉的压力差和体循环的阻力差有关。由于主动脉在收缩期和舒张期的压力均超过肺动脉，因而通过未闭的动脉导管的左向右分流的血液连续不断，使肺循环及左心房、左心室、升主动脉血流量明显增加，左心负荷加重，其排血量达正常时的 2~4 倍。

部分患儿左心室排血量的 70% 可通过大型动脉导管进入肺动脉，导致左心房扩大，左心室肥厚扩大，甚至发生充血性心力衰竭。长期大量血流向肺循环的冲击，导致肺小动脉可有反应性痉挛，形成动力性肺动脉高压；继之管壁增厚、硬化，导致梗阻性肺动脉高压，此时右心室收缩期负荷过重，右心室肥厚甚至衰竭。当肺动脉压超过主动脉压时，左向右分流明显减少或停止，产生肺动脉血流逆向分流入降主动脉，患儿呈现差异性发绀，下半身青紫，左上肢有轻度青紫，而右上肢正常。

动脉导管未闭大多单独存在，但有 10% 的病例合并其他心脏畸形，如主动脉缩窄、室间隔缺损、肺动脉狭窄。

（二）临床表现

动脉导管未闭的症状取决于动脉导管的粗细、分流量的大小和肺动脉高压的程度。动脉导管口径较细者，临床可无症状，仅在体检时发现心脏杂音。动脉导管粗大者分流量大，患儿多消瘦，有气急、咳嗽、乏力、多汗、心悸等表现。扩大的肺动脉可压迫喉返神经而引起声音嘶哑，合并重度肺动脉高压时即出现差异性发绀。

体格检查可见消瘦，心前区隆起，心尖搏动增强，胸骨左缘第 2 肋间闻及 II～IV 级粗糙响亮的连续性机器样杂音，占据整个收缩期和舒张期，以收缩末期最响，向左锁骨下、颈部和肩部传导，最响处可扪及震颤。分流量大者因二尖瓣相对狭窄可在心尖部闻及较短的舒张期杂音。肺动脉瓣区第二心音亢进。婴幼儿期因肺动脉压力较高，主动脉、肺动脉压力差在舒张期不明显，因而往往仅听到收缩期杂音。此外，合并肺动脉高压或心力衰竭时，可仅有收缩期杂音。因肺动脉分流，舒张压降低，收缩压多正常，脉压增大可出现周围血管征，如毛细血管搏动、水冲脉、股动脉枪击音等。

早产儿动脉导管未闭时，出现周围动脉搏动宏大，锁骨下或肩胛间闻及收缩期杂音（偶闻及连续性杂音），心前区搏动明显，肝脏增大，气促，并易发生呼吸衰竭而只能依赖机械辅助通气。

动脉导管未闭的常见并发症有充血性心力衰竭、感染性心内膜炎、肺血管病变等。

（三）辅助检查

1. X 线检查 动脉导管细者心血管影可正常。分流量大者，心胸比增大，左心室增大，心尖向下扩张，左心房亦轻度增大。肺动脉段突出，肺门血管影增粗、搏动增强，肺野充血。有肺动脉高压时，右心室增大，主动脉弓亦有所增大，这一特征与室间隔缺损、房间隔缺损有鉴别意义。当婴儿有心力衰竭时，可见肺淤血表现，透视下左心室和主动脉搏动增强。

2. 心电图 分流量大者可有不同程度的左心室肥大，电轴左偏，偶有左心房肥大，肺动脉压力显著增高者，左、右心室肥厚，严重者甚至仅见右心室肥厚。

3. 超声心动图 二维超声心动图可以直接探查到未闭合的动脉导管，脉冲多普勒超声在动脉导管开口处可探测到典型的收缩期与舒张期连续性湍流频谱。叠加彩色多普勒超声可见红色流柱出自降主动脉，通过未闭导管沿肺动脉外侧壁流动；在重度肺动脉高压时，当肺动脉压超过主动脉压，可见蓝色流注自肺动脉经未闭导管进入降主动脉。

4. 心导管和造影检查 当肺血管阻力增加或疑有其他合并畸形时有必要施行心导管检查，也可发现肺动脉血氧含量较右心室高。有时心导管可以从肺动脉通过未闭导管插入降主动脉。逆行主动脉造影对复杂病例的诊断有重要意义。

Note

（四）治疗

为防止心内膜炎，有效治疗和控制心功能不全和肺动脉高压，不同年龄、不同大小的动脉导管均应及时手术或经介入法予以关闭。早产儿动脉导管未闭的处理视分流量大小、呼吸窘迫综合征情况而定。症状明显者，需予以抗心力衰竭治疗，出生后 1 周内使用吲哚美辛治疗，但仍有 10% 的患儿需手术治疗，且对足月儿无效，不应使用。近年来介入性心导管术已成为治疗动脉导管未闭的首选方法，可用微型弹簧圈或蘑菇伞堵塞动脉导管，临床上已广泛应用。但在有些病例中，如在完全性大血管转位、肺动脉闭锁、三尖瓣闭锁、严重的肺动脉狭窄中，动脉导管为依赖性者，对维持患儿生命至关重要，此时应该应用前列腺素 E_2，以维持动脉导管开放。

五、法洛四联症

法洛四联症（tetralogy of Fallot，TOF）是自婴儿期起最常见的青紫型先天性心脏病，约占所有先天性心脏病患儿的 12%。1888 年法国医师 Etienne Fallot 详细描述了该病的病理改变及临床表现，故而得名。该病由四种畸形组成：①肺动脉狭窄（右室流出道梗阻）；②室间隔缺损；③主动脉骑跨（骑跨在两心室之上）；④右心室肥厚（是肺动脉狭窄后右心室负荷增加的结果）。四种畸形中肺动脉狭窄最为重要，对患儿的病理生理、临床表现的严重程度及预后有重要影响。狭窄可随时间推移而逐渐加重。

（一）病理生理

由于肺动脉狭窄，导致血液进入肺循环受阻，引起右心室代偿性肥厚，右心室压力增高，超过左心室时，大量未经氧合的静脉血通过室间隔缺损产生右向左分流，使静脉血进入体循环，临床出现严重青紫；进入肺循环进行气体交换的血流量明显减少，加重青紫的程度。另外，主动脉骑跨在两心室之上，部分右心室血和左心室血同时射入主动脉，使主动脉的血液为动-静脉混合血，输送到全身各部引起组织器官缺氧，使青紫更加严重（图 9-5）。

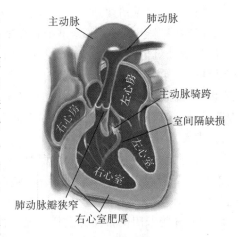

图 9-5　法洛四联症

在动脉导管未闭前，肺循环血流量减少程度较轻，青紫可不明显，随着动脉导管的关闭和漏斗部狭窄的逐渐加重，青紫日益明显，并出现杵状指（趾）。由于缺氧，刺激骨髓代偿性产生过多的红细胞，血液黏稠度高，血流缓慢，可引起脑血栓形成，若为细菌性血栓，则易形成脑脓肿。

（二）临床表现

1. 青紫　青紫为本病主要表现，其程度和出现的早晚与肺动脉狭窄程度有关，多见于毛细血管丰富的浅表部位，如唇、指（趾）甲床、球结膜等。一般出生时青紫不明显，随年龄增长及肺动脉狭窄加重而加重。在活动、哭闹、情绪激动时青紫亦加重。

2. 蹲踞症状　患儿多有蹲踞症状，在行走、游戏时，常主动下蹲片刻。蹲踞时下肢屈曲，使静脉回心血量减少，减轻了心脏负荷，同时下肢动脉受压，体循环阻力增加，使右向左分流量减少，缺氧症状暂时得以缓解。不会行走的婴儿常喜欢大人抱起，双下肢呈屈曲状。

3. 杵状指（趾）　患儿长期处于缺氧环境中，可使指（趾）端毛细血管扩张增生，局部软组织和骨组织也增生肥大，表现为指（趾）端膨大成鼓槌状。

4. 阵发性缺氧发作　多见于婴儿，发生的诱因为喂奶、哭闹、情绪激动、贫血、感染等。表现为阵发性呼吸困难，严重者可引起突然昏厥、抽搐，甚至死亡。其原因是在肺动脉漏斗部狭窄的基础上突然发生该处肌部痉挛,引起一过性肺动脉梗阻,使脑缺氧加重。年长儿常诉头痛、头晕。

法洛四联症患儿生长发育一般较迟缓,智力发育亦可能稍落后于正常同龄儿,心前区略隆起,胸骨左缘第2~4肋间可闻及Ⅱ~Ⅲ级粗糙喷射性收缩期杂音,此为肺动脉狭窄所致,一般无收缩期震颤。肺动脉第二心音减弱,部分患儿可听到亢进的第二心音,乃由右跨的主动脉传来,狭窄极严重者或在阵发性呼吸困难发作时可听不到杂音。有时可听到侧支循环的连续性杂音。发绀持续6个月以上者出现杵状指(趾)。

（三）辅助检查

1. 血液检查 周围血红细胞计数和血红蛋白浓度明显增高,红细胞可达$(5.0～8.0)×10^{12}$/L,血红蛋白170~200 g/L,血细胞比容也增高,为53%~80%。血小板降低,凝血酶原时间延长。

2. X线检查 X线检查提示心脏大小一般正常或稍增大,典型者前后位心影呈靴状,即心尖圆钝上翘,肺动脉段凹陷,上纵隔较宽,肺门血管影缩小,两侧肺纹理减少,透亮度增加,年长儿可因侧支循环形成,肺野呈网状纹理,25%的患儿可见到右位主动脉弓阴影。

3. 心电图 典型病例心电图示电轴右偏,右心室肥大,狭窄严重者往往出现心肌劳损,可见右心房肥大。

4. 超声心动图 二维超声在左心室长轴切面可见到主动脉内径增宽,骑跨于室间隔之上,室间隔中断,并可判断主动脉骑跨的程度;大动脉短轴切面可见右心室流出道及肺动脉狭窄;此外,右心室、右心房内径增大,左心室内径缩小,彩色多普勒血流显像可见右心室直接将血液注入骑跨的主动脉内。

5. 心导管和心血管造影 一般情况不需要做心导管和心血管造影检查。对外周肺动脉分支发育不良及体肺侧支循环存在的患儿应做心导管和心血管造影。选择性左心室及主动脉造影可进一步了解左心室发育的情况及冠状动脉的走向。

（四）治疗

1. 一般护理 平时应经常饮水,预防感染,及时补液,防治脱水和并发症。婴幼儿则需要特别注意护理,以免引起阵发性缺氧发作。

2. 缺氧发作的处理 缺氧发作轻者取胸膝位即可缓解,重者应立即吸氧,给予去氧肾上腺素0.05 mg/kg静脉注射,或普萘洛尔0.1 mg/kg。必要时也可皮下注射吗啡0.1~0.2 mg/kg。纠正酸中毒,给予5%碳酸氢钠1.5~5.0 mL/kg静脉注射。以往有缺氧发作者,可口服普萘洛尔1~3 mg/(kg·d)。平时应注意避免引起缺氧发作的诱因,如贫血、感染,尽量保持患儿安静,经上述处理后仍不能有效控制发作者,应考虑紧急外科手术。

3. 外科手术 近年来随着外科手术水平的不断提高,本病根治术的死亡率在不断下降。轻症患儿可考虑5~9岁行一期手术,但临床症状明显者应在出生后6个月行根治术。对重症患儿也可先行姑息手术,待一般情况改善,肺血管发育好转后,再行根治术。

第三节 病毒性心肌炎

心肌炎是由各种感染或其他原因引起的心肌间质炎症细胞浸润和邻近的心肌细胞坏死,导致心功能障碍和其他系统损害的疾病。最常见的是病毒性心肌炎(viral myocarditis, VMC),其病理特征为心肌细胞的坏死或变性,有时病变也可累及心包或心内膜。儿童期的发病率尚不确切,国外资料显示本病非常见病。

Note

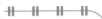

一、病因及发病机制

近年来经动物实验及临床观察证明,引起心肌炎的病毒有柯萨奇(A 组和 B 组)病毒、埃可病毒、脊髓灰质炎病毒、腺病毒、乙肝病毒、流感和副流感病毒、麻疹病毒、单纯疱疹病毒以及流行性腮腺炎病毒等。其中以柯萨奇 B 组病毒最常见,其次为腺病毒和埃可病毒。病毒性心肌炎的发病机制尚不完全清楚。一般认为与病毒及其毒素在疾病初期经血液循环直接侵犯心肌并在心肌细胞中复制,导致心肌细胞的变性、坏死以及随后发生的纤维化等病理变化有关。另外,病毒感染后引起人体自身免疫反应或变态反应,也可造成心肌细胞的损害。

二、临床表现

1. 症状　病毒性心肌炎临床表现轻重不一,取决于年龄及感染的急性或慢性过程。部分患儿起病隐匿,典型病例在起病前数天或 1～3 周有上呼吸道或肠道等病毒感染史;有发热、周身不适、咽痛、肌痛、腹泻和皮疹等前驱症状;心肌受累时患儿常诉疲乏、气促、心悸和心前区不适或腹痛;严重者可发生心力衰竭并发严重心律失常、心源性休克,甚至猝死;部分患儿呈慢性进程,演变为扩张型心肌病。新生儿患病时病情进展快,常见高热、反应低下、呼吸困难和发绀,常有神经、肝和肺的并发症。

2. 体征　心脏有轻度扩大,安静时心动过速,第一心音低钝,出现奔马律。伴心包炎者可听到心包摩擦音。反复心力衰竭者,心脏明显扩大,肺部出现湿啰音及肝大、脾大,出现呼吸衰竭或发绀。重症患儿可突然发生心源性休克,脉搏细数,血压下降。

三、辅助检查

1. 心电图　心电图可见严重心律失常,包括各种期前收缩、室上性和室性心动过速、房颤和室颤、二度或三度房室传导阻滞(AV block)。心肌受累明显时可见 T 波降低、ST-T 段改变。但是心电图缺乏特异性,应强调动态观察的重要性。

2. 心肌损害的血生化指标

(1) 磷酸激酶(CPK)在早期多有增高,其中以来自心肌的同工酶(CK-MB)为主。血清乳酸脱氢酶同工酶增高在心肌炎早期诊断有提示意义。

(2) 近年来通过随访观察发现,心肌肌钙蛋白(cTnI 或 cTnT)的变化对心肌炎早期诊断的特异性更强,但敏感度不高。

3. X 线检查　X 线检查可见心影正常或增大。合并大量心包积液时,心影显著增大,透视下心搏减弱,心功能不全时双肺有淤血表现。

4. 超声心动图　超声心动图检查可显示心房、心室的扩大,探查心室收缩功能受损程度,探查有无心包积液以及瓣膜功能。

5. 病毒学诊断　疾病早期可从咽拭子、咽冲洗液、粪便、血液中分离出病毒,但需结合血清抗体测定才有意义。恢复期血清抗体滴度比急性期增高 4 倍以上,病程早期血中特异性 IgM 抗体滴度在 1∶128 以上。利用聚合酶链反应或病毒核酸探针原位杂交,自血液或心肌组织中查到病毒核酸可作为某一型病毒存在的依据。

6. 心肌活体组织检查　心肌活体组织检查仍被认为是诊断病毒性心肌炎的金标准,但由于取样部位的局限性及患儿的依从性不高,应用仍有限。

四、诊断

1. 临床诊断依据

(1) 心功能不全、心源性休克或心脑综合征。

（2）心脏扩大（X线检查或超声心动图检查具有表现）。

（3）心电图改变：以R波为主的2个或2个以上主要导联（Ⅰ，Ⅱ，aVF，V₅）的ST-T波改变持续4天以上伴动态变化，窦房、房室传导阻滞，完全性右或左束支传导阻滞，成联律、多型、多源、成对或并行期前收缩，非房室结及房室折返引起的异位性心动过速，低电压（新生儿除外）及异常Q波。

（4）CK-MB升高或心肌肌钙蛋白（cTnI或cTnT）阳性。

2. 病原学诊断依据

（1）确诊指标：心内膜、心肌、心包（活体组织检查、病理）或心包穿刺液检查发现以下之一者可确诊。①分离到病毒；②用病毒核酸探针查到病毒核酸；③特异性病毒抗体阳性。

（2）参考依据：有以下之一者结合临床表现可考虑心肌炎由病毒引起。①自粪便、咽拭子或血液中分离到病毒，且恢复期血清同型抗体滴度较第一份血清升高4倍以上或降低至1/4以下；②病程早期血中特异性IgM抗体阳性；③用病毒核酸探针自患儿血中查到病毒核酸。

3. 诊断方法 具备临床诊断依据两项，即可诊断。发病同时或发病前1～3周有病毒感染的证据支持诊断。①同时具备病原学确诊依据之一者，可确诊为病毒性心肌炎；②具备病原学参考依据之一者，可临床诊断为病毒性心肌炎；③凡不具备确诊依据者，应给予必要的治疗或随诊，根据病情变化，确诊或排除心肌炎。应排除其他病原体所致心肌炎及其他疾病所致心肌损害。

五、治疗

1. 休息 急性期需卧床休息，减轻心脏负荷。

2. 药物治疗

（1）对于仍处于病毒血症阶段的早期患者，可选用抗病毒治疗，但疗效不确定。

（2）改善心肌营养：1,6-二磷酸果糖有益于改善心肌能量代谢，促进受损细胞的修复，同时可选用大剂量维生素C、泛醌（CoQ10）、维生素E和复合维生素B、中药生脉饮、黄芪口服液等。

（3）大剂量丙种球蛋白：通过免疫调节作用减轻心肌细胞损害。

（4）皮质激素：通常不使用。对重症患儿合并心源性休克、致死性心律失常（二度房室传导阻滞、室性心动过速）、心肌活体组织检查证实慢性自身免疫性心肌炎症者应足量、早期应用。

（5）心律失常治疗：根据心律失常的不同类型，可分别应用抑制性或兴奋性抗心律失常药，严重时最好在心电监护下选用有关药物。

（6）其他治疗：有心力衰竭时可根据病情联合应用利尿剂、洋地黄和血管活性药物，应特别注意用洋地黄时饱和量应较常规剂量减少，并注意补充氯化钾，以避免洋地黄中毒。

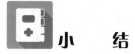

小 结

学完本章需要了解胎儿血液循环的两个重要解剖部位，理解胎儿血液循环及生后的变化。先天性心脏病根据血液分流有三种类型，每一种类型有其代表性疾病，其中最常见的是室间隔缺损，学习几种常见先天性心脏病需要归纳总结其相同点和不同点。病毒性心肌炎主要由柯萨奇病毒引起，诊断主要根据临床表现和病原学检查结果进行综合判断，休息对病情的恢复起重要作用。

（蒋祥林）

能力检测

Note

第十章 泌尿系统疾病

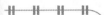

学习目标

1. 掌握：急性肾小球肾炎、肾病综合征的临床表现、实验室检查和治疗原则。
2. 熟悉：泌尿系感染的病因、临床表现、实验室检查、诊断及治疗。
3. 了解：儿童泌尿系统解剖生理特点和儿童肾小球疾病的临床分类。

案例导入 10-1

　　6岁的小宝是个活泼可爱的男孩，在上幼儿园大班。小宝是家中的"小皇帝"。爷爷、奶奶、外公、外婆都围着他转。最近小宝忽然变得"安静"起来，从幼儿园回家后也不疯玩了，就爱坐在电视机前看动画片。早上起床，眼睛总觉得有些肿，可到下午又不明显了，家人也没留意。这天下午，小宝妈妈和平时一样去幼儿园接他，只见他无精打采的。老师告诉妈妈小宝今天中午吐了2次，精神也不好。在回家的路上，小宝神秘兮兮地告诉妈妈："我今天小便是红色的。"妈妈听后吓了一跳，问道："那你没有告诉老师吗？""没有。还有我这里痛。"小宝指着小脑袋说。到家后，妈妈一直惦记着小宝的小便，好不容易等到他解小便，小宝的小便简直就和咖啡没啥两样。

　　问题：

　　1. 上述哪些信息有临床意义？

　　2. 根据上述病史，初步诊断是什么？还需要哪些信息支持你的诊断？

第一节　儿童泌尿系统解剖生理特点

一、解剖特点

（一）肾

儿童年龄越小，肾脏相对越大，位置越低，下极可低至髂嵴以下第4腰椎水平，2岁以后才达到髂嵴以上。

（二）输尿管特点

婴幼儿输尿管长而弯曲，管壁肌肉和弹力纤维发育不良，容易受压及扭曲而导致梗阻，易发生尿潴留而诱发感染。

（三）膀胱

婴儿膀胱位置比年长儿和成人相对高,尿液充盈时,易在腹部触及;随着年龄的增长,膀胱逐渐降入骨盆内。

（四）尿道特点

女婴尿道较短,新生女婴尿道长仅 1 cm(性成熟期长 3～5 cm),且外口暴露,又接近肛门,易受细菌污染,上行性细菌感染较男婴多。男婴尿道虽较长,但常有包茎,尿垢积聚时也易引起上行性细菌感染。

二、生理特点

（一）儿童肾功能特点

(1)肾小球滤过率低,婴幼儿过量的水分和溶质不能有效地排出。原因:①肾小球发育不成熟,滤过量少;②心排血量少,肾灌注不足;③入、出球小动脉阻力高;④肾小球毛细血管通透性低;⑤滤过膜表面积小。

(2)肾小管重吸收及排泄功能差。尤其是新生儿,容易出现糖尿、钠潴留及高钾血症。

(3)浓缩稀释功能差。表现:①入量不足易发生脱水;②大量水负荷或输液过快时易出现水肿。

(4)调节酸碱平衡的能力差,易发生酸中毒。原因:①保留 HCO_3^- 能力差;②泌 NH_3 和泌 H^+ 能力差;③尿中磷酸盐量少。

(5)肾脏的内分泌功能:新生儿的肾脏已具有内分泌功能,其血浆肾素、血管紧张素和醛固酮均等于或高于成人,出生后数周内逐渐降低。由于胎儿期相对缺氧,合成促红细胞生成素较多,出生后随着血氧分压的增高,促红细胞生成素合成减少。婴儿血清中 $1,25\text{-}(OH)_2\text{-}D_3$ 水平也高于儿童期。

（二）儿童排尿的特点

正常儿童的尿液为淡黄色,但个体差异较大。尿量与液体的入量、气温、食物种类、活动量及精神因素有关。婴幼儿期儿童每昼夜尿量 400～600 mL,学龄前期儿童为 600～800 mL,学龄期儿童为 800～1400 mL。一昼夜学龄期儿童尿量小于 400 mL,学龄前期儿童小于 300 mL,婴幼儿期儿童小于 200 mL 为少尿。一昼夜尿量小于 50 mL 者为无尿(表 10-1)。

表 10-1　不同年龄儿童的排尿次数与尿量

年龄	排尿次数	正常尿量	少尿	无尿
新生儿	首次排尿<48 h 1 周内 4～5 次/天, 以后 20～25 次/天	1～3 mL/(kg·h)	<0.5 mL/(kg·h)	<1.0 mL/(kg·h)
婴儿	15～16 次/天	400～500 mL/d	<200 mL/d	
幼儿		500～600 mL/d	<200 mL/d	<30～50 mL/d
学龄前期儿童	6～7 次/天 3 岁前可自己控制排尿	600～800 mL/d	<300 mL/d	
学龄期儿童		800～1400 mL/d	<400 mL/d	

（三）儿童尿液检查特点

1. 尿色　呈淡黄色透明状,温度低时可有盐类结晶析出而变浑。其中尿酸盐加热,磷酸盐加酸可溶解变澄清,这与脓尿及乳糜尿不同。

2. 酸碱度　pH 5～7。

Note

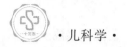

3. 尿比重　1.003～1.030。

4. 蛋白　定量≤100 mg/(kg·24 h)。定性为阴性。

5. 尿细胞和管型

(1) 正常新鲜尿液离心后沉渣镜检:每高倍视野RBC<3个,WBC<5个,无管型。

(2) 尿Addis计数(12 h):RBC<50万,WBC<100万,管型<5000个。

第二节　儿童肾小球疾病的临床分类

中华医学会儿科学分会肾脏专业学组于2000年11月对1981年修订的关于儿童肾小球疾病临床分类再次进行了修订。

一、原发性肾小球疾病

1. 肾小球肾炎

(1) 急性肾小球肾炎(AGN):急性起病,多有前驱感染,以血尿为主,伴不同程度蛋白尿,可有水肿、高血压或肾功能不全,病程多在1年内。可分为两类:①急性链球菌感染后肾小球肾炎(APSGN),有链球菌感染的血清学证据,起病6～8周内有血清补体低下;②非链球菌感染后肾小球肾炎。

(2) 急进性肾小球肾炎(RPGN):起病急,有尿改变(血尿、蛋白尿、管型尿)、高血压、水肿,并常有持续性少尿或无尿,进行性肾功能减退。若缺乏积极有效的治疗措施,预后严重。

(3) 迁延性肾小球肾炎:有明确急性肾小球肾炎病史,血尿和(或)蛋白尿迁延达1年以上;或没有明确急性肾小球肾炎病史,但血尿和蛋白尿超过半年,不伴肾功能不全或高血压。

(4) 慢性肾小球肾炎:病程超过1年,或隐匿起病,有不同程度的肾功能不全或肾性高血压的肾小球肾炎。

2. 肾病综合征(NS)

诊断标准为大量蛋白尿(尿蛋白(＋＋＋)～(＋＋＋＋),1周内3次,24 h尿蛋白定量≥50 mg/kg);血浆白蛋白低于30 g/L;血浆胆固醇高于5.7 mmol/L;不同程度的水肿。以上四项中以大量蛋白尿和低白蛋白血症为必要条件。

(1) 依临床表现分为两型:单纯型肾病和肾炎型肾病。凡具有以下四项之一或多项者属于肾炎型肾病:①2周内3次以上离心尿检查每高倍视野RBC≥10个,并证实为肾小球源性血尿者;②反复或持续高血压,学龄期儿童≥130/90 mmHg,学龄前期儿童≥120/80 mmHg,并排除糖皮质激素等原因所致;③肾功能不全,并排除由血容量不足等所致;④持续低补体血症。

(2) 按糖皮质激素反应分为4类:①激素敏感型肾病:用泼尼松足量治疗≤8周尿蛋白转阴者;②激素耐药型肾病:用泼尼松足量治疗8周尿蛋白仍阳性者;③激素依赖型肾病:对激素敏感,但减量或停药1个月内复发,重复2次以上者;④肾病复发与频复发:复发(包括反复)是指尿蛋白由阴转阳超过2周;频复发是指肾病病程中半年内复发不少于2次;或1年内复发不少于3次。

3. 孤立性血尿或蛋白尿

孤立性血尿或蛋白尿指仅有血尿或蛋白尿,而无其他临床症状、化验改变及肾功能改变者。

(1) 孤立性血尿:肾小球源性血尿,分为持续性和再发性。

(2) 孤立性蛋白尿:分为体位性和非体位性。

二、继发性肾小球疾病

包括紫癜性肾炎、狼疮性肾炎、乙肝病毒相关性肾炎,毒物、药物中毒或其他全身性疾病所致的肾炎及相关性肾炎。

三、遗传性肾小球疾病

1. 先天性肾病综合征 先天性肾病综合征指出生后 3 个月内发病,临床表现符合肾病综合征,可排除继发所致者(如 TORCH 或先天性梅毒等)。

(1)遗传性:芬兰型,法国型(弥漫性系膜硬化)。

(2)原发性:出生后早期发生的原发性肾病综合征。

2. 遗传性进行性肾炎 如 Alport 综合征。

3. 家族性再发性血尿 如薄基底膜肾病。

4. 其他 如甲-膑综合征。

第三节　急性肾小球肾炎

急性肾小球肾炎(AGN)简称急性肾炎,是儿科常见的一种与感染有关的急性免疫性肾小球疾病;临床表现为急性起病,水肿、少尿、血尿伴不同程度蛋白尿、高血压或肾功能不全等。病程多在 1 年内,多发生于儿童和青少年,以 5～14 岁多见,男女之比为 2:1。急性肾小球肾炎可分为急性链球菌感染后肾小球肾炎(APSGN)和非链球菌感染后肾小球肾炎。本节主要讲 ASPGN。

一、病因

尽管本病有多种病因,但绝大多数病例属 A 组 β 溶血性链球菌急性感染后引起的免疫复合物性肾小球肾炎。溶血性链球菌感染后,肾炎的发生率一般在 0～20%。

二、发病机制

根据流行病学、免疫学及临床方面的研究,目前认为急性肾小球肾炎是由 A 组 β 溶血性链球菌感染引起的一种免疫复合物性肾小球肾炎(图 10-1)。

三、临床表现

急性肾小球肾炎临床表现轻重悬殊,轻者甚至无临床症状,仅于尿检时发现异常;重者在起病 2 周以内可出现严重循环充血、高血压脑病、急性肾功能衰竭而危及生命。

1. 前驱感染 急性肾小球肾炎发病前驱感染常为链球菌所致的上呼吸道感染,如急性化脓性扁桃体炎、咽炎、淋巴结炎、猩红热等,或是皮肤感染,包括脓疱病、疖肿等(图 10-2)。由前驱感染至发病有一无症状间歇期,呼吸道感染引起者约 10 天(6～12 天),皮肤感染引起者为 20 天(14～28 天)。

2. 典型表现 链球菌感染后 1～3 周起病,主要表现为血尿、水肿、高血压,程度不等的肾功能损害。

(1)水肿、少尿:水肿是最常见的症状,是由肾小球滤过率降低导致水钠潴留引起。多数

Note

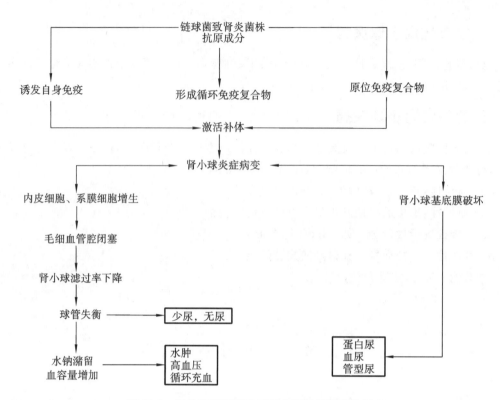

图 10-1　急性链球菌感染后肾小球肾炎发病机制

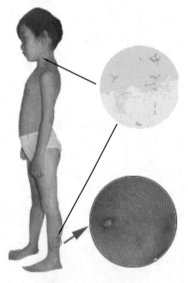

图 10-2　前驱感染灶

为轻、中度水肿,先是眼睑水肿,渐及全身,为非凹陷性,同时出现少尿,甚至无尿。随着尿量增多,水肿逐渐消退。

（2）血尿:半数患儿有肉眼血尿;镜下血尿几乎见于所有病例。由于红细胞和血红蛋白的原因,肉眼观察尿液呈烟熏色、洗肉水样、茶色或咖啡色。肉眼血尿严重时伴排尿不适甚至排尿困难,通常 1~2 周后即转为镜下血尿,少数患儿持续3~4周。也可因感染、劳累而暂时反复。镜下血尿持续1~3个月,少数患儿延续半年或更久,但绝大多数可恢复。患儿可出现不同程度的蛋白尿,但 24 h 尿蛋白定量正常或轻度增高。

（3）高血压:见于 30%~80% 的病例,是由水钠潴留、血容量增加所致,一般为轻或中度增高。大多在发病最初 4~5 天内发生,1~2 周后随利尿消肿而血压降至正常。

出现上述症状的同时,患儿常有乏力、恶心、呕吐、头晕,年长儿诉腰部钝痛,年幼儿主诉腹痛。

3. 严重病例

（1）严重循环充血:由于水钠潴留,血容量增加而出现循环充血。轻者出现呼吸增快,肝大;严重者出现明显气急,端坐呼吸、频繁咳嗽、咯粉红色泡沫样痰,两肺布满湿啰音,心脏扩大,心率增快,有时呈奔马律,危重者可因急性肺水肿而在数小时内死亡。

（2）高血压脑病:多发生于急性肾小球肾炎病程早期,起病一般较急,表现为剧烈头痛、频繁恶心、呕吐,继之视力障碍,眼花、复视、暂时性黑蒙,并有嗜睡或烦躁,如不及时治疗则发生惊厥、昏迷,少数患儿暂时偏瘫失语,严重时发生脑疝。

（3）急性肾功能不全：严重少尿或无尿患儿可出现暂时性氮质血症、电解质紊乱和代谢性酸中毒。一般持续3～5天，在尿量逐渐增多后，病情好转。若持续数周仍不恢复，则预后不良。

知识链接 10-1

急性肾小球肾炎非典型表现

1. 无症状的亚临床病例：可无水肿、高血压、肉眼血尿，仅于链球菌感染流行时，或急性肾小球肾炎患儿的密切接触者中行尿常规检查时，发现镜下血尿，或者尿检正常，仅血清补体 C_3 降低，6～8周后恢复。

2. 肾外症状性急性肾小球肾炎：临床表现有水肿、高血压，甚至有严重循环充血及高血压脑病，而尿中改变轻微或尿常规正常，此类患儿血清补体 C_3 急性下降，6～8周恢复的典型规律性变化，此点有助于诊断。

3. 与肾病综合征近似的急性肾小球肾炎：尿蛋白及水肿严重，部分患儿还可有血浆蛋白下降及高脂血症，而不易与肾病综合征区别。

四、辅助检查

1. 尿液检查 尿蛋白（＋）～（＋＋），镜下除见大量红细胞外，可见透明、颗粒或红细胞管型。

2. 血常规 红细胞计数及血红蛋白可稍低，是由血容量扩大，血液稀释所致。白细胞计数可正常或增高，此与原发感染灶是否继续存在有关。血沉增快，2～3个月内恢复正常。

3. 血生化 抗链球菌溶血素"O"（ASO）多数升高。

4. 免疫学 早期血清补体（CH_{50}、C_3）下降，多于病后6～8周恢复正常。

5. 肾功能 血尿素氮、肌酐有时升高。

五、诊断及鉴别诊断

1. 诊断要点

（1）病史：年龄、前驱感染史。

（2）临床表现：急性起病，具备血尿、蛋白尿和管型尿、水肿及高血压等特点。

（3）急性期血清 ASO 滴度升高，补体 C_3 浓度降低，均可用于诊断急性肾小球肾炎。

2. 鉴别诊断 急性肾小球肾炎必须注意和以下疾病相鉴别。

（1）其他病原体感染的肾小球肾炎：多种病原体可引起急性肾小球肾炎，可从原发感染灶及各自临床特点相区别。

（2）IgA肾病：以血尿为主要症状，表现为反复发作性肉眼血尿，多在上呼吸道感染后24～48 h出现血尿，多无水肿、高血压，血清补体 C_3 正常。确诊需靠肾活检免疫病理。

（3）慢性肾炎急性发作：既往肾炎史不详，无明显前驱感染，除有肾炎症状外，常有贫血，肾功能异常，低比重尿或固定低比重尿，尿改变以蛋白增多为主。

（4）特发性肾病综合征：具有肾病综合征表现的急性肾小球肾炎需与特发性肾病综合征相鉴别。若患儿呈急性起病，有明确的链球菌感染的证据，血清补体 C_3 降低，肾活检病理为毛细血管内增生性肾炎者有助于急性肾小球肾炎的诊断。

（5）其他：还应与急进性肾小球肾炎或其他系统性疾病引起的肾炎如紫癜性肾炎、狼疮性肾炎等相鉴别。

Note

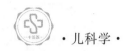

六、治疗

本病为自限性疾病,无特异疗法。主要是对症处理,注意观察并及时处理严重症状。

1. 加强休息 休息能减少潜在并发症的发生,起病2周内患儿应卧床休息;水肿消退、血压正常、肉眼血尿消失后可下床活动;血沉正常者可上学,但应避免体育活动;尿红细胞 Addis 计数正常后可恢复体力活动。

2. 控制饮食 低盐饮食,每天摄入盐量在 60 mg/kg 左右;有氮质血症时限制蛋白质的入量,每天 0.5 g/kg;供给高糖饮食以满足患儿热量需要。在尿量增加、水肿消退、血压正常后,可恢复正常饮食,以保证患儿生长发育的需要。

3. 清除感染灶 应用青霉素 10~14 天。

4. 对症治疗

(1) 利尿:有明显水肿、少尿或有高血压及循环充血者,应用利尿剂。可选用氢氯噻嗪 1~2 mg/(kg·d),分 2~3 次口服。无效时用呋塞米,口服 2~5 mg/(kg·d),注射每次 1~2 mg/kg,每天 1~2 次。

(2) 降压:凡经休息,控制水盐摄入、利尿而血压仍高者均应给予降压药。①利血平口服或肌内注射。②卡托普利口服,开始剂量为 0.25 mg/(kg·d),最大剂量为 1 mg/(kg·d),分 3 次口服。③硝苯地平口服或舌下含服,开始剂量为 0.25 mg/(kg·d),最大剂量为 1 mg/(kg·d),分 3 次口服。

(3) 高血压脑病:①降压:选择降压效力强且起效迅速的药物如硝普钠,5~20 mg 加入 5% 葡萄糖液 100 mL 中,以 1 μg/(kg·min) 速度静脉滴注,用药时严密监测血压,随时调节药液滴速,每分钟不宜超过 8 μg/kg,以防发生低血压。滴注时针筒、输液管等须用黑纸覆盖,以免药物遇光分解。②止痉:选用水合氯醛、苯巴比妥或地西泮。③必要时可用脱水剂或速效利尿剂。

(4) 严重循环充血的治疗:首先严格限制水、钠入量,尽快降压、利尿,可给予呋塞米静脉注射。使用硝普钠(用法同上)。

(5) 急性肾功能衰竭:维持水、电解质平衡,及时处理高钾血症、低钠血症等,必要时采用透析疗法。

七、预后和预防

本病预后良好。绝大多数患儿能完全恢复,少数病例可有持续尿异常,死亡病例在 1% 以下,主要死因是急性肾衰竭。预防和及时治疗链球菌感染是预防本病的关键,对急性扁桃体炎、猩红热及脓疱疮患儿应尽早、彻底地治疗。链球菌感染后 1~3 周内应检查尿常规,以便及时发现和治疗本病。

第四节 肾病综合征

肾病综合征(nephrotic syndrome,NS)是一组由于肾小球滤过膜通透性增强,导致血浆内大量蛋白质从尿中丢失的临床综合征。临床特点主要为"三高一低",即大量蛋白尿、低白蛋白血症、高脂血症和明显水肿。四项中以大量蛋白尿和低白蛋白血症为必要条件。

肾病综合征在儿童肾脏疾病中发病率仅次于急性肾小球肾炎。男女比例为(3~4):1。发病年龄多为学龄前期,3~5 岁为发病高峰。肾病综合征按病因可分为原发性、继发性和先天性三种类型,以原发性(PNS)最常见。

一、病因及发病机制

肾病综合征的病因及发病机制目前尚不明确,近年有研究表明,肾病综合征的发病与免疫、遗传及环境等因素有关。

1. 大量蛋白尿 多种致病因素导致肾小球滤过膜静电屏障或分子滤过屏障破坏,使大量血浆蛋白随尿液滤出,形成高选择性蛋白尿或低选择性蛋白尿。大量蛋白尿又可引起以下病理生理改变。

2. 低白蛋白血症 血浆白蛋白从尿中大量丢失和从肾小球滤出后被肾小管吸收分解是造成肾病综合征低白蛋白血症的主要原因;肝脏合成白蛋白的速度和白蛋白分解代谢率的改变也使血浆白蛋白降低。

3. 高脂血症 患儿血清总胆固醇、甘油三酯和低密度、极低密度脂蛋白增高,其主要机制是低白蛋白血症促进肝脏合成脂蛋白增加,其中的大分子脂蛋白难以从肾脏排出而蓄积于体内,导致了高脂血症。血中胆固醇和低密度脂蛋白持续升高,而高密度脂蛋白却正常或降低,促进了动脉硬化的形成;持续高脂血症者,脂质从肾小球滤出,可导致肾小球硬化和肾间质纤维化。

4. 明显水肿 水肿的发生与下列因素有关。

(1)低白蛋白血症降低血浆胶体渗透压,当血浆白蛋白低于 25 g/L 时,液体将在间质区潴留;低于 15 g/L 则可有腹水或胸水形成。

(2)血浆胶体渗透压降低使血容量减少,刺激了渗透压和容量感受器,促使 ADH 和肾素-血管紧张素-醛固酮分泌、心钠素减少,最终使远端肾小管钠、水吸收增加,导致水钠潴留。

(3)低血容量使交感神经兴奋性增高,近端肾小管 Na^+ 吸收增加。

(4)某些肾内因子改变了肾小管管周体液平衡机制,使近曲小管 Na^+ 吸收增加。

5. 其他 患儿体液免疫功能降低与血清 IgG 和补体系统 B、D 因子从尿中大量丢失有关,也与 T 淋巴细胞抑制 B 淋巴细胞 IgG 合成转换有关。抗凝血酶Ⅲ丢失,而Ⅳ、Ⅴ、Ⅶ因子和纤维蛋白原增多,使患儿处于高凝状态。由于钙结合蛋白降低,血清结合钙可以降低;当 $25-(OH)-D_3$ 结合蛋白同时丢失时,游离钙也降低。另一些结合蛋白降低,可使结合型甲状腺素(T_3、T_4)、血清铁、锌和铜等微量元素降低;转铁蛋白减少则可发生低色素小细胞性贫血。

二、病理

常见的病理类型有微小病变和非微小病变,后者包括局灶节段性肾小球硬化、系膜增生性肾炎、膜性肾病和膜增殖性肾炎。儿童以微小病变为常见。

三、临床表现

一般起病隐匿,常无明显诱因,部分患儿起病前有感染史。水肿为最常见的临床表现,开始见于眼睑,以后逐渐遍及全身,呈凹陷状。未治疗或时间长的病例可有腹水或胸水。常伴有尿量减少,颜色变深,无并发症的患儿无肉眼血尿,而短暂的镜下血尿可见于大约 15% 的患儿。大多数血压正常,约 15% 的患儿有轻度高血压,严重的高血压通常不支持微小病变型肾病综合征的诊断。一般肾功能正常者,急性肾衰竭少见。部分病例晚期可有肾小管功能障碍,出现低血磷性佝偻病、肾性糖尿、氨基酸尿和酸中毒等。

四、并发症

1. 感染 感染为最常见的并发症。包括上呼吸道、皮肤、泌尿系感染和原发性腹膜炎等,其中上呼吸道感染最多见,占感染总数的50%以上。上呼吸道感染中病毒感染常见,细菌感染中以肺炎链球菌感染为主,结核杆菌感染亦应引起重视。另外肾病患儿的医院感染不容忽视,以呼吸道感染和泌尿系感染最多见,致病菌以条件致病菌为主。原发性腹膜炎常见于有腹水的患儿,致病菌以荚膜菌(如肺炎链球菌)和大肠杆菌为多见,临床表现为发热、腹痛和腹胀,腹肌紧张和反跳痛可不显著。

2. 电解质紊乱和低血容量 常见的电解质紊乱有低钠、低钾、低钙血症。患儿因不恰当长期禁盐或长期食用不含钠的食盐代用品、过多使用利尿剂以及感染、呕吐、腹泻等因素可致低钠血症。临床表现可有厌食、乏力、懒言、嗜睡、血压下降甚至出现休克、抽搐等。另外由于低白蛋白血症,血浆胶体渗透压下降、显著水肿而常有血容量不足,尤其在各种诱因引起低钠血症时易出现低血容量性休克。

3. 血栓形成 肾病综合征高凝状态易致各种动、静脉血栓形成,以肾静脉血栓形成常见,表现为突发腰痛、出现血尿或血尿加重,少尿甚至发生肾衰竭。但临床以不同部位血管血栓形成的亚临床型更多见。除肾静脉血栓形成外,还可出现以下症状:①两侧肢体水肿程度差别固定,不随体位改变而变化,多见下肢深静脉血栓形成。②皮肤突发紫斑并迅速扩大。③阴囊水肿,呈紫色。④顽固性腹水。⑤下肢疼痛伴足背动脉搏动消失等症状时,应考虑下肢动脉血栓形成。股动脉血栓形成是儿童肾病综合征并发的急症之一,如不及时进行溶栓治疗可导致肢端坏死而需截肢。⑥不明原因的咳嗽、咯血或呼吸困难而无肺部阳性体征时要警惕肺栓塞,其中半数可无临床症状。⑦突发的偏瘫、面瘫、失语或神志改变等神经系统症状在排除高血压脑病、颅内感染性疾病时要考虑脑栓塞。血栓缓慢形成者临床症状多不明显。

4. 急性肾衰竭 5%微小病变型肾病综合征患儿可并发急性肾衰竭。

5. 肾小管功能障碍 除原有肾小球的基础病可引起肾小管功能损害外,由于大量尿蛋白的重吸收,可导致肾小管(主要是近曲小管)功能损害。可出现肾性糖尿或氨基酸尿,严重者呈Fanconi综合征。

五、实验室检查

1. 尿液分析

(1) 常规检查:尿蛋白定性多在(+++),约15%有短暂镜下血尿,大多可见透明管型、颗粒管型和卵圆脂肪小体。

(2) 蛋白定量:24 h尿蛋白定量≥50 mg/kg为肾病范围的蛋白尿。尿蛋白/尿肌酐(mg/mg),正常儿童上限为0.2,肾病综合征患儿≥3.0。

2. 血清白蛋白、胆固醇和肾功能测定 血清白蛋白浓度≤25 g/L可诊断为肾病综合征的低白蛋白血症。胆固醇<5.7 mmol/L和甘油三酯升高,LDL和VLDL增高,HDL多正常。BUN、Cr多正常,肾炎性肾病综合征可升高,晚期患儿可有肾小管功能损害。

3. 血清补体测定 微小病变型肾病综合征或单纯性肾病综合征患儿血清补体水平正常,肾炎性肾病综合征患儿血清补体可下降。

4. 感染依据的检查 对新诊断病例应进行血清学检查寻找链球菌感染证据及其他病原学检查,如乙肝病毒感染的证据等。

5. 系统性疾病的血清学检查 对新诊断的肾病综合征患儿需检测抗核抗体(ANA)、抗-dsDNA抗体、Smith抗体等。对具有血尿、血清补体减少并有临床表现的患儿尤其重要。

6. 高凝状态和血栓形成的检查 多数原发性肾病患儿存在不同程度的高凝状态,血小板增多,血小板聚集率增加,血浆纤维蛋白原增加,尿纤维蛋白裂解产物(FDP)增高。对疑有血栓形成者可行彩色多普勒B型超声检查以明确诊断,有条件者可行数字减影血管造影检查(DSA)。

7. 经皮肾穿刺组织病理学检查 多数儿童肾病综合征不需要进行诊断性肾活检。肾病综合征肾活检指征为对糖皮质激素治疗耐药或频繁复发者和临床或实验室证据支持肾炎性肾病或慢性肾小球肾炎者。

六、诊断与鉴别诊断

凡具有前述"三高一低"四大特征,其中大量蛋白尿和低白蛋白血症为必要条件,排除过敏性紫癜性肾炎、系统性红斑狼疮性肾炎、乙肝病毒相关性肾炎等后,即可诊断为原发性肾病综合征;而后进行临床分型;对激素治疗不敏感者应进行肾活检以明确病理类型,指导诊断和治疗。

1. 明确病理类型

(1)单纯型:占儿童肾病总数的80%左右。多见于2～7岁儿童,男女比例约为2:1,全身可凹陷性水肿,水肿严重者可有少尿,一般无血尿及高血压,血清补体C_3、肾功能正常,病理改变多为微小病变,激素敏感,预后良好。

(2)肾炎型:占儿童肾病总数的20%左右。多见于学龄期儿童,四大特征不如单纯型显著,可出现血尿、高血压、肾功能减退或血清补体C_3降低,病理改变多为非微小病变,激素治疗效果欠佳或较差,预后则因病变程度而不同。

2. 鉴别诊断

(1)过敏性紫癜性肾炎:好发于青少年,有典型的皮肤紫癜,可伴关节痛、腹痛及黑便,多在皮疹出现后1～4周出现血尿和蛋白尿,典型皮疹有助于鉴别。

(2)系统性红斑狼疮性肾炎:好发于青中年女性,根据多系统受累的临床表现及免疫学检查可检出多种自身抗体。

(3)糖尿病肾病:好发于中老年人,肾病综合征常见于病程10年以上的糖尿病患者。早期可发现尿微量白蛋白排出增加,以后逐渐发展为大量蛋白尿、肾病综合征。糖尿病病史及特征性眼底改变有助于鉴别诊断。

七、治疗

1. 一般治疗

(1)休息:一般无须严格限制活动,严重水肿、高血压者应卧床,但应经常变换体位,预防血管栓塞并发症。

(2)饮食:水肿患儿要低盐(2 g/d)饮食,严重水肿、高血压时应予无盐饮食;严重水肿时适当限水;适量摄入优质蛋白2 g/(kg·d);注意补充维生素D(500～1000 IU/d)及钙剂。

(3)防治感染:加强皮肤护理;避免到公共场所;预防接种需待症状缓解、停药3个月后进行;接触麻疹、水痘者,暂时减激素量并注射丙种球蛋白。

(4)利尿剂的应用:激素敏感者用药7～10天可利尿,一般无须给利尿剂;水肿严重有胸水、腹水而呼吸困难、因其他原因暂不能服用激素或激素不敏感者,可给利尿剂以改善全身情况。常用氢氯噻嗪(2～5 mg/(kg·d))、螺内酯(3～5 mg/(kg·d));对水肿明显、血容量相对不足者,可先给予低分子右旋糖酐每次10 mL/kg快速静脉滴注(1 h左右)后静脉推注呋塞米;尽量不用无盐白蛋白或血浆。在大量利尿时必须注意防止发生低血容量性休克和直立性低血压。

2. 糖皮质激素类药物 糖皮质激素类药物是目前肾病综合征诱导缓解的首选药。

(1)初治病例诊断确定后应尽早选用泼尼松治疗。6个月为中疗程,多适用于初治患者;9个月为长疗程,多适用于复发者。

①短程疗法:泼尼松2 mg/(kg·d)(按身高标准体重,以下同),最大量60 mg/d,分次服

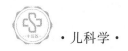

用,共 4 周。4 周后不管效果如何,均改为泼尼松 1.5 mg/kg 隔天晨顿服,共 4 周,全疗程共 8 周,然后骤然停药。短程疗法易复发,国内少用。

②中、长期疗法:可用于各种类型的肾病综合征。先服泼尼松 2 mg/(kg·d),最大量 60 mg/d,分次服用。若 4 周内尿蛋白转阴,则自转阴后至少巩固 2 周方开始减量,以后改为隔天 2 mg/kg 早餐后顿服,继用 4 周,以后每 2~4 周减总量 2.5~5.0 mg,直至停药。疗程必须达 6 个月(中程疗法)。开始治疗后 4 周内尿蛋白未转阴者可继服至尿蛋白阴转后 2 周,一般不超过 8 周。以后再改为隔天 2 mg/kg,早餐后顿服,继用 4 周,以后每 2~4 周减量一次,直至停药,疗程 9 个月(长程疗法)。

(2)复发和糖皮质激素依赖性肾病的其他激素治疗。

①调整糖皮质激素的剂量和疗程:糖皮质激素治疗后或在减量过程中复发者,原则上再次恢复到初始疗效剂量或上一个疗效剂量。或改隔天疗法为每天疗法,或将激素减量的速度放慢,延长疗程。同时注意查找患儿有无感染或影响糖皮质激素疗效的其他因素存在。

②更换糖皮质激素制剂:对于泼尼松疗效较差的病例,可换用其他糖皮质激素制剂,如阿赛松、康宁克通 A 等。

③甲基泼尼松龙冲击治疗:慎用,宜在肾脏病理基础上,选择适应证。

(3)激素治疗的副作用:长期超生理剂量使用糖皮质激素可见以下副作用。

①代谢紊乱,可出现明显柯兴貌、肌肉萎缩无力、伤口愈合不良、蛋白质营养不良、高血糖、尿糖、水钠潴留、高血压、尿中失钾、高尿钙和骨质疏松。

②消化性溃疡和精神欣快感、兴奋、失眠甚至出现精神病、癫痫发作等;还可发生白内障、无菌性股骨头坏死、高凝状态、生长停滞等。

③易发生感染或诱发结核灶的活动。

④急性肾上腺皮质功能不全、戒断综合征。

3. 免疫抑制剂 主要用于肾病综合征频繁复发、糖皮质激素依赖、耐药或出现严重副作用者。在小剂量糖皮质激素隔天使用的同时可选用下列免疫抑制剂。

(1)环磷酰胺:一般剂量 2.0~2.5 mg/(kg·d),分 3 次口服,疗程为 8~12 周,总量不超过 200 mg/kg。或用环磷酰胺冲击治疗,剂量 10~12 mg/(kg·d),加入 5% 葡萄糖盐水 100~200 mL 内静脉滴注 1~2 h,连续 2 天为 1 个疗程。嘱患儿多饮水,每 2 周重复 1 个疗程,累积量<200 mg/kg。副作用有白细胞减少、秃发、肝功能损害、出血性膀胱炎等,少数可发生肺纤维化。最需要注意的是其远期性腺损害。根据病情需要可小剂量、短疗程、间断用药,避免青春期前和青春期用药。

(2)其他免疫抑制剂:可根据病情需要选用苯丁酸氮芥、环孢素 A、硫唑嘌呤霉酚酸酯及雷公藤多苷片等。

4. 抗凝及纤溶药物疗法 肝素钠、潘生丁、尿激酶等可防治血栓形成、减轻蛋白尿。

(1)肝素钠:1 mg/(kg·d),加入 10% 葡萄糖液 50~100 mL 中静脉滴注,每天 1 次,2~4 周为 1 个疗程。亦可选用低分子肝素,病情好转后改口服抗凝药维持治疗。

(2)尿激酶:有直接激活纤溶酶溶解血栓的作用。一般剂量为 3 万~6 万 U/d,加入 10% 葡萄糖液 100~200 mL 中,静脉滴注,1~2 周为 1 个疗程。

(3)口服抗凝药:双嘧达莫 5~10 mg/(kg·d),分 3 次饭后服,6 个月为 1 个疗程。

5. 免疫调节剂 一般作为糖皮质激素辅助治疗,适用于常伴感染、频繁复发或糖皮质激素依赖者。左旋咪唑 2.5 mg/kg,隔天用药,疗程 6 个月。副作用为胃肠不适、流感样症状、皮疹、中性粒细胞下降,停药即可恢复。

6. 血管紧张素转化酶抑制剂(ACE1) 对改善肾小球局部血流动力学,减少尿蛋白,延缓肾小球硬化有良好作用。尤其适用于伴有高血压的肾病综合征患儿。常用制剂有卡托普利、

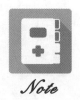

依那普利、福辛普利等。

八、肾病综合征的转归判定

1. 临床治愈 完全缓解,停止治疗超过 3 年未复发。

2. 完全缓解 血常规、血生化及尿检查完全正常。

3. 部分缓解 尿蛋白阳性<(+++)。

4. 未缓解 尿蛋白≥(+++)。

九、预后

肾病综合征的预后转归与其病理变化关系密切。微小病变型预后最好,灶性肾小球硬化和系膜毛细血管性肾小球肾炎预后最差。90%～95%的微小病变型患儿首次应用糖皮质激素有效。其中85%可有复发,复发在第 1 年比以后更常见。3～4 年未复发者,其后有 95%的概率不复发。微小病变型发展成尿毒症者极少,可死于感染或糖皮质激素严重副作用。

第五节 泌尿系感染

泌尿系感染(urinary tract infection,UTI)是指病原体直接侵入尿路,在尿液中生长繁殖,并侵犯尿路黏膜或组织而引起损伤的一组炎症性疾病。按病原体侵袭的部位不同,分为肾盂肾炎、膀胱炎和尿道炎。肾盂肾炎又称上尿路感染,膀胱炎和尿道炎合称下尿路感染。根据有无临床症状,分为症状性泌尿系感染和无症状性细菌尿。

1987 年全国 21 省市儿童尿过筛检查统计显示,UTI 占儿童泌尿系统疾病总人数的12.5%。女童 UTI 的发病率普遍高于男童。无症状性细菌尿是儿童 UTI 的一个重要组成部分,见于各年龄、性别的儿童,甚至见于 3 个月以下的婴儿,但以学龄期女童更常见。

一、病因与发病机制

细菌引起 UTI 的发病机制错综复杂,是宿主内在因素与细菌致病菌相互作用的结果。

1. 易感因素

(1)尿道周围菌种的改变及尿液性状的变化,为致病菌入侵和繁殖创造了条件。

(2)细菌黏附于尿路上皮细胞(定植)是其在泌尿道增殖引起 UTI 的先决条件。

(3)UTI 患儿分泌型 IgA 的产生存在缺陷,使尿中分泌型 IgA 浓度减低,增加发生 UTI的机会。

(4)先天性或获得性尿路畸形,增加 UTI 的危险性。

(5)新生儿和婴儿抗感染能力差,易患 UTI。尿布、尿道口常受细菌污染,且局部防卫能力差,易致上行性细菌感染。

(6)糖尿病、高钙血症、高血压、慢性肾脏疾病、镰状细胞贫血及长期使用糖皮质激素或免疫抑制剂的患儿,其 UTI 的发病率可增高。

2. 感染途径

(1)上行性细菌感染:致病菌从尿道口上行并进入膀胱,引起膀胱炎,膀胱内的致病菌再经输尿管移行至肾脏,引起肾盂肾炎,这是 UTI 最主要的途径。引起上行性细菌感染的致病菌主要是大肠杆菌,其次是变形杆菌和其他肠杆菌,膀胱输尿管反流(VUR)常是上行性细菌感染的直接通道。

（2）血源性细菌感染：经血源途径侵袭的致病菌主要是金黄色葡萄球菌，通常是全身性败血症的一部分。

（3）淋巴细菌感染和直接蔓延：结肠内的细菌和盆腔感染可通过淋巴管感染肾脏，肾脏周围邻近器官和组织的感染也可直接蔓延至肾脏。

3. 致病菌 致病菌均可引起 UTI，以革兰阴性杆菌为主，大肠埃希菌是 UTI 中最常见的致病菌，占 60%～80%。其他如变形杆菌、肺炎克雷伯菌、铜绿假单胞菌也较常见，少数为肠球菌和葡萄球菌。1 岁以上男童主要致病菌是变形杆菌。10～16 岁的女童，白色葡萄球菌亦常见；肺炎克雷伯菌和肠球菌多见于新生儿 UTI。

二、临床表现

1. 急性感染

（1）新生儿以全身症状为主，多由血行感染引起。败血症伴黄疸、隐性细菌尿，可有发热、体温不升、皮肤苍白、体重不增、拒乳、腹泻、嗜睡和惊厥等。

（2）婴幼儿期全身症状重，主要为腹痛、腹泻、呕吐等。排尿时哭闹、尿恶臭，可因尿频而致顽固性尿布皮炎，夜间原无遗尿而出现遗尿。

（3）学龄前期及学龄期儿童下尿路感染以膀胱刺激症状为主，上尿路感染以发热、寒战、腰痛、肾区叩击痛、肋脊角压痛等为主。大肠杆菌所致的出血性膀胱炎可有血尿。

2. 慢性感染 病程多在 6 个月以上。可间歇出现脓尿或菌尿。病程久者可有贫血、乏力、发育迟缓等表现。

3. 无症状性细菌尿 在常规的尿过筛检查中，可以发现健康儿童中存在有意义的细菌尿，但无任何尿路感染症状。这种现象可见于各年龄组，在儿童中以学龄期女童常见。无症状性细菌尿患儿常伴有尿路畸形和既往有症状的尿路感染史，病原体多数是大肠埃希菌。

三、实验室检查

1. 尿常规检查及尿细胞计数

（1）尿常规检查：如清洁中段尿离心沉渣中白细胞＞5 个/HP，即可怀疑为 UTI，血尿也很常见。肾盂肾炎患儿有中等蛋白尿、白细胞管型尿及晨尿比重和渗透压减低。

（2）1 h 尿白细胞排泄率测定，白细胞数大于 30×10^4/h 为阳性，可怀疑 UTI，小于 20×10^4/h 为阴性，可排除 UTI。

2. 尿培养细菌学检查 尿细菌培养及菌落计数是诊断 UTI 的主要依据。通常认为中段尿培养菌落数＞10^5/mL 可确诊，$10^4 \sim 10^5$/mL 为可疑，＜10^4/mL 为污染。伴有严重尿路刺激症状的女童，如果尿中有较多白细胞，中段尿细菌定量培养≥10^2/mL，且致病菌为大肠杆菌类或腐物寄生球菌等，也可诊断为 UTI，临床高度怀疑 UTI 而尿普通细菌培养阴性的，应做 L 型细菌和厌氧菌培养。

3. 尿液直接涂片法找细菌 油镜下如每个视野都能找到一个细菌，表明尿内细菌数在 10^5/mL 以上。

4. 亚硝酸盐试纸条试验（Griess 试验） 大肠杆菌、副大肠杆菌和肺炎克雷伯菌呈阳性，产气、变形、绿脓和葡萄球菌为弱阳性，粪链球菌、结核分枝杆菌阴性。如采用晨尿，可提高其阳性率。

四、影像学检查

病情迁延或者反复感染者，应做影像学检查，目的在于以下几点。

（1）检查泌尿系有无先天性或获得性畸形。

（2）了解以前由于漏诊或治疗不当所引起的慢性肾损害或瘢痕进展情况。

（3）辅助上尿路感染的诊断。

常用的影像学检查有 B 型超声检查、静脉肾盂造影加断层摄片（检查肾瘢痕形成）、排泄性膀胱尿路造影（检查 VUR）、动态、静态肾核素造影、CT 扫描等。

五、诊断与鉴别诊断

年长儿 UTI 症状与成人相似，尿路刺激症状明显，常是就诊的主诉。如能结合实验室检查，可立即得以确诊。但对于婴幼儿，特别是新生儿，由于尿路刺激症状不明显或缺如，而常以全身表现较为突出，易致漏诊。故对病因不明的发热患儿都应反复做尿液检查，争取在用抗生素治疗前进行尿培养和药敏试验，凡具有真性细菌尿者，即清洁中段定量培养菌落数$\geqslant 10^5$/mL 或球菌$\geqslant 10^3$/mL，或耻骨上膀胱穿刺尿定性培养有细菌生长，即可确立诊断。

UTI 需与肾小球肾炎、肾结核及急性尿道综合征相鉴别。急性尿道综合征的临床表现为尿频、尿急、尿痛、排尿困难等尿路刺激症状，但清洁中段尿培养无细菌生长或为无意义性细菌尿。

六、治疗

治疗的目的是控制症状、根除病原体、去除诱发因素、预防再发。

1. 一般处理

（1）急性期需卧床休息，鼓励患儿多饮水以增加尿量，女童还应注意外阴的清洁卫生。

（2）鼓励患儿进食，供给足够的能量、丰富的蛋白质和维生素，以增强机体的抵抗力。

（3）对症治疗：对高热、头痛、腰痛的患儿应给予解热镇痛剂缓解症状，对尿路刺激症状明显者，可用阿托品、山莨菪碱等抗胆碱药物治疗或口服碳酸氢钠碱化尿液，以减轻尿路刺激症状。

2. 抗菌药物治疗 选用抗生素的原则：对肾盂肾炎患儿应选择血浓度高的药物，对膀胱炎患儿应选择尿浓度高的药物；对上行性细菌感染患儿，首选磺胺类药物。如发热等全身症状明显或属血源性细菌感染，多选用青霉素类、氨基糖苷类或头孢菌素类单独或联合治疗；根据尿培养及药敏试验结果，同时结合临床疗效选用抗生素；药物在肾组织、尿液、血液中都应有较高的浓度；选用的药物抗菌能力强、抗菌谱广，最好用强效杀菌剂，且不易使细菌产生耐药菌株；对肾功能损害小的药物。

（1）症状性 UTI 的治疗：对单纯性 UTI，在进行尿细菌培养后，初治首选阿莫西林/克拉维酸钾，20～40 mg/(kg·d)，分 3 次口服；或者复方磺胺异恶唑（SMZCo），按 SMZ 50 mg/(kg·d)，TMP 10 mg/(kg·d)计算，分 2 次口服，连用 7～10 天。待尿细菌培养结果出来后，根据药敏试验结果选用抗菌药物。

对上尿路感染或有尿路畸形患儿，在进行细菌培养后一般选用两种抗菌药物。新生儿和婴儿用新生儿和婴儿用头孢曲松，75 mg/(kg·d)，每天 1 次，加头孢噻肟钠 150 mg/(kg·d)静脉注射，疗程 10～14 天。治疗开始后应随访尿细菌培养，必要时根据尿细菌培养药敏试验结果调整用药。1 岁后幼儿用氨苄西林 100～200 mg/(kg·d)静脉缓慢滴注，疗程共 10～14 天。治疗开始后应连续 3 天送尿细菌培养，若 24 h 后尿细菌培养阴转，表示所用药物有效，否则按尿细菌培养药敏试验结果调整用药。停药 1 周后再做尿细菌培养一次。

（2）无症状性细菌尿的治疗：单纯无症状性细菌尿一般无须治疗。但若合并尿路梗阻、VUR 或存在其他尿路畸形或既往感染使肾脏留有陈旧性瘢痕者，则应积极选用上述抗菌药物治疗。疗程 7～14 天，继之给予小剂量抗菌药物预防，直至尿路畸形被矫治为止。

（3）再发 UTI 的治疗：再发 UTI 有两种类型，即复发和再感染。复发是指原来感染的细菌未完全杀灭，在适宜的环境下细菌再度滋生繁殖，绝大多数患儿复发多在治疗后 1 个月内发生。再感染是指上次感染已治愈，本次是由不同细菌或菌株再次引发。再感染多见于女童，多在停药物后 6 个月内发生。再发 UTI 的治疗在进行尿细菌培养后选用 2 种抗菌药物治疗，疗

151

程以 10~14 天为宜,然后予以小剂量药物维持,以防再发。

3. 积极矫治尿路畸形 以膀胱输尿管逆流最常见,其次是尿路梗阻和膀胱憩室,一经证实应及时予以矫治,否则 UTI 难被控制。

4. UTI 的局部治疗 常采用膀胱内药液灌注治疗,主要治疗顽固性慢性膀胱炎经全身给药治疗无效者。

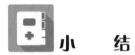

案例导入 10-2

案例导入 10-1 补充

接诊的周医生详细询问了病史,并且给小宝做了全面的身体检查,得到以下新的信息:小宝 3 个星期以前曾患过化脓性扁桃体炎,吃了镇卫生院医生开的阿莫西林克拉维酸钾后就好了。体检发现小宝双眼睑轻度水肿,双下肢水肿,心率 105 次/分,血压 140/95 mmHg。辅助检查见尿液呈棕色,尿蛋白阳性,红细胞满视野。

问题:

1. 根据上述信息,考虑最可能的诊断是什么?需要和哪些疾病进行鉴别?
2. 还需要进行哪些检查来支持你的诊断?

 小 结

急性链球菌感染后肾小球肾炎、肾病综合征和泌尿系感染是儿童泌尿系统的常见病,部分病例起病隐匿、病程迁延,甚至进展到终末期肾衰竭。急性肾小球肾炎症状可轻可重,轻者仅在体检时发现镜下血尿,重者短时间内出现肾功能不全,要注意及时发现和处理严重病例。肾病综合征经常发生反复或复发,严重影响患儿的健康,要多鼓励患儿及家属,增强战胜疾病的信心;激素治疗要规范;预后与病理类型有密切关系,微小病变型肾病综合征预后较好。

(王洪涛)

第十一章　造血系统疾病

学习目标

1. 掌握：营养性缺铁性贫血、营养性巨幼红细胞贫血的病因、临床表现、实验室检查。
2. 熟悉：营养性缺铁性贫血、营养性巨幼红细胞贫血的发病机制及治疗原则。
3. 了解：小儿造血的特点。

本章 PPT

案例导入 11-1

　　患儿，女，8个月。近1个月家长发觉患儿面色、口唇略苍白，来医院进一步诊断、治疗。出生体重 3.1 kg，混合喂养，以母乳为主，近期刚添加辅食，辅食种类不多，按期预防接种。目前体重 10.5 kg，身长 72 cm，贫血貌、睑结膜苍白、巩膜和皮肤无黄染、无出血点；浅表淋巴结未及，肝脾肋下未及。母亲孕期有轻度贫血史。血常规：RBC 4.2×10^{12}/L、Hb 80 g/L、MCV 70 fL、MCH 24 pg、MCHC 286%、WBC 7.0×10^9/L、PLT 220×10^9/L、网织红细胞 1.0%。血涂片：红细胞大小不等，以小为主，中心淡染区扩大。血清铁 6 μmol/L。骨髓检查：提示增生性贫血。铁染色：胞外铁（一），胞内铁（十）。

　　问题：

　　1. 根据上述信息，初步诊断是什么？依据是什么？

　　2. 应该如何治疗？

第一节　小儿造血和血常规特点

一、小儿造血特点

（一）胚胎期造血

造血是血细胞形成的过程。根据造血组织发育和造血部位发生的先后，可将此期分为三个不同的阶段。

1. 中胚叶造血期　在胚胎第 3 周开始出现卵黄囊造血，之后在中胚叶组织中出现广泛的原始造血成分，其中主要是原始的有核红细胞。在胚胎第 6 周后，中胚叶造血开始减退。

2. 肝脾造血期　自胚胎第 6～8 周时开始，肝脏出现活动的造血组织，并成为胎儿中期的主要造血部位，4～5 个月时达高峰，6 个月后逐渐减退。肝造血主要产生有核红细胞，在此期间胎盘也是一个造血部位。

Note

自胚胎第 8 周起脾脏开始造血,以生成红细胞占优势,稍后粒系造血也相当活跃,至 12 周时出现淋巴细胞和单核细胞。胎儿 5 个月之后,脾脏造红细胞和粒细胞的功能逐渐减退,至出生时成为终生造血淋巴器官。

胸腺是中枢淋巴器官,胚胎第 6～7 周已出现胸腺,并开始生成淋巴细胞。来源于卵黄囊、肝脏或骨髓的淋巴干细胞,在胸腺中经包括胸腺素在内的微环境诱导,分化为具有细胞免疫功能的前 T 淋巴细胞和成熟 T 淋巴细胞,并迁移至周围淋巴组织,在相应的微环境中分化为不同的亚群,这种功能维持终生。此外,胚胎期胸腺还有短暂的生成红细胞和粒细胞的功能。

自胚胎第 11 周淋巴结开始生成淋巴细胞,从此,淋巴结成为终生造淋巴细胞和浆细胞的器官。胎儿期淋巴结亦有短暂的红系造血功能。

3. 骨髓造血期 胚胎第 6 周开始出现骨髓,但至胎儿 4 个月时才开始造血活动,并迅速成为主要的造血场所,直至出生 2～5 周后成为唯一的造血场所。

(二) 出生后造血

1. 骨髓造血 出生后主要是骨髓造血。婴幼儿期所有骨髓均为红髓,全部参与造血,以满足生长发育的需要。5～7 岁开始,脂肪组织(黄髓)逐渐代替长骨中的造血组织,因此,年长儿和成人红髓仅限于肋骨、胸骨、脊椎、骨盆、颅骨、锁骨和肩胛骨,但黄髓仍有潜在的造血功能,当造血需要增加时,它可转变为红髓而恢复造血功能。小儿在出生后前几年缺少黄髓,故造血代偿潜力小,如果造血需要增加,就会出现骨髓外造血。

2. 骨髓外造血 在正常情况下,骨髓外造血极少。出生后,尤其在婴儿期,当发生感染性贫血或溶血性贫血等造血需要增加时,肝、脾和淋巴结可随时适应需要,恢复到胎儿时期的造血状态,出现肝、脾、淋巴结肿大。同时外周血中可出现有核红细胞和(或)幼稚中性粒细胞。这是小儿造血器官的一种特殊反应,称为骨髓外造血,感染及贫血纠正后即恢复正常。

二、小儿血常规特点

(一) 红细胞

1. 红细胞数 由于胎儿期处于相对缺氧状态,红细胞生成素合成增加,故红细胞数和血红蛋白量较高,出生时红细胞数为 $(5.0～7.0)×10^{12}/L$。未成熟儿与足月儿基本相等,可稍低。出生后 6～12 h,因进食较少和不显性失水,其红细胞数和血红蛋白量往往比出生时高些。出生后随着自主呼吸的建立,血氧含量增加,红细胞生成素减少,骨髓造血功能暂时性降低,网织红细胞减少;胎儿红细胞寿命较短,且破坏较多(生理性溶血);由于婴儿生长发育迅速,循环血量迅速增加等因素,至 2～3 个月时(早产儿较早)红细胞数降至 $3.0×10^{12}/L$ 左右,出现轻度贫血,称为生理性贫血。生理性贫血呈自限性,3 个月以后,红细胞数又缓慢增加,于 12 岁时达成人水平。此外,新生儿外周血中可见到少量有核红细胞,出生后 1 周内消失。

2. 血红蛋白 出生时血红蛋白含量为 150～220 g/L,至 2～3 个月时血红蛋白含量降至 100 g/L 左右,即生理性贫血,之后,血红蛋白含量又缓慢增加,于 12 岁时达成人水平。

3. 网织红细胞 在出生 3 天内为 0.04～0.06,于出生后第 7 天迅速下降至 0.02 以下,并维持在较低水平,约为 0.003。以后随生理性贫血恢复而短暂上升,婴儿期以后约与成人相同。

(二) 白细胞

1. 白细胞数 出生时白细胞数为 $(15～20)×10^9/L$,出生后 6～12 h 达 $(21～28)×10^9/L$,然后逐渐下降,1 周时平均为 $12×10^9/L$,婴儿期白细胞数维持在 $10×10^9/L$ 左右,8 岁以后接近成人水平。

2. 白细胞分类 主要是中性粒细胞与淋巴细胞比例的变化。出生时中性粒细胞约占 0.65,淋巴细胞约占 0.30。随着白细胞总数的下降,中性粒细胞比例逐渐下降,出生后 4～6 天时两者比例约相等;至 1～2 岁时淋巴细胞约占 0.60,中性粒细胞约占 0.35,之后中性粒细胞比例逐渐上升,至 4~6 岁时两者比例又相等,呈现两个交叉(图 11-1);7 岁以后白细胞分类与成人相似。此外,新生儿外周血中也可出现少量幼稚中性粒细胞,但在数天内即消失。

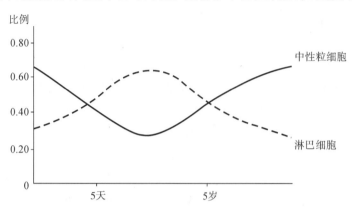

图 11-1 中性粒细胞和淋巴细胞比例出现交叉

（三）血小板数

血小板数与成人相似,为 $(150\sim300)\times10^9/L$。

（四）血红蛋白种类

血红蛋白分子由两对多肽链组成,构成血红蛋白分子的多肽链共有 6 种,分别为 α、β、γ、δ、ε 和 ζ 链,不同的血红蛋白分子由不同的多肽链组成。正常情况下可有 6 种不同的血红蛋白分子:胚胎期的血红蛋白为 Gower、Gower2 和 Portland;胎儿期的血红蛋白为 HbF;成人血红蛋白分为 HbA 和 HbA2 两种。

血红蛋白 Gower、Gower2 和 Portland 在胚胎 12 周时消失,并为 HbF 所代替。胎儿 6 个月时 HbF 占 0.90,而 HbA 仅占 0.05~0.10;以后 HbA 合成逐渐增加,至出生时 HbF 约占 0.70,HbA 约占 0.30,HbA2<0.01。出生后 HbF 迅速为 HbA 所代替,1 岁时 HbF 不超过 0.05,2 岁时 HbF 不超过 0.02。成人的 HbA 约占 0.95,HbA2 占 0.02~0.03,HbF 不超过 0.02。

（五）血容量

小儿血容量比成人相对较多,新生儿血容量约占体重的 10%,平均为 300 mL。儿童占体重的 8%~10%,成人血容量占体重的 6%~8%。

第二节 小儿贫血概述

知识链接 11-1

小儿贫血判断标准

根据世界卫生组织的资料,血红蛋白(Hb)的低限值在 6~59 个月者为 110 g/L,血细胞比容(HCT)为 0.33;5~11 岁 Hb 为 115 g/L,HCT 为 0.34;12~14 岁 Hb 为 120 g/L,HCT 为 0.36;海拔每升高 1000 m,血红蛋白上升 4%。低于此值为贫血。6 个月以下的婴儿由于生理性贫血等因素,血红蛋白值变化较大,目前尚无统一标准。我国小儿血液会议(1989 年)建议:血红蛋白在新生儿期<145 g/L,1~4 个月(不含 4 个月)时<90 g/L,4~6 个月时<100 g/L 者为贫血。

贫血是指外周血中单位容积内的红细胞数或血红蛋白含量低于正常。红细胞数和血红蛋白含量随年龄不同而有差异。

一、贫血的分类

（一）按程度分类

根据外周血中血红蛋白含量可分为四度。血红蛋白从正常值下限至 90 g/L 者为轻度；60～90 g/L 者为中度；30～60 g/L 者为重度；＜30 g/L 者为极重度。

新生儿血红蛋白为 120～144 g/L 者为轻度；90～120 g/L 者为中度；60～90 g/L 者为重度；＜60 g/L 者为极重度。

（二）按病因分类

根据造成贫血的原因，将其分为红细胞或血红蛋白生成不足性贫血、溶血性贫血和失血性贫血三类。

1. 红细胞和血红蛋白生成不足性贫血

（1）造血物质缺乏：如铁缺乏（缺铁性贫血）、维生素 B_{12} 和叶酸缺乏（巨幼红细胞贫血）、维生素 A 缺乏、维生素 B_6 缺乏、铜缺乏、维生素 C 缺乏、蛋白质缺乏等。

（2）骨髓造血功能障碍：如再生障碍性贫血、单纯红细胞再生障碍性贫血。

（3）感染性及炎症性贫血：如流感嗜血杆菌、金黄色葡萄球菌、链球菌感染等。

（4）其他：慢性肾病所致贫血、铅中毒所致贫血、癌症性贫血等。

2. 溶血性贫血 可由红细胞内在异常或红细胞外在因素引起。

（1）红细胞内在异常：①红细胞膜结构缺陷：如遗传性球形红细胞增多症、遗传性椭圆形红细胞增多症、棘状红细胞增多、阵发性睡眠性血红蛋白尿等。②红细胞酶缺乏：如葡萄糖-6-磷酸脱氢酶（G-6-PD）缺乏、丙酮酸激酶（PK）缺乏等。③血红蛋白合成与结构异常：如地中海贫血、异常血红蛋白病等。

（2）红细胞外在因素：①免疫因素：体内存在破坏红细胞的抗体，如新生儿溶血症、自身免疫性溶血性贫血、药物所致的免疫性溶血性贫血等。②非免疫因素：如感染、理化因素、毒素、脾功能亢进、弥散性血管内凝血等。

3. 失血性贫血 包括急性失血和慢性失血引起的贫血。

（三）按形态分类

根据红细胞数、血红蛋白含量和血细胞比容，计算平均红细胞容积（MCV）、平均红细胞血红蛋白量（MCH）、平均红细胞血红蛋白浓度（MCHC），将贫血分为四类（表 11-1）。

表 11-1　贫血的细胞形态分类

	MCV/fL	MCH/pg	MCHC/(%)
正常值	80～94	28～32	32～38
大细胞性贫血	＞94	＞32	32～38
正细胞性贫血	80～94	28～32	32～38
单纯小细胞性贫血	＜80	＜28	32～38
小细胞低色素性贫血	＜80	＜28	＜32

二、贫血的临床表现

贫血的临床表现与其病因、程度轻重、起病缓急等因素有关。急性贫血（如急性失血或溶血)者,虽贫血程度轻,亦可引起严重症状甚至休克。慢性贫血者若机体各器官的代偿功能较好,可无症状或症状较轻,当代偿不全时才逐渐出现症状。红细胞的主要功能是携带氧,因此,贫血时将由于组织、器官缺氧而产生一系列症状。

1. 一般表现 皮肤、黏膜苍白为突出表现。贫血时皮肤(面部、耳轮、手掌等)、黏膜(睑结膜、口腔黏膜)及甲床呈苍白色。重度贫血时皮肤往往呈蜡黄色,易误诊为轻度黄疸。相反,伴有黄疸、青紫或其他皮肤色素改变时可掩盖贫血的表现。此外,病程较长的患儿还常有易疲倦、毛发干枯、营养低下、体格发育迟缓等症状。

2. 造血器官反应 婴幼儿期的骨髓几乎全是红髓。贫血时,骨髓不能进一步代偿而出现骨髓外造血,表现为肝、脾、淋巴结肿大,外周血中可出现有核红细胞、幼稚粒细胞。

3. 各系统症状

(1)循环系统和呼吸系统:贫血时可出现呼吸加速、心率加快、脉搏增强、动脉压增高的表现,有时可见毛细血管搏动。重度贫血失代偿时,则出现心腔扩大、心前区收缩期杂音,甚至发生充血性心力衰竭。

(2)消化系统:胃肠运动及消化分泌功能均受影响,出现食欲减退、恶心、腹胀或便秘等。偶有舌炎、舌乳头萎缩等。

(3)神经系统:常表现为精神不振、注意力不集中、情绪易激动等。年长儿可有头痛、眩晕、眼前有黑点或耳鸣等症状。

三、贫血的诊断要点

贫血是综合征,只有查清贫血的原因,才能进行合理和有效的治疗。因此,详细询问病史、全面的体格检查和进行必要的实验室检查,才能对贫血的病因进行准确的判断。

(一)病史

1. 发病年龄 可提供诊断线索,不同年龄发生贫血的病因不同。出生即严重贫血者要考虑产前或产时失血;出生后 48 h 内出现贫血伴有黄疸者,新生儿溶血症可能性较大;婴儿期发病者多考虑营养缺乏性贫血、遗传性溶血性贫血;儿童期发病者多考虑慢性出血性贫血、再生障碍性贫血、其他造血系统疾病、全身性疾病引起的贫血。

2. 病程经过和伴随症状 起病快、病程短者,提示急性溶血或急性失血;起病缓慢者,提示营养缺乏性贫血、慢性失血、慢性溶血等。如伴有黄疸和血红蛋白尿提示溶血;伴有呕血、便血、血尿、淤斑等提示出血性疾病;伴有神经和精神症状,如嗜睡、震颤等提示维生素 B_{12} 缺乏;伴有骨痛提示骨髓浸润性病变,肿瘤性疾病多伴有发热、肝及淋巴结肿大。

3. 喂养史 详细了解婴幼儿的喂养方法及饮食的质与量,对诊断和病因分析有重要意义。单纯乳类喂养未及时添加辅食的婴儿,易患营养性缺铁性贫血或巨幼红细胞贫血;幼儿及年长儿饮食质量差或搭配不合理者,可能为缺铁性贫血。

4. 过去史 询问有无寄生虫病史,特别是钩虫病史;询问其他系统疾病史,包括消化系统疾病、慢性肾病、严重结核、慢性炎症性疾病(如类风湿病)等可引起贫血的有关疾病。此外,还要询问是否服用过对造血系统有不良影响的药物,如氯霉素、磺胺等。

5. 家族史 与遗传有关的贫血,如遗传性球形红细胞增多症、G-6-PD 缺乏、地中海贫血等,家族(或近亲)中常有同病患者。

(二)体格检查

1. 生长发育 慢性贫血患儿往往有生长发育障碍。某些遗传性溶血性贫血,特别是重型 β 地中海贫血,除生长发育障碍外,还可有特殊面貌,如额突出、眼距宽、鼻梁低、下颌骨较大等。

2. 营养状况 营养不良常伴有慢性贫血。

3. 皮肤、黏膜　皮肤、黏膜苍白的程度一般与贫血程度成正比。小儿自主神经功能不稳定,故面颊的潮红与苍白有时不一定能正确反映有无贫血,观察甲床、眼结膜及唇黏膜的颜色比较可靠。长期慢性贫血者皮肤呈苍黄色,甚至呈古铜色;反复输血者皮肤常有色素沉着。如贫血伴有皮肤、黏膜出血点或淤斑,要注意排除出血性疾病和白血病。伴有黄疸时提示溶血性贫血。

4. 指甲和毛发　缺铁性贫血的患儿指甲薄、脆弱,严重者指甲扁平甚至呈匙状甲。巨幼红细胞贫血患儿头发细黄、干稀、无光泽,有时呈绒毛状。

5. 肝、脾和淋巴结　肝、脾和淋巴结肿大是小儿贫血的重要体征。肝、脾轻度肿大多提示髓外造血;肝、脾明显肿大且以脾大为主者,多提示遗传性溶血性贫血。贫血伴有明显淋巴结肿大者,应考虑造血系统恶性病变(如白血病、恶性淋巴瘤等)。

除上述病史与体检资料外,还应注意贫血对各系统的影响,如心脏扩大和心尖部收缩期杂音等,以及各系统其他损害与贫血的因果关系。

（三）实验室检查

血液检查是贫血鉴别诊断不可缺少的措施,临床上应由简入繁进行。一般根据病史、体格检查和初步的实验室检查资料,大多数贫血可以经过综合分析作初步诊断或确定诊断。对一些病情复杂暂时不能明确诊断者,亦可根据初步线索进一步选择必要的实验室检查。

1. 外周血象　这是一项既简单而又重要的检查方法。根据红细胞和血红蛋白含量可判断有无贫血及其严重程度,并可根据形态分类协助病因诊断。仔细观察血涂片中红细胞的大小、形态及染色情况。如红细胞较小、染色浅、中央淡染色区扩大,多提示缺铁性贫血;红细胞呈球形、染色深,常提示遗传性球形红细胞增多症;红细胞大小不等,染色浅并有异形、靶形和碎片者,多提示地中海贫血;红细胞形态正常,则常见于急性溶血或骨髓造血功能障碍。白细胞和血小板计数以及观察血涂片中白细胞和血小板的质和量的改变,对判断贫血的原因也有帮助。

网织红细胞计数可反映骨髓造红细胞的功能:增多提示骨髓造血功能活跃,可见于急、慢性溶血或失血性贫血;减少提示造血功能低下,可见于再生障碍性贫血、营养性贫血等。此外,在治疗过程中定期检查网织红细胞计数,有助于判断疗效,如缺铁性贫血经合理治疗后网织红细胞在1周左右即开始增加。

2. 骨髓检查　骨髓涂片检查可直接了解骨髓造血细胞生成的质和量的变化,对某些贫血(如白血病、再生障碍性贫血、营养性巨幼红细胞贫血)的诊断具有决定性意义。骨髓活检对白血病、转移瘤等骨髓病变具有诊断价值。

3. 血红蛋白分析检查　如血红蛋白碱变性试验、血红蛋白电泳、包涵体生成试验等,对地中海贫血和异常血红蛋白病的诊断有重要意义。

4. 红细胞脆性试验　脆性增高见于遗传性球形红细胞增多症,脆性减低则见于地中海贫血。

5. 特殊检查　红细胞酶活力测定对先天性红细胞酶缺乏所致的溶血性贫血有诊断意义;抗人球蛋白试验可诊断自身免疫性溶血;血清铁、铁蛋白、红细胞游离原卟啉等检查可以协助诊断缺铁性贫血;核素铬可以测定红细胞寿命;基因诊断对遗传性溶血性贫血不但有诊断意义,还有产前诊断价值。

四、贫血的治疗原则

（一）去除病因

这是治疗贫血的关键,有些贫血在病因去除后很快可以痊愈。对一些贫血原因暂时未明的,应积极寻找病因,予以去除。

（二）一般治疗

加强护理,预防感染,改善饮食质量和搭配等。

（三）药物治疗

针对贫血的病因,选择有效的药物。如补充铁剂治疗缺铁性贫血;补充维生素 B_{12} 和叶酸治疗巨幼红细胞贫血;补充肾上腺皮质激素治疗自身免疫性溶血性贫血、先天性纯红细胞再生障碍性贫血;"强化"免疫抑制(抗胸腺球蛋白、环孢素等)治疗再生障碍性贫血等。

（四）输注红细胞

当贫血引起心功能不全时,输注红细胞是抢救措施。长期慢性贫血者,若代偿功能良好,可不必输注红细胞;必须输注时应注意量和速度,贫血越严重,一次输注量越少且速度宜慢。一般选用浓缩红细胞,每次 $5\sim10$ mL/kg,速度不宜过快,以免引起心力衰竭和肺水肿。对于贫血合并肺炎的患儿,每次输注红细胞量更应减少,速度减慢。

（五）造血干细胞移植

造血干细胞移植是目前根治严重遗传性溶血性贫血、再生障碍性贫血和"高危"白血病的有效方法。

（六）并发症治疗

婴幼儿贫血易合并急慢性感染、营养不良、消化功能紊乱等,应予以积极治疗。同时还应考虑贫血与合并症的相互影响的特点,比如要考虑到贫血的患儿对体液失衡的调节能力较差,易在治疗过程中出现水、电解质代谢紊乱等。

第三节 营养性贫血

营养性贫血是由于各种原因,导致造血原料供应不足,红细胞及血红蛋白含量低于正常值的血液系统疾病。其临床表现并不局限于血液系统。尽管人们生活水平有了明显提高,但是营养性贫血的发病率仍然较高。因此,科学"营养"是降低营养性贫血发病率的重要措施。

一、缺铁性贫血

缺铁性贫血(iron deficiency anemia,IDA)是由于体内铁缺乏而导致的血红蛋白合成减少的贫血症,临床上以小细胞低色素性贫血、血清铁蛋白减少和铁剂治疗有效为特点。本病在婴幼儿中发病率高,严重危害小儿的身体健康,是我国重点防治的小儿常见病之一。

（一）铁的代谢

1. 人体内铁元素的含量及分布 正常人体内的铁总量随着年龄、体重、性别和血红蛋白水平的不同而异。正常成年男性体内铁总量约为 50 mg/kg,女性约为 35 mg/kg,新生儿约为 75 mg/kg。铁总量中约 64% 的铁用于合成血红蛋白;32% 以铁蛋白及含铁血黄素形式储存于骨髓、肝和脾内;32% 合成肌红蛋白;不到 1% 存在于含铁酶内和以运转铁的形式存在于血浆中。

2. 铁的来源 铁的来源主要有以下两种。

（1）外源性铁:主要来自食物,占人体铁摄入量的 1/3;分为血红素铁和非血红素铁,前者吸收率高于后者。动物性食物含铁量高且为血红素铁,吸收率达 $10\%\sim25\%$;母乳与牛乳含铁量均低,但母乳的铁吸收率比牛乳高 2～3 倍。植物性食物中的铁是非血红素铁,吸收率为 1.7%～7.9%。

(2) 内源性铁:体内红细胞衰老或破坏所释放的血红蛋白铁,占人体铁摄入量的 2/3,几乎全部被再利用。

3. 铁的吸收和转运 食物中的铁主要以 Fe^{2+} 的形式在十二指肠和空肠上段被吸收。进入肠黏膜细胞的 Fe^{2+} 被氧化成 Fe^{3+},部分与细胞内的去铁蛋白(apoferritin)结合形成铁蛋白(ferritin),暂时保存在肠黏膜细胞中。另一部分与细胞质中载体蛋白结合后,移出细胞外进入血液,与血浆中的转铁蛋白(transferrin)结合,随血液循环将铁运送到需铁和储铁组织,供给机体利用;红细胞破坏后释放出的铁,也同样通过与转铁蛋白结合运送到骨髓等组织,被利用或储存。

肠黏膜细胞调节铁的吸收,这种调节作用又通过体内储存铁和转铁蛋白受体(TfR)来调控。当体内储存铁充足或造血功能减退时,转铁蛋白受体与铁复合物合成减少,铁蛋白合成增加,肠黏膜细胞内的铁大部分以铁蛋白形式储存,随肠黏膜细胞的自然脱落而被排出体外,因而吸收减少;当体内缺铁或造血功能增强时,转铁蛋白受体合成增加,铁蛋白合成减少,肠黏膜细胞内的转铁蛋白受体与铁复合物进入血流,铁的吸收增加。

肠腔内一些因素也影响铁的吸收。维生素 C、稀盐酸、果糖、氨基酸等还原物质等使 Fe^{3+} 还原为 Fe^{2+},有利于铁的吸收;磷酸、草酸等可与铁形成不溶性铁酸盐,不利于铁的吸收;植物纤维、茶、咖啡、蛋、牛奶、抗酸药物等可抑制铁的吸收。

正常情况下,血浆中的转铁蛋白仅 1/3 与铁结合,此结合的铁称为血清铁(serum iron,SD);其余 2/3 的转铁蛋白仍具有与铁结合的能力,在体外加入一定量的铁可使其达到饱和状态,所加的铁量即为未饱和铁结合力。血清铁与未饱和铁结合力之和称为血清总铁结合力(total iron binding capacity,TIBC)。血清铁在总铁结合力中所占的百分比称为转铁蛋白饱和度(transferrin saturation,TS)。

4. 铁的利用与储存 铁到达骨髓造血组织后即进入幼红细胞,在线粒体中与原卟啉结合形成血红素,血红素与珠蛋白结合形成血红蛋白。此外,铁参与肌红蛋白和某些酶(如细胞色素 C、单胺氧化酶、核糖核酸还原酶、琥珀酸脱氢酶等)的合成。在体内未被利用的铁以铁蛋白及含铁血黄素的形式储存。在机体需要铁时,这两种铁均可被利用,通过还原酶的作用,使铁蛋白中的 Fe^{2+} 释放,然后被氧化酶氧化成 Fe^{3+},与转铁蛋白结合后被转运到需铁的组织。

5. 铁的排泄 正常情况下每天仅有极少量的铁排出体外。小儿每天排出约 15 $\mu g/kg$,约 2/3 随脱落的肠黏膜细胞、红细胞、胆汁由肠道排出,其余经肾脏和汗腺排出,表皮细胞脱落也可失去极微量的铁。

6. 铁的需要量 小儿由于生长发育的需要,每天需摄入的铁量相对较成人多。足月儿自出生后 4 个月至 3 岁每天需铁量约为 1 mg/kg;早产儿需铁较多,约达 2 mg/kg。各年龄小儿每天铁摄入总量不宜超过 15 mg。

7. 胎儿期和儿童期铁代谢特点

(1) 胎儿期铁代谢特点:胎儿通过胎盘从母体获得铁,以孕后期 3 个月获得铁量最多,平均每天约 4 mg。故足月儿从母体所获得的铁足够其出生后 4～5 个月内的需要;早产儿从母体获得的铁较少,容易发生缺铁。当孕母严重缺铁时,母体转铁蛋白受体的代偿性增加和胎盘摄铁能力的下降亦可影响胎儿对铁的获取。

(2) 婴幼儿期铁代谢的特点:足月儿体内总铁量约为 75 mg/kg,其中 25% 为储存铁。出生后由于生理性溶血释放的铁较多,而生理性贫血期造血功能相对较低下,加之从母体获得的铁一般能满足 4 个月的需要,故婴儿早期不易发生缺铁。但早产儿从母体获得的铁少,且生长发育更迅速,可较早发生缺铁。约 4 月龄以后,从母体获得的铁逐渐耗尽,加上此期生长发育迅速,造血较活跃,因此对膳食铁的需要量增加,而婴儿的主食母乳和牛乳的铁含量均较低,不能满足机体的需要,储存铁耗尽后即可发生缺铁,故 6 个月至 2 岁的小儿缺铁性贫血发生率高。

（3）儿童期和青春期铁代谢特点：儿童期一般较少缺铁。如果此期出现缺铁,主要原因是偏食,使摄取的铁不足;或是食物搭配不合理,使铁的吸收受抑制;而肠道慢性失血也是此期缺铁的原因之一。青春期由于生长发育迅速,对铁的需要量增加,初潮以后少女月经过多造成铁的丢失也是此期缺铁的主要原因。

（二）病因

1. 先天储铁不足　胎儿从母体获得的铁以妊娠最后 3 个月最多,故早产、双胎或多胎、胎儿失血和孕母严重缺铁等均可使胎儿储铁减少。

2. 铁摄入量不足　这是缺铁性贫血的主要原因。母乳、牛乳、谷物中含铁量均较低,如果不及时添加含铁较多的辅食,容易发生缺铁性贫血。

3. 生长发育需求　婴儿期生长发育较快,5 个月时和 1 岁时体重分别为出生时的 2 倍和 3 倍;随着体重增加,血容量也增加较快,1 岁时血液循环中的血红蛋白含量增加 2 倍;早产儿的体重及血红蛋白增加倍数更高。如不及时添加含铁丰富的食物,则易致缺铁。

4. 铁的吸收障碍　食物搭配不合理可影响铁的吸收。慢性腹泻不仅铁的吸收不良,而且铁的排泄也增加。

5. 铁的丢失过多　正常婴儿每天排泄铁量比成人多。每 1 mL 血约含铁 0.5 mg,长期慢性失血可致缺铁,如肠息肉、梅克尔憩室、膈疝、钩虫病等可致慢性失血,用不经加热处理的鲜牛乳喂养的婴儿可因对牛乳过敏而致肠出血(每天失血约 0.7 mL)。

（三）发病机制

1. 缺铁对血液系统的影响　铁是合成血红蛋白的原料,缺铁时血红素生成不足,进而血红蛋白合成减少,导致新生的红细胞内血红蛋白含量不足,细胞质减少,细胞变小;而缺铁对细胞的分裂、增殖影响较小,故红细胞数量减少程度不如血红蛋白明显,从而形成小细胞低色素性贫血。

缺铁通常经过以下三个阶段才发生贫血：①铁减少期(iron depletion,ID)：此阶段体内储存铁已减少,但供给红细胞合成血红蛋白的铁尚未减少。②红细胞生成缺铁期(iron deficient erythropoiesis,IDE)：此期储存铁进一步耗竭,红细胞生成所需的铁亦不足,但循环中血红蛋白的量尚未减少。③缺铁性贫血期(iron deficiency anemia,IDA)：此期出现小细胞低色素性贫血,还有一些非造血系统的症状。

2. 缺铁对其他系统的影响　缺铁可影响肌红蛋白的合成,并可使多种含铁酶(如细胞色素 C、单胺氧化酶、核糖核苷酸还原酶、琥珀酸脱氢酶等)的活性降低。这些含铁酶与生物氧化、组织内呼吸、神经介质分解与合成有关,故铁缺乏时可引起细胞重要功能紊乱,不能正常发挥功能。尤其是单胺氧化酶的活性降低,造成重要的神经介质,如 5-羟色胺、去甲肾上腺素、肾上腺素及多巴胺发生明显变化,因而产生一些非造血系统的表现。如体力下降、易疲劳、表情淡漠、注意力不集中、记忆力减退和智力减低等。缺铁还可引起组织器官的异常,如口腔黏膜异常角化、舌炎、胃酸分泌减少、脂肪吸收不良和反甲等。此外,缺铁还可引起细胞免疫功能降低,易患感染性疾病。

（四）临床表现

任何年龄均可发病,以 6 个月至 2 岁最多见。发病缓慢,其临床表现与病情轻重有关。

1. 一般表现　皮肤、黏膜逐渐苍白,以唇、口腔黏膜及甲床较明显;易疲乏,不爱活动。年长儿可诉头晕、眼前发黑、耳鸣等。

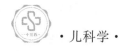

2. 骨髓外造血表现 由于骨髓外造血，肝、脾可轻度肿大。年龄越小，病程越长，贫血越重，肝大、脾大就越明显。

3. 非造血系统症状

（1）消化系统症状：食欲减退，少数有异食癖（如嗜食泥土、墙皮、煤渣等）；可出现口腔炎、舌炎或舌乳头萎缩；可有呕吐、腹泻，重者可出现萎缩性胃炎或吸收不良综合征。

（2）神经系统症状：表现为烦躁不安或萎靡不振、精神不集中、记忆力减退、智力多数低于同龄儿。

（3）心血管系统症状：严重贫血时心率增快，严重者心脏增大，甚至发生心力衰竭。

（4）其他：因细胞免疫功能降低，常合并感染。可因上皮组织异常而出现反甲。

（五）实验室检查

1. 外周血象 血红蛋白含量降低比红细胞数减少明显，呈小细胞低色素性贫血。外周血涂片可见红细胞大小不等，以小细胞为多，中央淡染区扩大。平均红细胞容积（MCV）＜80 fL，平均红细胞血红蛋白含量（MCH）＜26 pg，平均红细胞血红蛋白浓度（MCHC）＜31％。网织红细胞数正常或轻度减少。白细胞、血小板一般无改变。

2. 骨髓象 增生活跃，以中、晚幼红细胞增生为主。各期红细胞均较小，胞浆少，染色偏蓝，显示胞浆成熟程度落后于胞核。粒细胞和巨核细胞系一般无明显异常。

3. 有关铁代谢的检查

（1）血清铁蛋白（serum ferritin，SF）：可较敏感地反映体内储存铁的情况，因而是诊断铁减少期（ID）的敏感指标。放射免疫法测定的 SF 正常值：小于 3 个月婴儿为 194～238 μg/L；3 个月后为 18～91 μg/L，SF 小于 12 μg/L 提示缺铁。由于感染、肿瘤、肝脏和心脏疾病时 SF 值明显升高，故当缺铁合并这些疾病时 SF 值可不降低，此时测定红细胞内碱性铁蛋白有助于诊断。

（2）红细胞游离原卟啉（free erythrocyte protoporphyrin，FEP）：红细胞内缺铁时 FEP 不能完全与铁结合成血红素，血红素减少又反馈性地使 FEP 合成增多，未被利用的 FEP 在红细胞内堆积，导致 FEP 值增高。当 FEP 值大于 0.9 μmol/L（500 μg/kg）即提示细胞内缺铁。如 SF 值降低、FEP 升高而未出现贫血，这是缺铁时红细胞生成缺铁期（IDE）的典型表现。FEP 增高还见于铅中毒、慢性炎症和先天性原卟啉增多症。

（3）血清铁（SI）、总铁结合力（TIBC）和转铁蛋白饱和度（TS）：这三项检查反映血浆中的铁含量，通常在缺铁性贫血期（IDA）才出现异常，即 SI 和 TS 降低，TBC 升高。SI 正常值为 12.8～31.3 μmol/L（75～175 μg/kg），小于 10.7 μmol/L（60 μg/kg）有意义，但其生理变异大，并且在感染、恶性肿瘤、类风湿关节炎等疾病时也可降低。TIBC 大于 62.7 μmol/L（30 μg/kg）有意义；其生理变异较小，在病毒性肝炎时可增高，TS 小于 15％有诊断意义。

4. 骨髓可染铁 骨髓涂片用普鲁士蓝染色镜检，细胞外铁减少。观察红细胞内铁粒细胞数，如果小于 15％，提示储存铁减少（细胞内铁减少），这是一项反映体内储存铁的敏感而可靠的指标。

（六）诊断

根据病史，特别是喂养史、临床表现和血象特点，一般可做出初步诊断。进一步进行有关铁代谢的生化检查有确诊意义，必要时可进行骨髓检查，用铁剂治疗有效可证实诊断。

地中海贫血、异常血红蛋白病、维生素 B$_6$ 缺乏性贫血、铁粒幼红细胞贫血和铅中毒等亦表现为小细胞低色素性贫血，应根据各病临床特点和实验室检查特征加以鉴别。

（七）治疗

主要原则为去除病因和补充铁剂。

Note

162

1. 一般治疗 加强护理,保证充足睡眠;避免感染,如伴有感染者应积极控制感染;重度贫血者注意保护心脏功能。根据患儿消化能力,适当增加含铁丰富的食物,注意饮食的合理搭配,以增加铁的吸收。

2. 去除病因 对饮食不当者应纠正不合理的饮食习惯和食物组成,有偏食习惯者应予纠正。如有慢性失血性疾病,如钩虫病、肠道畸形等,应给予及时治疗。

3. 铁剂治疗

(1)口服铁剂:铁剂是治疗缺铁性贫血的特效药,若无特殊原因,应采用口服法给药;二价铁容易吸收,故临床均选用二价铁盐制剂。常用的口服铁剂有硫酸亚铁(含元素铁 20%)、富马酸亚铁(含元素铁 33%)、葡萄糖酸亚铁(含元素铁 12%)、琥珀酸亚铁(含元素铁 35%)等。口服铁剂的剂量为元素铁每天 4~6 mg/kg,分 3 次口服,以两餐之间口服为宜。为减少胃肠不良反应,可从小剂量开始,如无不良反应,可在 1~2 天内加至足量。近年的研究显示,蛋白琥珀酸铁每天 1 次的临床疗效与传统铁剂每天 3 次相当,但依从性增高。同时服用维生素 C,可增加铁的吸收。牛乳、茶、咖啡及抗酸药等与铁剂同服均可影响铁的吸收。

(2)注射铁剂:注射铁剂较容易发生不良反应,甚至可发生过敏反应致死,故应慎用。其适应证如下:①诊断确定,但口服铁剂后无治疗反应者;②口服铁剂后胃肠反应严重,改变制剂种类、剂量及给药时间仍无改善者;③由于胃肠疾病、胃肠手术后不能应用口服铁剂或口服铁剂吸收不良者。

常用注射铁剂有山梨醇枸橼酸铁复合物,专供肌内注射用;右旋糖酐铁复合物,为氢氧化铁与右旋糖酐铁复合物,可供肌内注射或静脉注射;葡萄糖氧化铁,供静脉注射用。补给铁剂 12~24 h 后,细胞内含铁酶开始恢复,烦躁等精神症状减轻,食欲增加。网织红细胞于服药 2~3 天后开始上升,5~7 天达高峰,2~3 周后下降至正常值。治疗 1~2 周后血红蛋白含量逐渐上升,通常治疗 3~4 周达到正常值。如 3 周内血红蛋白含量上升不足 20 g/L,应注意寻找原因。如治疗效果满意,血红蛋白含量恢复正常后再继续服用铁剂 6~8 周,以增加铁储存量。

4. 输注红细胞 一般不必输注红细胞。输注红细胞的适应证:①贫血严重,尤其是发生心力衰竭者;②合并感染者;③急需外科手术者。贫血越严重,每次输注量应越少。Hb 在 30 g/L 以下者应采用等量换血方法;Hb 在 30~60 g/L 者,每次可输注浓缩红细胞 4~6 mL/kg;Hb 在 60 g/L 以上者,不必输注红细胞。

(八)预防

做好卫生宣教工作,使全社会,尤其是家长认识到缺铁对小儿的危害性及做好预防工作的重要性,使之成为儿童保健工作中的重要内容。

主要预防措施:①提倡母乳喂养,因为母乳中铁的吸收利用率较高;②做好喂养指导,无论是母乳或人工喂养的婴儿,均应及时添加含铁丰富且铁吸收率高的辅助食品,如精肉、血、动物内脏、鱼等,并注意合理搭配膳食,婴儿如以鲜牛乳喂养,必须加热处理以减少牛乳过敏所致肠道失血;③婴幼儿食品(谷类制品、牛乳制品等)应加入适量铁剂加以强化;④对早产儿,尤其是非常低体重的早产儿,宜自 2 个月左右给予铁剂预防。

二、营养性巨幼红细胞贫血

营养性巨幼红细胞贫血(nutritional megaloblastic anemia)是由于维生素 B_{12} 和(或)叶酸缺乏所致的一种大细胞性贫血。主要临床特点是贫血、神经精神症状、红细胞的胞体变大、骨髓中出现巨幼红细胞、用维生素 B_{12} 和(或)叶酸治疗有效。

(一)病因

1. 摄入量不足 单纯母乳喂养而未及时添加辅食、人工喂养不当及严重偏食的婴幼儿,其饮食中缺乏肉类、动物肝、肾及蔬菜,可致维生素 B_{12} 和叶酸缺乏。羊乳含叶酸量很低,单纯以羊乳喂养者可致叶酸缺乏。

2. 需要量增加 婴儿生长发育较快,对叶酸、维生素 B_{12} 的需要量也增加,严重感染者 B 族维生素的消耗量增加,需要量相应增加。

3. 吸收或代谢障碍 食物中维生素 B_{12} 必须与胃底部壁细胞分泌的糖蛋白结合成复合物,才能在末端被回肠黏膜吸收,进入血液循环后与转钴胺素蛋白(transcobalamin,TCO)结合,运送到肝脏。慢性腹泻影响叶酸吸收,先天性叶酸代谢障碍(如小肠吸收叶酸缺陷及叶酸转运功能障碍)也可致叶酸缺乏。

(二)发病机制

叶酸在叶酸还原酶的还原作用和维生素 B_2 的催化作用下变成四氢叶酸,后者是 DNA 合成过程中必需的辅酶。维生素 B_{12} 或叶酸缺乏,使四氢叶酸减少,导致 DNA 合成减少。幼稚红细胞内的 DNA 合成减少,使其分裂和增殖时间延长,出现细胞核的发育落后于胞浆而血红蛋白的合成不受影响地发育,红细胞的胞体变大,形成巨幼红细胞。由于红细胞生成速度变慢;巨幼红细胞在骨髓内易被破坏;进入血液循环的红细胞寿命也较短,从而出现贫血。

DNA 合成不足也导致粒细胞核成熟障碍,使其胞体增大,出现巨大幼稚粒细胞和中性粒细胞分叶过多现象,而且可使巨核细胞的核发育障碍而致巨大血小板。

维生素 B_{12} 能促使脂肪代谢产生的甲基丙二酸转变成琥珀酸而参与三羧酸循环,此作用与神经髓鞘中脂蛋白形成有关,因而能保持中枢和外周髓鞘神经纤维的功能完整性;当其缺乏时,可导致中枢和外周神经髓鞘受损,因而出现神经精神症状。叶酸缺乏主要引起情感改变,偶见深感觉障碍,其机制尚未明了。

维生素 B_{12} 缺乏还可使中性粒细胞和巨噬细胞吞噬细菌、杀灭细菌作用减弱,使组织、血浆及尿液中甲基丙二酸堆积,后者是结核分枝杆菌细胞壁成分的原料,有利于结核分枝杆菌生长,故维生素 B_{12} 缺乏者易伴结核病。

(三)临床表现

1. 一般表现 多虚胖或颜面轻度水肿,毛发纤细、稀疏、呈黄色,严重者皮肤有出血点或淤斑。

2. 贫血表现 皮肤常呈蜡黄色,睑结膜、口唇、指甲等处苍白,偶有轻度黄疸;疲乏无力,常伴淤斑。

3. 神经精神症状 可出现烦躁不安、易怒等症状。维生素 B_{12} 缺乏者表现为表情呆滞、目光发直、对周围反应迟钝、嗜睡、不认亲人、少哭不笑,智力、动作发育落后甚至退步。重症病例伴肝脾大可出现不规则性震颤、手足无意识运动,甚至抽搐、感觉异常、共济失调、踝阵挛和巴宾斯基征阳性等。叶酸缺乏不发生神经系统症状,但可导致神经精神异常。

4. 消化系统症状 消化系统症状常较早出现,如厌食、恶心、呕吐、腹泻和舌炎等。

(四)实验室检查

1. 外周血象 外周血象呈大细胞性贫血,MCV 大于 94 fL,MCH 大于 32 pg。血涂片可见红细胞大小不等,以大细胞为多,易见嗜多色性和嗜碱点彩红细胞,可见巨幼变的有核红细胞,中性粒细胞呈分叶过多现象。网织红细胞、白细胞、血小板计数常减少。

2. 骨髓象 骨骼增生明显活跃,以红细胞系增生为主,粒、红系均出现巨幼变,表现为细胞体积变大、核染色质粗而松、副染色质明显。中性粒细胞的胞浆空泡形成,核分叶多。巨核细胞的核有过度分叶现象,巨大血小板。

3. 血清维生素 B_{12} 和叶酸测定 血清中维生素 B_{12} 正常值为 $200\sim800$ ng/L;小于 100

Note

ng/L为维生素 B_{12} 缺乏。血清叶酸含量正常值为 $5\sim6$ $\mu g/L$，小于 3 $\mu g/L$ 为叶酸缺乏。

（五）诊断

根据临床表现、血象和骨髓象可诊断为营养性巨幼红细胞贫血。在此基础上，如神经精神症状明显，则考虑为维生素 B_{12} 缺乏所致。有条件时测定血清维生素 B_{12} 或叶酸的含量可进一步协助确诊。

（六）治疗

1. 一般治疗　注意营养，及时添加辅食。加强护理，防止感染。

2. 去除病因　对引起维生素 B_{12} 和叶酸缺乏的原因应予去除。

3. 维生素 B_{12} 和叶酸治疗　有神经精神症状者，应以维生素 B_{12} 治疗为主，单用叶酸反而有加重症状的可能。维生素 B_{12} $500\sim1000$ μg，一次肌内注射；或每次肌内注射 100 μg，每周 $2\sim3$ 次，连用数周，直至临床症状好转，血象恢复正常为止；当有神经系统受累表现时，可予每天 1 mg，连续肌内注射 2 周以上；由维生素 B_{12} 吸收缺陷所致的患者，每月肌内注射 1 mg，长期应用。用维生素 B_{12} 治疗后 $6\sim7$ h，骨髓内巨幼红细胞可转为正常；一般精神症状 $2\sim4$ 天后好转；网织红细胞 $2\sim4$ 天开始增加，$6\sim7$ 天达高峰，2 周后降至正常；神经精神症状恢复较慢。

叶酸口服剂量为 5 mg，每天 3 次，连续数周至临床症状好转、血象恢复正常为止。同时口服维生素 C 有助于叶酸的吸收。服叶酸 $1\sim2$ 天后食欲好转，骨髓中巨幼红细胞转为正常；$2\sim4$ 天网织红细胞增加，$4\sim7$ 天达高峰峰；$2\sim6$ 周红细胞和血红蛋白恢复正常。因使用抗叶酸代谢药物而致病者，可用亚叶酸钙（calc leucovorin）治疗。先天性叶酸吸收障碍者，口服叶酸剂量应增至每天 $15\sim50$ mg 才有效。

治疗初期，由于大量新生红细胞，使细胞外钾转移至细胞内，可引起低血钾，甚至发生低血钾性婴儿猝死，应预防性补钾。

（七）预防

改善哺乳母亲的营养，婴儿应及时添加辅食，注意饮食均衡，及时治疗肠道疾病；注意合理应用抗叶酸代谢药物。

小　结

胚胎期造血主要分为中胚叶造血期、肝脾造血期、骨髓造血期。出生后主要是骨髓造血；在正常情况下，骨髓外造血极少。不同年龄儿童的血常规有所不同。

营养性缺铁性贫血是我国小儿常见病之一，主要发生在 6 个月至 2 岁的婴幼儿，是由于体内铁缺乏而导致的血红蛋白合成减少的贫血症；临床上以小细胞低色素性贫血、血清铁蛋白减少和铁剂治疗有效为特点。维生素 B_{12} 和（或）叶酸摄入不足、吸收不良、需求增加、转运以及代谢障碍可导致营养性巨幼红细胞贫血，维生素 B_{12} 和（或）叶酸缺乏所致的一种大细胞性贫血；主要临床特点是贫血、神经精神症状、红细胞胞体变大、骨髓中出现巨幼红细胞、用维生素 B_{12} 和（或）叶酸治疗有效。

（李　鹏）

能力检测

Note

第十二章 神经系统疾病

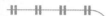

本章PPT

学习目标

1. 掌握:化脓性脑膜炎的临床表现、诊断、并发症及治疗。
2. 熟悉:儿童神经反射发育特点,化脓性脑膜炎的鉴别诊断。
3. 了解:小儿脑和脊髓发育特点。

第一节 小儿神经系统解剖生理特点

一、小儿脑和脊髓发育特点

1. 脑 小儿神经系统发育最早,速度亦快,且年龄越小生长发育越快。胎儿的中枢神经系统由胚胎时期的神经管发育而成。它的整个发育过程是不均衡的,体节先发育,前脑泡后发育,前脑泡进一步发育为大脑两半球。

小儿脑实质的生长很快。出生时脑重约为 370 g,约占体重的 1/10;6 个月时为 700 g 左右,2 岁时达 1000 g,7 岁时已与成人接近,成人脑重约为 1500 g,仅占体重的 1/40。出生时大脑已有主要的沟回,但脑沟较浅,脑回较宽,皮质层也较薄,细胞分化较差,髓鞘形成不完全,灰质和白质的分界不明显。出生后大脑神经细胞数已不再增加,主要是脑细胞的增大和分化,功能逐渐成熟与复杂化。3 岁时脑细胞的分化基本完成,8 岁时已接近成人。

神经纤维髓鞘的形成表明了传导通路和神经纤维形态的成熟程度,因神经不同而先后不同。脊髓神经髓鞘是在胎儿 4 个月时开始形成,4 岁时完成髓鞘化,脊神经的髓鞘,是由上而下逐渐形成的;锥体束在胎儿 5～6 个月开始形成,至 2 岁完成,皮质的髓鞘化则最晚。在婴幼儿时期,因神经髓鞘的形成不完全,当外界刺激作用于神经而传至大脑,由于无髓鞘的保护隔离,兴奋可影响周围的纤维,不能形成一个明确的兴奋灶。另因刺激在无髓鞘的神经中传导比较慢,故小儿对外来刺激的反应比较慢且易于泛化。

新生儿皮质下系统如丘脑、苍白球在功能上已较成熟,但大脑皮质及新纹状体发育尚未成熟,故出生时的活动主要由皮质下中枢调节,表现为肌肉张力较高,常出现无意识的手足徐动。脑干在出生时已发育良好,呼吸、循环、吸吮、吞咽等维持生命之中枢已发育成熟。小脑在胎儿期发育较差,出生后 6 个月达生长高峰,15 个月小脑大小已接近成人。

2. 脊髓 出生时脊髓结构已较完善,功能也基本具备,2 岁时结构已接近成人。脊髓的生长与运动功能的发育是平行的,其重量初生时为 2～6 g,到成人时增至 4～5 倍。脊髓的发育与脊柱的发育是不平衡的。在胎儿期,脊髓下端在第 2 腰椎下缘,出生后脊髓发育落后于脊柱,到 4 岁时才退到第 1～2 腰椎之间。故婴幼儿时期做腰椎穿刺的位置要低,以第 4～5 腰椎间隙为安全,4 岁以后可与成人相同。

二、神经反射

神经反射与神经系统的成熟程度和髓鞘的形成有关。反射是神经活动的基础,是神经检查的重要部分,检查时注意两侧对比。包括深反射、浅反射和病理反射。

1. 出生时已存在且保持终生的反射 如角膜反射、结膜反射、瞳孔反射、吞咽反射等,这些反射若减弱或消失,表示神经系统有病理改变。

2. 出生时存在而以后逐渐消失的反射 如觅食反射、吸吮反射、握持反射、拥抱反射及颈肢反射等。这些反射出生时存在,于出生后 3～6 个月消失。以上反射如出生后缺乏或短期存在后就消失,则提示为病理改变,如到消退时仍存在亦提示为病理改变。

3. 出生时不存在而以后逐渐出现并保持终生的反射 如腹壁反射、提睾反射以及各种腱反射等,新生儿期不易引出,至 1 岁时才稳定。这些反射该出现时不出现或持续不对称提示神经系统异常。

4. 病理反射 包括巴宾斯基征、戈登征、奥本海姆征等。3～4 个月内婴儿因屈肌张力较高,克尼格征、布鲁津斯基征可呈阳性;2 岁以下小儿巴宾斯基征阳性可为生理现象,但单侧阳性,应结合临床考虑是否为病理改变。此外,出生后头几个月可有眼球震颤、膝反射亢进,有时可有踝阵挛。

因此,在估计小儿神经反射有无临床意义时,必须注意年龄特点。各神经反射出现和消退的年龄见表 12-1。

表 12-1 新生儿和婴儿神经反射出现和消退的年龄

神经反射	正常出现年龄	消退的年龄
拥抱反射	初生	3～6 个月
吸吮和觅食反射	初生	4～7 个月
常握持反射	初生	3～4 个月
颈肢反射	2 个月	6 个月
交叉伸展反射	初生	2 个月
安放反射	初生	6 周
颈拨正反射	初生	6 个月
侧弯反射	初生	3 个月
抬躯反射	6～10 个月	30 个月
降落伞反射	10 个月	保持终生
平衡反射	10～12 个月	保持终生

三、脑脊液

脑脊液是无色透明的液体,充满脑室和蛛网膜下腔。脑脊液由各脑室的脉络丛产生,它处于不断产生、循环和回流的相对平衡状态。脑脊液可缓冲震动,对脑和脊髓起保护作用;脑脊液对中枢神经系统有营养作用;不断循环的脑脊液可带走脑与脊髓的代谢产物;脑脊液有维持正常颅内压的作用。正常脑脊液有恒定的细胞数量和化学成分。不同年龄小儿的脑脊液量是不同的,新生儿脑脊液量少,约为 50 mL,压力低,故抽取脑脊液较困难。随着年龄的增长和脑室的发育,脑脊液的量逐渐增多,婴儿为 40～60 mL,幼儿为 60～100 mL,儿童为 100～150

Note

mL。腰椎穿刺是获得脑脊液的通常途径。脑脊液检查是诊断颅内感染和蛛网膜下腔出血的重要依据。脑脊液可被用于多种项目的检测，主要包括外观、压力、常规、生化和病原学检查等。儿童脑脊液测定正常值见表12-2。

表12-2　儿童脑脊液测定正常值

项目	年龄	正常值	
		法定单位	旧制单位
总量	新生儿	5 mL	
	儿童	100～150 mL	
压力	新生儿	0.29～0.78 kPa	30～80 mmH₂O
	儿童	0.69～196 kPa	70～200 mmH₂O
细胞数	新生儿	(0～34)×10⁶/L	0～34/mm³
	极低体重儿	(0～44)×10⁶/L	0～44/mm³
	婴儿	(0～20)×10⁶/L	0～20/mm³
	儿童	(0～10)×10⁶/L	0～10/mm³
蛋白质总量	新生儿	0.2～1.2 g/L	20～120 mg/dL
	极低体重儿	0.45～2.27 g/L	45～227 mg/dL
	儿童	0.2～0.4 g/L	20～40 mg/dL
糖	婴儿	3.9～5.0 mmol/L	70～90 mg/dL
	儿童	2.8～4.5 mmol/L	50～80 mg/dL
氯化物	婴儿	110～122 mmol/L	650～720 mg/dL
	儿童	117～127 mmol/L	690～750 mg/dL
比重		1.005～1.009	

第二节　化脓性脑膜炎

 案例导入 12-1

　　患儿，男，9个月，因高热、呕吐3天，抽搐1次入院。患儿3天前突然出现发热，体温38.6～39.5 ℃，伴哭闹不安、喝奶减少，嗜睡，呕吐每天2～3次，为胃内容物，呈喷射性。在外曾用青霉素（用法不详）治疗，未见好转，并于今天出现抽搐，表现为意识丧失、双眼凝视、四肢强直，持续约4 min。查体：T 39.5 ℃，P 145次/分，R 40次/分，体重8.5 kg。精神萎靡，嗜睡，前囟未闭，稍隆起，张力高。双侧瞳孔等大等圆，对光反射灵敏。咽红，心肺听诊正常，颈部明显抵抗，克尼格征和布鲁津斯基征阳性。血象：WBC 16.5×10⁹/L，N 0.85，L 0.15。胸片未见异常。

　　问题：

　　1. 该患儿最可能的诊断是什么？诊断依据有哪些？

　　2. 为确诊需进一步要做哪些检查？应采取哪些治疗原则？

化脓性脑膜炎（purulent meningitis）是由各种化脓性细菌感染引起的以脑膜炎症为主的

中枢神经系统急性感染性疾病,部分患儿病变累及脑实质。临床上以急性发热、头痛、呕吐、惊厥、意识障碍、脑膜刺激征阳性及脑脊液化脓性改变为特征。多见于婴幼儿,2 岁以内发病者约占本病的 75%,发病高峰年龄是 6～12 个月,冬春季是化脓性脑膜炎的好发季节。近年来随着脑膜炎球菌及流感嗜血杆菌疫苗、肺炎球菌疫苗的接种和对本病的诊治水平不断提高,本病发病率已明显降低,但仍有较高的死亡率和致残率,早期诊断和及时治疗是改善本病预后的关键。

一、病因

许多化脓性细菌都能引起本病。在我国脑膜炎球菌、肺炎链球菌和流感嗜血杆菌脑膜炎占小儿化脓性脑膜炎的 2/3 以上。病原菌类型与年龄、季节、地区、机体免疫功能、头颅外伤以及是否有先天性的神经或皮肤缺陷有关。新生儿和出生 2 个月内的婴儿及原发性或继发性免疫缺陷患儿以革兰阴性杆菌(大肠埃希菌和铜绿假单胞菌)、B 组溶血性链球菌、金黄色葡萄球菌等为主,2 个月以上小儿则以流感嗜血杆菌、肺炎链球菌和脑膜炎双球菌为主,年长儿则以脑膜炎双球菌和肺炎链球菌更为常见。由脑膜炎球菌引起的脑膜炎呈流行性,称为流行性脑膜炎。

小儿机体免疫力差,血-脑脊液屏障功能差,尤其在新生儿和婴幼儿期更为明显,因此患病率高。患有原发性或继发性免疫缺陷病者更易感染,先天性或获得性神经与皮肤的解剖异常如颅脑外伤、皮肤窦道及脑脊膜膨出、脑脊液引流等均可使脑脊液与外界相通,易继发感染而引起化脓性脑膜炎。

二、发病机制

细菌可通过各种途径到达脑膜。最常见的途径是通过血流,即致病菌通过血行传播至脑膜而致病,细菌从上呼吸道侵入者最多,其次是消化道、皮肤、黏膜或新生儿脐部伤口侵入。脑膜炎发生前往往有一菌血症阶段,然后随血液通过血-脑脊液屏障进入脑膜。少数化脓性脑膜炎由于邻近组织感染,如鼻窦炎、中耳炎、乳突炎等扩散波及脑膜。与颅腔存在直接通道如颅骨骨折、脑外科手术、皮肤窦道及脑脊膜膨出等,细菌可由此直接进入蛛网膜下腔导致脑膜炎症。

三、病理

在细菌毒素和多种炎症相关因子的作用下,形成以软脑膜、蛛网膜和表层脑组织为主的炎症反应,表现为广泛性血管充血、大量中性粒细胞浸润和纤维蛋白渗出,伴有弥散性血管源性和细胞毒性脑水肿。在病初或轻症病例中,炎性渗出物多在大脑顶部表面,逐渐蔓延至大脑基底部和脊髓表面;严重者可有血管壁坏死和灶性出血,或发生闭塞性小血管炎而致灶性脑梗死。感染迁延及脑室内膜可致脑室管膜炎,炎症波及脑神经可引起相应的脑神经损害,如失明、面瘫等。

四、临床表现

1 岁以下为患病高峰年龄,90% 的化脓性脑膜炎患儿为 5 岁以下儿童,流感嗜血杆菌引起的化脓性脑膜炎多集中在 2 个月至 2 岁儿童。化脓性脑膜炎一年四季均可出现,肺炎链球菌以冬春季多见,脑膜炎球菌、流感嗜血杆菌引起的化脓性脑膜炎分别以春秋季多见。

1. 急性起病 一般起病较急,病前数天常有上呼吸道感染或胃肠道感染病史。流行性脑脊髓膜炎的暴发型起病急骤,迅速出现进行性休克、皮肤出血点或淤斑、弥散性血管内凝血及中枢神经系统功能障碍,如不及时治疗可在 24 h 内危及生命。

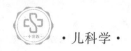

2. 神经系统表现

（1）颅内压增高表现：年长儿较典型，包括头痛和喷射性呕吐，可伴有血压增高、心动过缓。婴儿可出现囟门饱满与张力增高、颅缝增宽、头围增大。重症患儿可有呼吸循环功能受累、昏迷、去脑强直，甚至脑疝，表现为呼吸不规则、突然意识障碍加重及瞳孔不等大等。

（2）惊厥：20%～30%患儿可出现部分或全身性惊厥，以流感嗜血杆菌及肺炎链球菌脑膜炎多见。

（3）脑膜刺激征：以颈项强直最常见，其他如克尼格征、布鲁津斯基征阳性。1岁半以下小儿脑膜刺激征可不明显。

（4）意识障碍：表现为烦躁不安、易激惹、迟钝等精神症状，意识障碍进行性加重，可出现嗜睡、意识模糊甚至昏迷等。

（5）局灶体征：部分患儿出现Ⅱ、Ⅲ、Ⅵ、Ⅶ、Ⅷ脑神经受累或肢体瘫痪症状。

3. 全身感染中毒症状 主要表现为发热，烦躁不安，年长儿可有头痛、肌肉痛、关节酸痛、精神萎靡、疲乏无力、皮肤出血点、淤斑或充血性皮疹等；婴幼儿表现为易激惹、不安，或反应低下等。

新生儿及3个月以下婴儿化脓性脑膜炎常缺乏典型的症状和体征，体现在体温表现多样、颅内压增高表现不明显、惊厥可不典型、脑膜刺激征不明显，主要表现为少动、嗜睡、易激惹、目光呆滞、哭声低弱或尖叫、拒食、吐奶、黄疸、青紫、呼吸不规则、惊厥、休克、昏迷等，查体可见前囟隆起或紧张、头后仰或颅骨分离。而少有脑膜刺激征，发热或有或无，甚至体温不升。

五、辅助检查

1. 血常规检查 白细胞总数大多明显增高，可达（20～40）×10^9/L，以中性粒细胞为主，占85%以上，可见中毒颗粒。感染严重者尤其是新生儿化脓性脑膜炎或经不规则治疗者，白细胞总数可减少。

2. 脑脊液检查 脑脊液检查是确诊本病的重要依据。①典型化脓性脑膜炎的脑脊液压力增高，外观混浊呈米汤样，白细胞总数明显增多，多在1000×10^6/L以上，分类以中性粒细胞为主，但有20%的病例可在250×10^6/L以下；糖含量明显降低，常在1.1 mmol/L以下，蛋白含量增高，多在1 g/L以上。②脑脊液涂片找细菌是明确化脓性脑膜炎病原的重要方法，有利于早期诊断及治疗。③脑脊液细菌培养是确定病原菌最可靠的方法，在做脑脊液常规的同时必须做细菌培养，细菌培养阳性者应做药物敏感试验。④特异性细菌抗原检测（对流免疫电泳法、乳胶颗粒凝集法、免疫荧光试验等）、DNA聚合酶链反应（PCR）等可快速检测出脑脊液中的细菌特异性抗原物质和致病菌标志性DNA，此法快速、灵敏、具有诊断意义。尤其在已用抗生素的数天内，尽管细菌培养可能阴性，但仍可得到阳性结果。

对于化脓性脑膜炎的诊断和致病菌的确认，脑脊液检查非常重要。但对于颅内压增高明显、病情危重的患儿做腰椎穿刺应特别慎重。腰椎穿刺禁忌证：颅内压增高征明显，严重心肺功能受损和休克，腰椎穿刺部位皮肤感染。对颅内压增高的患儿必须进行腰椎穿刺时，应先静脉注射甘露醇，待颅内压降低后再行穿刺，以防发生脑疝。

3. 血培养和局部病灶分泌物培养 所有疑似化脓性脑膜炎病例均应做血培养，以帮助寻找致病菌。血培养、咽拭子培养、皮肤脓液或新生儿脐炎分泌物培养等，对确定病原菌有参考价值。新生儿及早期未用抗生素的患儿血培养阳性率较高。

4. 皮肤淤点或淤斑涂片 皮肤淤点或淤斑涂片是发现脑膜炎双球菌重要而简便的方法，阳性率在50%以上。

5. 影像学检查 头颅MRI较CT能更清晰地反映脑实质病变，在病程中重复检查能发现并发症并指导干预措施的实施。前囟未闭者可行B超检查。

六、并发症

1. 硬膜下积液 主要发生在 1 岁以下婴儿,30%～60%的化脓性脑膜炎患儿出现硬膜下积液,但其中 85%～90%的患儿可无明显症状。以 1 岁以内的婴儿及流感嗜血杆菌和肺炎链球菌脑膜炎较多见。其临床特征:①化脓性脑膜炎经积极治疗数天后体温不退,或热退数天后复升;②病程中出现进行性前囟饱满、颅缝分离、头围增大、呕吐、惊厥、意识障碍,或叩诊有破壶音等。怀疑硬膜下积液时可做颅骨透光检查以协助诊断,其次是颅脑 B 超,必要时做 CT 或 MRI 检查。硬膜下穿刺是最直接的确诊手段,同时可达到治疗的目的。正常小儿硬膜下腔液体 <2 mL,蛋白定量<0.4 g/L。并发硬膜下积液时,液体量增多,蛋白含量增加,当积液>2 mL、蛋白>0.4 g/L,或细菌学检查阳性即可确诊。发生硬膜下积液的机制尚未完全明确。

2. 脑室管膜炎 主要发生在治疗被延误的婴儿,病情较危重,常造成严重后遗症。患儿往往在有效抗生素治疗中发热不退,频繁惊厥、甚至出现呼吸衰竭,查体前囟饱满,CT 可见脑室扩大。临床治疗大多困难,病死率和致残率高。可行侧脑室穿刺检查脑脊液,如白细胞数>$50×10^6$/L、蛋白>0.4 g/L、血糖<1.6 mmol/L 或细菌学检查阳性,有诊断意义。

3. 脑积水 脑膜炎症导致脑脊液循环障碍,发生脑积水,有非交通性脑积水、交通性脑积水两种形式。多见于未能早期正确治疗、小于 6 个月的婴儿。表现为颅内压增高、脑功能障碍,前囟扩大饱满,头围进行性增大甚至颅缝裂开,额大面小,眼呈落日状,头皮静脉扩张。疾病晚期,持续的颅内高压使大脑皮质退行性萎缩,患儿出现进行性智力减退和其他神经功能减退。头颅 B 超及 CT 可见进行性脑室扩张。

4. 抗利尿激素异常分泌综合征(脑性低钠血症) 如果炎症刺激下丘脑或神经垂体,可引起抗利尿激素过量分泌,即抗利尿激素异常分泌综合征(SIADH),引起低钠血症和血浆渗透压降低,可加重脑水肿,致惊厥发作和意识障碍加重,或直接因低钠血症引起惊厥发作。

5. 其他 治疗不彻底或治疗不恰当者易有颅内脓肿形成,出现颅内高压和定位体征。脑神经受累可产生耳聋、失明等。脑实质病变可产生继发性癫痫、脑性瘫痪、行为异常和智力发育障碍等。

七、诊断

早期诊断是保证患儿获得早期治疗的前提,及时彻底的治疗是决定预后的关键。典型病例根据病史、临床表现及脑脊液改变即可诊断。对于发热患儿,一旦出现神经系统的异常症状和体征应及时进行脑脊液检查以明确诊断。脑脊液检查是诊断化脓性脑膜炎最可靠的依据。对有明显颅内压增高者,应先适当降颅内压后行腰椎穿刺检查,防止腰椎穿刺后出现脑疝。有时在疾病早期脑脊液常规检查可无明显异常,此时若高度怀疑化脓性脑膜炎,可在 24 h 后复查脑脊液。

婴幼儿和经不规则抗生素治疗者临床表现常不典型,其脑脊液改变也可不明显,涂片与细菌培养均可为阴性,诊断时必须综合分析病史、症状、体征及治疗经过,并结合脑脊液中病原菌的特异性免疫学和基因检测结果,确立诊断,同时应高度重视并发症的存在。

八、鉴别诊断

除化脓性细菌外,病毒、结核分枝杆菌、真菌等均可引起脑膜炎,需与化脓性脑膜炎相鉴别。

1. 病毒性脑炎 临床表现与化脓性脑膜炎相似,全身感染中毒症状较轻,病程自限,大多不超过 2 周。脑脊液外观清亮,细胞数多正常或为数百个 10^6/L,分类以淋巴细胞为主,糖及氯化物含量正常,蛋白正常或稍高,细菌学检查阴性。脑脊液中特异性抗体和病毒分离有助于诊断。

Note

2. 结核性脑膜炎 本病有时与经过不规则治疗的化脓性脑膜炎鉴别困难,结核性脑膜炎多数呈亚急性起病,婴幼儿可以急性起病,不规则发热 1~2 周后才出现脑膜刺激征、惊厥或意识障碍等,或于昏迷前有脑神经或肢体麻痹。常有结核接触史和肺部等处的结核病灶。有结核中毒症状,结核菌素试验呈阳性。脑脊液外观呈毛玻璃状,细胞数多小于 $500×10^6/L$,分类以淋巴细胞为主,糖和氯化物含量降低,蛋白含量增高;涂片无化脓性细菌,薄膜涂片抗酸染色可找到结核分枝杆菌。PCR 检查、结核分枝杆菌培养或动物接种可帮助确立诊断。

3. 流行性脑脊髓膜炎 本病属于我国法定传染病,具有流行性。多在冬春季发生,皮肤多有出血点或淤斑,临床必须依据流行病学资料和细菌学检查确定诊断。

4. 隐球菌性脑膜炎 临床和脑脊液改变与结核性脑膜炎相似,但本病进展可能更缓慢,头痛等颅内压增高表现更持续和严重。确诊有赖于脑脊液墨汁染色见到厚荚膜的发亮圆形菌体或在 Sabouraud 琼脂培养基上有新型隐球菌生长。

不同致病微生物(如细菌、病毒、真菌等)引起的脑膜炎的临床表现相似,其鉴别诊断有赖于脑脊液检查.尤其是病原学检查。几种常见病原体所致脑膜炎脑脊液改变的比较见表 12-3。此外,需注意与热性惊厥、颅内出血、脑脓肿等疾病相鉴别。

表 12-3 颅内常见感染性疾病的脑脊液特点

	压力/kPa	外观	潘氏试验	白细胞/($×10^6$/L)	蛋白/(g/L)	糖/(mmol/L)	氯化物/(mmol/L)	病原学检查
正常	0.69~1.96	清亮透明	—	0~10	0.2~0.4	2.8~4.5	117~127	
化脓性脑膜炎	不同程度的增高	米汤样浑浊	(+)~(+++)	数百至数千,多核为主	明显增高	明显降低	多数降低	涂片或培养可发现致病菌
结核性脑膜炎	增高	微浊,毛玻璃样	(+)~(+++)	数十至数百,淋巴细胞为主	增高	降低	降低	涂片或培养可发现抗酸杆菌
病毒性脑炎	正常或轻度增高	清亮	(—)~(+)	正常至数百,淋巴细胞为主	正常或轻度增高	正常	正常	特异性抗体阳性,病毒分离可阳性
隐球菌性脑膜炎	增高或明显增高	微浊	(+)~(+++)	数十至数百,淋巴细胞为主	增高	降低	多数降低	涂片墨汁染色可发现隐球菌

九、治疗

1. 抗生素治疗

1)用药原则

力求用药 24 h 内杀灭脑脊液中的致病菌,应选择对病原菌敏感,且能穿透血-脑脊液屏障,在脑脊液中达到有效浓度的杀菌药物。应注意用药早、剂量足、疗程够,并且必须静脉给药。联合用药时应注意药物之间的相互作用,并注意药物的毒副作用。

2)药物选择

(1)病原菌未明者:应选用对肺炎链球菌、脑膜炎球菌和流感嗜血杆菌三种常见致病菌皆有效的抗生素。常用氨苄西林 200～300 mg/(kg·d)与大剂量青霉素 40 万～80 万U/(kg·d)合用。目前主要选择能快速在患儿脑脊液中达到有效灭菌浓度的第三代头孢菌素,包括头孢曲松钠 100 mg/(kg·d),或头孢噻肟钠 200 mg/(kg·d),分次静脉滴注。疗效不理想时可联合使用万古霉素 60 mg/(kg·d)。

(2)病原菌明确者:应参照细菌培养药敏试验结果选用抗生素。

①脑膜炎双球菌所致流行性脑脊髓膜炎:目前该菌大多数对青霉素依然敏感,首选青霉素,对青霉素耐药者选用第三代头孢菌素类。

②流感嗜血杆菌所致脑膜炎:首选氨苄西林或氯霉素,如不敏感改用第三代头孢菌素。

③肺炎链球菌所致脑膜炎:对青霉素敏感者可继续应用大剂量青霉素,目前半数以上的肺炎链球菌对青霉素耐药,一般可选头孢曲松钠、头孢噻肟钠等。

④大肠埃希菌所致脑膜炎:对氨苄西林敏感者可继续应用,耐药者可换用头孢噻肟钠、头孢曲松或谨慎加用氨基糖苷类抗生素等。

⑤金黄色葡萄球菌所致脑膜炎:参照药敏试验结果选用苯唑西林、头孢噻肟钠、头孢呋辛等,耐药者可谨慎选择万古霉素。

3)抗生素疗程

流感嗜血杆菌所致脑膜炎和肺炎链球菌所致脑膜炎应静脉滴注有效抗生素 10～14 天,脑膜炎双球菌所致者 7 天,革兰阴性杆菌和金黄色葡萄球菌所致脑膜炎者应达 21 天或更长。如出现并发症或耐药,要酌情更换抗生素和延长疗程。

2. 肾上腺皮质激素 其可以减轻炎症反应和中毒症状,降低血管通透性,减轻脑水肿和降低颅内压,故在使用抗生素的同时可慎重选用地塞米松 0.6 mg/(kg·d),分 4 次静脉注射,一般连用 2～3 天,过长时间使用并无益处。注意应在首剂抗生素应用的同时使用地塞米松,对新生儿非常规应用皮质激素。

3. 并发症的治疗

(1)硬膜下积液:少量液体无需处理,积液量多引起颅内高压者应行硬膜下穿刺放液。开始每天或隔天一次,一般每次一侧不超过 15 mL,两侧不超过 30 mL。放液时应任其自然流出,不能抽吸。1～2 周后酌情延长穿刺间隔时间。有的患儿需反复多次穿刺,大多数患儿积液逐渐减少而治愈。若反复穿刺放液无效,应考虑外科手术治疗。

(2)脑室管膜炎:除全身抗生素治疗外可做侧脑室穿刺引流以缓解症状,减低脑室内压,并注入抗生素。注入抗生素时一定要严格掌握剂量,青霉素一般每次 5000～10000 IU,氨苄西林一般每次 50～100 mg。

(3)脑性低钠血症:适当限制液体入量,酌情补充钠盐。

(4)脑积水:主要依赖手术治疗。

4. 对症及支持疗法

(1)急性期严密监测生命体征,定期观察患儿意识、瞳孔和呼吸节律的改变,及时处理颅内高压。

(2)及时处理高热、惊厥和休克,并防止再发:高热者应给予物理降温,必要时可给予药物降温。有惊厥者及时给予止惊药物如地西泮、苯巴比妥等。重症者易发生感染性休克,一旦出现,应积极给予扩容、纠酸、血管活性药物等抗休克治疗。

(3)降低颅内压:有颅内压增高者,应及时给予脱水药物。一般用 20% 甘露醇每次0.25～1.0 g/kg,每 4～8 h 1 次。对于颅内压增高严重者,可加大剂量(每次不超过 2 g/kg)或加用利尿剂,以防脑疝的发生。

(4)监测并维持体内水、电解质、血浆渗透压和酸碱平衡。

（5）支持疗法：对于新生儿或免疫功能低下的患儿，可静脉输注丙种球蛋白或新鲜血浆等。

十、预后

合理的抗生素治疗及支持治疗使本病的病死率明显下降，其婴幼儿死亡率为10%。死亡率与致病菌、患儿年龄、脑脊液中细菌量、治疗前惊厥持续时间相关。肺炎链球菌所致脑膜炎死亡率最高，小于6个月患儿死亡率高。10%～20%的幸存者遗留各种神经系统严重后遗症，包括听力丧失、智力倒退、反复惊厥、语言能力延迟、视力障碍、行为异常等。

第三节　病毒性脑炎

病毒性脑炎（viral encephalitis）是指多种病毒引起的颅内急性炎症。病原体致病性能和宿主反应过程的差异，形成不同类型疾病。若病变主要累及脑膜，临床表现为病毒性脑膜炎；若病变主要影响大脑实质，则以病毒性脑炎为临床特征。由于解剖上两者相邻近，若脑膜和脑实质同时受累，此时称为病毒性脑膜脑炎。大多数患者病程呈自限性。

一、病因

临床工作中，目前仅能在1/4～1/3的中枢神经病毒感染病例中确定其致病病毒，其中，80%为肠道病毒，其次为虫媒病毒、腺病毒、单纯疱疹病毒、腮腺炎病毒和其他病毒等。虽然目前在多数患儿中尚难确定其病原体，但其临床和实验室资料，均能支持急性颅内病毒感染的诊断。

二、病理

脑膜和（或）脑实质广泛性充血、水肿，伴淋巴细胞和浆细胞浸润。可见炎症细胞在小血管周围呈袖套样分布，血管周围组织神经细胞变性、坏死和髓鞘崩解。病理改变大多呈弥漫性分布，但也可在某些脑叶突出，呈相对局限倾向。单纯疱疹病毒常引起颞叶为主的脑部病变。有的脑炎患儿，可见到明显脱髓鞘病理表现，但相关神经元和轴突却相对完好。此种病理特征，代表病毒感染激发的机体免疫应答，提示"感染后"或"过敏性"脑炎的病理学特点。

三、发病机制

病毒经肠道（如肠道病毒）或呼吸道（如腺病毒和出疹性疾病）进入淋巴系统繁殖，然后经血流（虫媒病毒直接进入血流）感染颅外某些脏器，此时患儿可有发热等全身症状。若病毒在定居脏器内进一步繁殖，则可能入侵脑或脑膜组织，出现中枢神经症状。因此，颅内急性病毒感染的病理改变主要是大量病毒对脑组织的直接入侵和破坏，然而，若宿主对病毒抗原发生强烈免疫反应，将进一步导致脱髓鞘、血管与血管周围脑组织损害。

四、临床表现

病情轻重差异很大，取决于脑膜或脑实质受累的相对程度。一般说来，病毒性脑炎的临床经过较脑膜炎严重，重症脑炎更易发生急性期死亡或后遗症。

1. 病毒性脑膜炎　急性起病，或先有上呼吸道感染或前驱传染性疾病。主要表现为发热、恶心、呕吐、嗜睡等。年长儿会诉头痛,婴儿则烦躁不安,易激惹。一般很少有严重意识障碍和惊厥。可有颈项强直等脑膜刺激征。但无局限性神经系统体征。病程大多在1～2周内。

2. 病毒性脑炎 起病急,但其临床表现因脑实质部位的病理改变、范围和严重程度而有不同。

(1)大多数患儿因弥漫性大脑病变而主要表现为发热、反复惊厥发作、不同程度意识障碍和颅内压增高症状。惊厥大多呈全身性,但也可有局灶性发作,严重者呈持续惊厥状态。患儿可有嗜睡、昏睡、昏迷、深度昏迷,甚至去皮质状态等不同程度的意识改变。若出现呼吸节律不规则或瞳孔不等大,要考虑颅内高压并发脑疝的可能性。部分患儿尚伴偏瘫或肢体瘫痪表现。

(2)有的患儿病变主要累及额叶皮层运动区,临床则以反复惊厥发作为主要表现,伴或不伴发热。多数为全部性或局灶性强直-阵挛或阵挛性发作,少数表现为肌阵挛或强直性发作,皆可出现癫痫持续状态。

(3)若脑部病变主要累及额叶底部、颞叶边缘系统,则患者主要表现为精神情绪异常,如躁狂、幻觉、失语以及定向力、计算力与记忆力障碍等。伴发热或无热。多种病毒可引起此类表现,但由单纯疱疹病毒引起者最严重,该病毒脑炎的神经细胞内易见含病毒抗原颗粒的包涵体,有时被称为急性包涵体脑炎,常合并惊厥与昏迷,病死率高。

其他还有以偏瘫、单瘫、四肢瘫或各种不自主运动为主要表现者。不少患儿可能同时兼有上述多种类型表现,当病变累及锥体束时出现阳性病理征。

本病病程大多2～3周。多数完全恢复,但少数遗留癫痫、肢体瘫痪、智力倒退等后遗症。

五、辅助检查

1. 脑电图 以弥漫性或局限性异常慢波背景活动为特征,少数伴有棘波、棘-慢综合波。慢波背景活动只能提示异常脑功能,不能证实病毒感染性质。某些患者脑电图也可正常。

2. 脑脊液检查 外观清亮,压力正常或增大。白细胞数正常或轻度增多,分类计数以淋巴细胞为主,蛋白质大多正常或轻度增高,糖含量正常。涂片和培养无细菌发现。

3. 病毒学检查 部分患儿脑脊液病毒培养及特异性抗体测试阳性。恢复期血清特异性抗体滴度高于急性期4倍以上有诊断价值。

4. 影像学检查 头颅MRI较CT更有优势,可发现弥漫性脑水肿及局灶性异常。

六、诊断与鉴别诊断

大多数病毒性脑炎的诊断有赖于排除颅内其他非病毒性感染、Reye综合征等急性脑部疾病后确立。少数患儿若明确地并发于某种病毒性传染病,或脑脊液检查证实特异性病毒抗体阳性者,可支持颅内病毒性感染的诊断。

1. 颅内其他病原感染 主要根据脑脊液外观、常规、生化和病原学检查,与化脓性、结核性、隐球菌性脑膜炎相鉴别。此外,合并硬膜下积液者支持婴儿化脓性脑膜炎。发现颅外结核病灶和皮肤PPD阳性有助于结核性脑膜炎的诊断。

2. Reye综合征 因急性脑病表现和脑脊液无明显异常使两病易相混淆,但依据Reye综合征无黄疸而肝功能明显异常、起病后3～5天病情不再进展、有的患者血糖降低等特点,可与病毒性脑炎相鉴别。

七、治疗

本病缺乏特异性治疗。但由于病程自限性,急性期正确的支持与对症治疗,是保证身体顺利恢复、降低病死率和致残率的关键。

Note

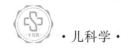

1. 维持水、电解质平衡与合理营养供给　对营养状况不良者给予静脉营养剂或白蛋白。

2. 控制脑水肿和颅内高压　可酌情采用以下方法：①严格限制液体入量；②过度通气，将 $PaCO_2$ 控制于 $20\sim25$ kPa；③静脉注射脱水剂，如甘露醇等。

3. 控制惊厥发作　可给予止惊剂如地西泮、苯妥英钠等。如止惊无效，可在控制性机械通气下给予肌肉松弛剂。

4. 抗病毒药物　阿昔洛韦(aciclovir)每次 $5\sim10$ mg/kg，每 8 h 1 次；或其衍生物丙氧鸟苷(ganciclovir)，每次 5 mg/kg，每 12 h 1 次。两种药物均需连用 $10\sim14$ 天，静脉滴注给药。抗病毒药物对单纯疱疹病毒作用最强，对水痘-带状疱疹病毒、巨细胞病毒、EB 病毒也有抑制作用。

八、预后

大部分患儿可以完全恢复，不留任何神经系统后遗症。少数患儿病情严重，尤其是单纯疱疹病毒脑炎患儿，可有脑实质的严重受累，预后不良，常常遗留神经精神异常，可有运动障碍、癫痫、视听功能受损和智力低下等。

九、预防

各种减毒病毒疫苗(麻疹、流行性腮腺炎、风疹等)已明显减少了这些病毒感染性疾病的中枢神经系统合并症。乙脑疫苗可预防虫媒病毒脑炎。

第四节　脑性瘫痪

脑性瘫痪(cerebral palsy)简称脑瘫，是指出生前到出生后 1 个月内由各种原因所致的非进行性脑损伤，临床主要表现为中枢性运动障碍和姿势异常。本病并不少见，在发达国家患病率为 $1‰\sim4‰$，我国为 $2‰$ 左右。

一、病因

多年来，许多围生期危险因素被认为与脑瘫的发生有关，主要包括早产与低出生体重、脑缺氧缺血性脑病、产伤、先天性脑发育异常、核黄疸和先天性感染等。然而，很多患儿却无法明确其具体原因。人们还发现，虽然近 20 年来产科和新生儿医疗保健有了极大发展，但脑瘫的发病率却未见下降。为此，学者们近年对脑瘫的病因做了更深入的探讨，目前认为胚胎早期阶段的发育异常，很可能就是导致婴儿早产、低出生体重和易有围生期缺氧缺血等事件的重要原因。胚胎早期的这种发育异常主要来自受孕前后孕妇体内、外环境影响，遗传因素以及孕期疾病引起妊娠早期胎盘羊膜炎症等。

二、临床表现

1. 基本表现　脑瘫以出生后非进行性运动发育异常为特征，一般有以下四种表现。

(1) 运动发育落后和瘫痪肢体主动运动减少：患儿不能完成相同年龄正常小儿应有的运动发育进程，包括抬头、坐、站立、独走等大运动以及手指的精细动作。

(2) 肌张力异常：因不同临床类型而异，痉挛型表现为肌张力增高；肌张力低下型则表现为瘫痪肢体松软，但仍可引出腱反射；而手足徐动型表现为变异性肌张力不全。

(3) 姿势异常：受异常肌张力和原始反射延迟消失不同情况影响，患儿可出现多种肢体异常姿势,并因此影响其正常运动功能的发挥。体格检查中将患儿分别置于俯卧位、仰卧位、直立位以及由仰卧位牵拉成坐位时,即可发现瘫痪肢体的异常姿势和非正常体位。

（4）反射异常:多种原始反射消失延迟。痉挛型脑瘫患儿腱反射活跃,可引出踝阵挛和巴宾斯基征阳性。

2. 临床类型

（1）运动障碍性质分类:①痉挛型:最常见,占全部病例的 $50\%\sim60\%$。主要因锥体系受累,表现为上肢肘、腕关节屈曲,拇指内收,手紧握拳状。下肢内收交叉呈剪刀腿和尖足。②手足徐动型:除手足徐动外,也可表现为扭转痉挛或其他锥体外系受累症状。③肌张力低下型:可能因锥体系和锥体外系同时受累,导致瘫痪肢体松软,但腱反射存在。本型常为脑瘫的暂时阶段,以后大多转为痉挛型或手足徐动型。④强直型:全身肌张力显著增高、僵硬,锥体外系受损症状。⑤共济失调型:小脑性共济失调。⑥震颤型:多为锥体外系相关的静止性震颤。⑦混合型:以上某几种类型同时存在。

（2）按瘫痪累及部位分类:可分为四肢瘫（四肢和躯干均受累）、双瘫（也是四肢瘫,但双下肢相对较重）、截瘫（双下肢受累,上肢及躯干正常）、偏瘫、三肢瘫和单瘫等。

3. 伴随症状和疾病 作为脑损伤引起的共同表现,一半以上脑瘫患儿可能合并智力低下、听力和语言发育障碍,其他还有视力障碍、过度激惹、小头畸形、癫痫等。有的伴随症状（如流涎、关节脱位）则与脑瘫自身的运动功能障碍相关。

三、诊断

脑瘫有多种类型,使其临床表现复杂,容易与婴幼儿时期其他神经及肌肉疾病引起的肌无力相混淆。然而,只要认真询问病史和体格检查,遵循脑瘫的定义,建立正确诊断并不困难。$1/2\sim2/3$ 的患儿可有头颅 CT、MRI 异常,但正常者不能否定本病的诊断。脑电图可能正常,也可表现为异常背景活动,伴有痫性放电波者应注意合并癫痫的可能性。诊断脑瘫的同时,需对患儿同时存在的伴随症状和疾病（如智力低下、癫痫、语言听力障碍、关节脱位等）做出判断,为本病的综合治疗创造条件。

四、治疗

1. 治疗原则

（1）早期发现和早期治疗:婴儿运动系统正处于发育阶段,早期治疗容易取得较好疗效。

（2）促进正常运动发育,抑制异常运动和姿势。

（3）采取综合治疗手段:除针对运动障碍外,应同时控制其癫痫发作,以阻止脑损伤的加重。对同时存在的语言障碍、关节脱位、听力障碍等也需同时治疗。

（4）医师指导和家庭训练相结合,以保证患儿得到持之以恒的正确治疗。

2. 主要治疗措施

（1）功能训练:①体能运动训练(physical therapy),针对各种运动障碍和异常姿势进行物理学手段治疗,目前常用 Vojta 和 Bobath 方法,国内还采用上田法。②技能训练(occupational therapy),重点训练上肢和手的精细运动,提高患儿独立生活技能。③语言训练,包括听力、发音、语言和咀嚼吞咽功能的协同矫正。

（2）矫形器的应用:功能训练中,配合使用一些支具或辅助器械,有帮助矫正异常姿势,抑制异常反射的功效。

（3）手术治疗:主要用于痉挛型,目的是矫正畸形,恢复或改善肌力与肌张力的平衡。

（4）其他:如高压氧疗、水疗、电疗等,对功能训练起辅助作用。

Note

能力检测

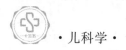

小 结

神经系统疾病以化脓性脑膜炎最常见,在我国有常见的病原,且不同年龄,病原有所区别,临床有典型和非典型表现,脑脊液检查是确诊本病的重要依据,要注意与其他几种常见颅内感染性疾病脑脊液相鉴别。抗生素治疗化脓性脑膜炎需注意原则、药物的选用和疗程等方面。病毒性脑炎多见于上呼吸道感染或肠道感染后,大多数病毒性脑炎的诊断需排除颅内其他非病毒性感染、Reye 综合征等急性脑部疾病后确立。脑性瘫痪在于早发现、早治疗,综合治疗。

（刘 奉）

第十三章　感染性疾病

学习目标

1. 掌握:常见出疹性传染病的诊断、治疗及预防措施,结核菌素实验的判断标准、临床意义及抗结核药物治疗的目的和原则。

2. 熟悉:常见出疹性传染病的临床表现及流行病学特点,结核性脑膜炎的临床表现、脑脊液的特点及治疗原则。

3. 了解:常见出疹性传染病的发病机制及病理特点,结核病的病因、流行病学特点及原发型肺结核的病理转归。

本章 PPT

第一节　常见出疹性传染病

案例导入 13-1

患儿,女,8岁。因发热6天,皮疹2天入院。

6天前无明显诱因出现发热,体温38.3 ℃,伴鼻塞、流涕、咳嗽、双眼畏光流泪,并咳少许白色黏液痰,家长以为"感冒"给予口服"维 C 银翘片"等药物治疗后,不见好转,体温逐渐升高,2天前体温达40 ℃,咳嗽加重,全身皮肤陆续出现淡红色皮疹,先见于头面部,后逐渐遍及全身,无瘙痒。

体格检查:T 38.7 ℃,P 120 次/分,R 28 次/分,体重 24 kg。发育良好,神志清楚,精神可,全身皮肤可见散在分布的红色斑丘疹,直径2~4 mm,大小不等,稍高于皮肤表面,压之褪色,疹间皮肤正常,局部皮疹已经融合成片,皮疹以面部及躯干为多,掌心、足心未见皮疹。在下磨牙相对应的颊黏膜上,可见十几颗0.5~1.0 mm 大小的白色小丘疹,咽充血明显,扁桃体Ⅰ度肿大伴充血。心、肺、腹、神经系统未见明显异常。

问题:

1. 根据上述描述,你的初步诊断是什么? 应与哪些疾病进行鉴别?

2. 还需要哪些信息支持你的诊断?

3. 治疗方案是什么?

一、麻疹

麻疹(measles)是由麻疹病毒(measles virus)引起的急性呼吸道传染病。在我国法定传染

Note

179

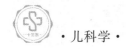

病中属于乙类传染病。其主要的临床表现有发热、咳嗽、流涕等卡他症状及眼结膜炎,特征性表现为口腔麻疹黏膜斑(Koplik spot)及皮肤斑丘疹。

(一)病原学

麻疹病毒属于副黏病毒(paramyxovirus)科、麻疹病毒属,只有一个血清型。麻疹病毒在外界生活能力弱,对热、紫外线及一般消毒剂敏感,在空气流通的环境中或阳光直射下半小时即可失去活力。但对寒冷及干燥环境有较强的抵抗力。

(二)流行病学

1. 传染源 人是麻疹病毒唯一的宿主,因此麻疹患者是唯一的传染源。患者眼结膜分泌物、鼻咽、口腔、气管分泌物均具有传染性。麻疹的传染期为从潜伏期末到出疹后5天内。

2. 传播途径 麻疹的主要传播途径是呼吸道飞沫传播。

3. 人群易感性 人群普遍易感,凡未患过麻疹,又未接种过麻疹疫苗或接种未成功者一旦接触麻疹患者,90%以上可发病,患病后可获得持久的免疫力。

4. 流行特征 麻疹是一种传染性很强的疾病,全年可见,以冬末春初多见。6个月内婴儿因从母体获得抗体而很少患病,发病年龄以6个月至5岁最多见。

(三)发病机制

当易感者吸入带病毒的飞沫后,麻疹病毒通过呼吸道黏膜或眼结膜侵入,在呼吸道上皮细胞和局部淋巴组织中繁殖入血。于感染后的2~3天引起第一次病毒血症,此为潜伏期阶段,无临床征象。感染后5~7天,病毒进入全身单核-巨噬细胞系统进行大量增殖后再次入血,形成第二次病毒血症,病毒随血流播散至全身各组织器官,引起一系列临床表现。在病程15天以后由于机体特异性免疫应答清除病毒,临床进入恢复期。

(四)病理变化

麻疹的病理变化特征是病变组织出现单核细胞浸润以及形成含有嗜酸性包涵体的多核巨细胞。基本病变主要见于皮肤、淋巴组织、呼吸道和肠道黏膜及眼结膜。

(五)临床表现

近年来,由于疫苗的应用,麻疹的临床表现变得十分不规律。未接种过麻疹疫苗或接种失败及免疫功能正常、未用过免疫球蛋白的小儿,感染麻疹病毒后常为典型麻疹表现。

1. 典型麻疹 典型麻疹可分以下四期。

(1)潜伏期:6~18天,一般为10~12天,接受过被动免疫的患儿可延长至21~28天。

(2)前驱期:也称出疹前期,历时3~4天。主要表现:①发热:体温一般由低到高逐渐升高,患儿可骤发高热伴惊厥。②上呼吸道炎症:在发热同时出现刺激性干咳、流涕、打喷嚏、咽部充血等卡他症状。③眼结膜炎症:出现畏光流泪、结膜充血、眼睑水肿、眼分泌物增多。④口腔黏膜斑:在发疹前24~48 h出现,在口腔两侧第一磨牙对应的颊黏膜上出现略微隆起的针尖大小、细砂样灰白色斑点,红晕围绕,逐渐增多,融合成片,一般2~3天内消失,90%以上的患儿出现,这对疾病的早期诊断有价值。⑤其他症状:部分病例可有一些非特异症状,如全身不适、食欲减退等。婴儿还有呕吐、腹泻等消化系统症状。偶见皮肤荨麻疹或猩红热样皮疹。在出现典型皮疹时消失。

(3)出疹期:在发热3~4天开始出疹,皮疹先见于耳后、发际及颈部,逐渐蔓延至额面部,自上而下蔓延到躯干、四肢、手掌和足底。2~3天遍布全身。皮疹为淡红色斑丘疹,直径1~3 mm,大小不等,略高出皮肤表面,压之褪色。皮疹逐渐由稀疏到密集,甚至融合成片状,但疹与疹之间有正常皮肤。出疹时体温升高,可达40 ℃,全身和呼吸道症状加重,肺部可闻及湿啰音。全身浅表淋巴结和肝脾可轻度肿大。X线检查可见肺纹理增多。

（4）恢复期：若无并发症发生，出疹 3～5 天后，皮疹由淡红色转为暗红色，依出疹先后顺序消退。疹退时体温渐降，全身症状随之减轻。皮疹退处有糠麸样脱屑，并留有棕褐色色素沉着，1～2 周消失。麻疹无并发症者病程为 10～14 天。

2. 非典型麻疹

（1）轻型麻疹：患儿多为接种过麻疹疫苗或近期内接受过被动免疫者，或 6 个月左右的婴儿。发热低，上呼吸道症状轻，黏膜斑不明显，皮疹稀疏，病程约 1 周，无并发症。易误诊为其他出疹性疾病。

（2）重型麻疹：多见于体质较差、免疫力低下或有继发感染者，发热达 40 ℃ 以上，中毒症状严重，常伴惊厥、昏迷。皮疹密集，常融合成片，或疹出不透，皮疹稀少暗红，或出而骤退。如皮疹呈出血性则可见淤斑，常有鼻出血、咯血、呕血、尿血、血小板减少等。此为出血性麻疹，也称黑麻疹，是重型麻疹的一种。重型麻疹常有并发症，可并发肺炎、喉炎、中耳炎、心肌炎或脑炎。如出现循环衰竭、弥散性血管内凝血（DIC）或中枢神经系统症状则预后不良，病死率高。

（3）无疹性麻疹：常见于注射过麻疹减毒活疫苗者或近期内接受过被动免疫的患儿，整个病程无皮疹，有的仅有黏膜斑。此型易漏诊，只有依据前驱症状及血清中麻疹病毒抗体滴度增高来确诊。

（4）异型麻疹（非典型麻疹综合征）：主要见于接种过麻疹灭活疫苗或减毒活疫苗再次感染麻疹者。表现为高热、全身乏力、肌痛、头痛，无麻疹黏膜斑。出疹期皮疹不典型，出疹顺序与正常相反，可呈多形性伴四肢水肿。本病少见，诊断较困难，血清麻疹血凝抑制抗体检查有助于诊断。

（六）并发症

1. 肺炎 肺炎是麻疹最常见的并发症，占麻疹患儿死因的 90% 以上。年龄越小发病率越高，5 岁以下患儿多见，常见于出疹期。麻疹肺炎分原发性肺炎和继发性肺炎两种。

（1）原发性肺炎：由麻疹病毒本身引起，以间质性肺炎为主，多随其他症状消退而消散。

（2）继发性肺炎：在麻疹基础上继发金黄色葡萄球菌、流感杆菌、肺炎双球菌或腺病毒等感染，以肺泡实质性改变为主，临床表现重。如治疗不及时易并发脓胸、脓气胸、心肌炎及心力衰竭等。

2. 喉炎 多为轻度喉炎，轻者声音嘶哑、失声、犬吠样咳嗽。重者发生喉阻塞致发绀、烦躁、吸气性呼吸困难，如不及时行气管切开术，可因窒息而死亡。

3. 脑炎 脑炎发生率为 0.01%～0.50%。以 2 岁以下小儿较多见。多发生于出疹期和恢复期。脑炎的发生与麻疹轻重无关，表现与其他病毒性脑炎相同，病死率约为 15%，幸存者常有后遗症。

4. 心肌炎 多见于营养不良和并发肺炎的小儿。主要表现为气急、烦躁不安、发绀、心音低钝、心率增快等心力衰竭的症状，心电图 T 波和 ST 段改变。

5. 营养不良及维生素 A 缺乏症 患麻疹期间因高热、胃肠功能紊乱、护理不当可造成营养不良和维生素 A 缺乏所致的眼症，如角膜混浊、软化，且发展迅速，最后导致失明。

6. 结核病恶化 由于患麻疹时抵抗力降低，免疫反应暂时受到抑制，原有结核病可恶化和播散，引起血行播散性结核或结核性脑膜炎。

（七）实验室检查

1. 血常规检查 白细胞计数降低，淋巴细胞数相对增多。

2. 麻疹多核巨细胞检查 在前驱期取鼻、咽、眼分泌物涂片，用瑞氏染色，直接镜检可见多核巨细胞，有助于早期诊断。

3. 血清抗体检查 用酶联免疫吸附试验（ELISA）或免疫荧光技术检测患儿血清麻疹抗

Note

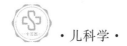

体 IgM。于疾病急性期和恢复期各采血 1 次,用红细胞凝集抑制试验、中和试验或补体结合试验检测麻疹抗体 IgG,抗体效价呈 4 倍以上增高则有诊断价值。

4. 病原学检查 病毒分离要在感染早期进行,取患儿的眼部分泌物、鼻咽部分泌物、漱口液、痰液或血液进行病毒分离,分离出麻疹病毒可确诊。出疹晚期则较难分离到病毒。

（八）诊断

根据麻疹接触史、前驱期出现麻疹黏膜斑、皮疹特点和出现顺序、出疹和发热关系、退疹后皮肤脱屑及色素沉着等特点,诊断较容易。非典型麻疹患儿难以确诊者,需要进行实验室检查。

（九）鉴别诊断

小儿时期可见到多种出疹性疾病,应根据流行病学、临床症状、发热与皮疹的关系、皮疹特征等,结合必要的实验室检查进行鉴别。

（十）预防

1. 增强免疫力,保护易感人群

（1）主动免疫:8 个月以上小儿,凡未患过麻疹者都应接种麻疹减毒活疫苗,其可有效地预防麻疹,控制流行,其免疫期为 4～6 年,7 岁可复种。

（2）被动免疫:麻疹流行期间,年幼体弱、免疫力低下的易感小儿接触麻疹患者后,可采取被动免疫。在接触患者 5 天内肌内注射丙种球蛋白 3 mL(或 0.25 mL/kg),可防止发病。免疫力可维持 3～8 周。

2. 控制传染源 对麻疹患者应早发现、早隔离、早治疗、及时报告疫情。一般病例应隔离至出疹后 5 天,有合并症者延长至出疹后 10 天。接触过麻疹病毒的易感儿应检疫观察 3 周。曾进行被动免疫注射者,应延长至 4 周。

3. 切断传播途径 做好隔离,患儿不出门,易感儿不串门。患儿衣物日晒消毒,麻疹病室要敞开门窗通风。

（十一）治疗

麻疹无特效抗病毒药物,主要为对症治疗,加强护理,防治并发症。

1. 一般治疗 卧床休息,加强护理。病室温度应适宜,注意开窗通风,保持空气新鲜,保持眼、鼻、口腔的清洁卫生,防止继发感染。对麻疹患儿进行呼吸道隔离。给予易消化、营养丰富的流质或半流质饮食,保证水分摄入充足。

2. 对症治疗 高热时可考虑物理降温,忌用强退热剂及冰水、酒精等擦浴,以免加重皮肤损伤,高热不退者可应用小剂量退热药,应避免急骤退热导致虚脱。烦躁不安者可给予适当的镇静剂,如地西泮、苯巴比妥等。剧烈咳嗽时可服祛痰镇咳药或雾化吸入。继发细菌感染者可给予抗生素。世界卫生组织(WHO)推荐给予麻疹患儿补充高剂量维生素 A 20 万～40 万 U,每天 1 次口服,连服 2 剂可减少并发症的发生,有利于疾病的恢复。

3. 并发症治疗 有并发症者给予相应治疗。

二、猩红热

猩红热(scarlet fever)是由 A 组 β 型溶血性链球菌感染引起的急性呼吸道传染病。其临床特征为发热、咽峡炎、全身弥漫性鲜红色皮疹和疹退后明显的脱屑。少数患者可出现变态反应性心、肾、关节并发症。

（一）病原学

A 组 β 型溶血性链球菌是革兰阳性球菌,又称化脓性链球菌,根据菌体细胞壁多糖抗原

(C 抗原)的不同,可分为 A～U(无 I,J)19 个组,95％ 以上的猩红热由 A 组链球菌引起。A 组链球菌在繁殖过程中可产生多种与致病有关的毒素和酶,主要有红疹毒素、溶血素、透明质酸酶与链激酶。β 型溶血性链球菌在体外生活能力较强,在痰液、脓液及排泄物中可生存数周,对热及干燥抵抗力不强,56 ℃ 30 min 及一般消毒剂均能将其杀灭。

(二)流行病学

1. 传染源 传染源主要是患者和带菌者。发病前 24 h 至疾病高峰期传染性最强。由 β 型溶血性链球菌引起的扁桃体炎、咽峡炎、中耳炎、丹毒等也可成为传染源。

2. 传播途径 主要由飞沫经呼吸道传播,少数可经破损皮肤、黏膜侵入,引起"外科型猩红热""产科型猩红热"。偶见细菌污染玩具、食物、生活用具等经口传播。

3. 易感人群 人群普遍易感,尤其是 3～7 岁儿童为易感人群。感染后可获得抗菌免疫和抗毒免疫,抗毒免疫主要为红疹毒素的特异性抗体。由于红疹毒素有五种血清型,彼此间无交叉免疫,故可见到再次罹患本病者。

4. 流行病学 本病全年均可发病,但冬春季较多,夏秋季少见。目前已无大流行,多为散发。

(三)发病机理

A 组 β 型溶血性链球菌感染后可引起化脓性、中毒性、变态反应性三种病理改变。

1. 化脓性病变 病原菌侵入局部,引起咽峡部和扁桃体充血、水肿。浆液性纤维蛋白渗出及白细胞浸润,形成脓性分泌物及溃疡,细菌向周围组织扩散,引起扁桃体周围脓肿、蜂窝织炎等化脓性病变,细菌入血,可致败血症及迁移性化脓性病灶。

2. 中毒性病变 细菌产生的毒素被吸收入血循环,可引起毒血症。红疹毒素可使皮肤和黏膜血管弥漫性充血、水肿,上皮细胞增生和白细胞浸润,病变以毛囊周围最明显,形成典型的猩红热皮疹。重者形成出血性皮疹。恢复期表皮坏死,角化层脱落,形成特征性脱皮。

3. 变态反应性病变 少数患者在病程第 2～3 周时可在心、肾、关节滑膜等胶原组织中出现变态反应性病变,表现为风湿性关节炎、心包炎、心内膜炎及急性肾小球肾炎。

(四)临床表现

潜伏期 1～7 天,平均 3 天,外科型为 1～2 天。其临床表现轻重不同,可分为以下几种类型。

1. 典型猩红热 多数患者属于此型,病程可分为三期。

(1)前驱期:起病急骤,常有高热、头痛、咽痛、恶心及全身不适等全身中毒症状。体温可达 39 ℃ 左右;婴幼儿可出现谵妄和惊厥等症状。体检可见咽部充血、扁桃体红肿、腺窝处可有点片状白色脓性分泌物,易剥离。软腭处可见针尖大小出血点或红疹。病初舌面覆盖白苔,舌乳头红肿突出,称"草莓舌"。2～3 天后舌苔脱落,舌面光滑呈肉红色,露出充血肿胀的舌乳头,称"杨梅舌"。部分患者可伴有颈部、颌下淋巴结肿大并有压痛。

(2)出疹期:皮疹为本病的重要特征,多在病程的第 2 天出现。最先见于耳后、颈部、上胸部,于 24 h 内布满全身,最后见于四肢。典型皮疹是在全身皮肤弥漫性充血潮红的基础上,广泛散布着均匀而密集的与毛囊一致的约 1 mm 大小的充血性鸡皮样疹,疹间无正常皮肤,压之褪色,有瘙痒感。面部皮肤潮红而口唇周围皮肤发白,形成环口苍白圈。皮疹在皮肤皱褶处如腋窝、肘窝、腹股沟处因压迫、摩擦引起皮下出血,形成明显的紫红色线条,称巴氏线(Pastia lines)。皮疹持续时间依病情轻重而异,轻者 2～3 天,重者可达 1 周。出疹时体温增高,中毒症状加重,皮疹遍及全身后,体温逐渐下降。

(3)恢复期:体温降至正常,一般情况好转。皮疹按出疹时的先后顺序于 3～4 天内消退。疹退后 1 周开始脱皮,脱皮程度与出皮疹程度一致,轻者呈糠屑样,重者则大片脱皮,脱皮可历时 1～4 周,无色素沉着。

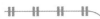
2. 非典型表现

（1）轻型：近年来多见，发热症状不明显，皮疹少，消退快，无脱皮或仅有少量片状脱皮，全身症状轻微，咽部轻度充血，整个病程 2～3 天，常被漏诊。

（2）中毒型：临床表现为严重毒血症症状，主要为高热、头痛、呕吐、出血性皮疹，甚至神志不清，可很快出现中毒性心肌炎及感染性休克。此型病死率高，目前已少见。

（3）脓毒型：主要表现为严重的化脓性咽峡炎，一般体温在 40 ℃以上，咽部红肿，渗出物多，往往形成脓性假膜，可有溃疡及坏死，向周围组织扩散，引起邻近组织的化脓性炎症，或入血形成败血症及迁移性化脓性病灶。病死率高，现已罕见。

（4）外科或产科型：病原菌由伤口或破损产道侵入致病，皮疹出现在伤口周围，继之遍布全身，无咽峡炎的症状，中毒症状轻，预后好。

（五）并发症

1. 化脓性并发症　感染直接侵袭附近组织、器官，引起鼻窦炎、化脓性中耳炎、乳突炎等。经血行播散可引起化脓性关节炎、骨髓炎、脑膜炎等。

2. 中毒性并发症　由毒素引起的化脓性病变，如心肌炎、心内膜炎和中毒性肝炎等。

3. 变态反应性并发症　以风湿热和急性肾小球肾炎常见。病情较轻，多能痊愈。

（六）诊断与鉴别诊断

1. 诊断依据

（1）流行病学资料：与猩红热患者有密切接触史，或者冬春季节，本地区有本病流行。

（2）典型临床表现：典型病例根据急性发热、咽峡炎、草莓舌和典型皮疹，不难诊断。遇疑难病例，需结合细菌培养进行诊断。

（3）实验室检查：白细胞总数增高，常在 10×10^9/L 以上，中性粒细胞 80% 以上，细胞质中可有中毒颗粒。治疗前，取鼻咽拭子或伤口脓液培养，可分离出致病菌。

2. 鉴别诊断　本病需与其他原因引起的咽峡炎如白喉、传染性单核细胞增多症等相鉴别。还应与其他出疹性疾病如麻疹、风疹、川崎病及金黄色葡萄球菌感染等相鉴别。

（七）治疗

1. 一般治疗　急性期应卧床休息，呼吸道隔离。流质或半流质饮食，供给充足的水分及营养。加强护理，保持皮肤及口腔卫生。

2. 病原治疗　目前青霉素为首选药物，剂量为 2.5 万～5 万 U/(kg·d)，分 2～3 次注射。疗程 7～10 天。病情严重者可增大剂量。对青霉素过敏或耐药者，可用大环内酯类药物，常用红霉素，剂量为 20～40 mg/(kg·d)，分 3～4 次口服，疗程 7～10 天。此外可选阿奇霉素及头孢菌素类等。

3. 并发症治疗　对化脓性并发症，可加大青霉素用量，已形成化脓病灶时应切开引流。并发休克者，应采取抗休克治疗。

（八）预防

1. 隔离传染源　隔离患者，并积极进行治疗。隔离至咽峡炎痊愈，经积极治疗后咽拭子连续 3 次培养阴性并无并发症，可解除隔离。密切接触者医学观察 7～12 天。

2. 切断传播途径　流行期间，禁止小儿去公共场所，接触患者要戴口罩，对患者污染物、渗出物及时消毒处理。

3. 保护易感者　目前尚无主动免疫菌苗，对儿童或其他有必要的集体，可采用药物预防，如用青霉素或红霉素。

Note

三、水痘

水痘(chickenpox)是由水痘-带状疱疹病毒感染所引起的急性呼吸道传染病,是常见小儿急性传染病。临床特征为分批出现的全身皮肤黏膜的斑、丘、疱疹及结痂,皮疹呈向心性分布。

（一）病原学

水痘-带状疱疹病毒只有一个血清型,属 DNA 病毒。该病毒在体外抵抗力弱,不耐酸,不耐热,不能在痂皮中存活,易被乙醚灭活,但在疱液中－65 ℃可存活 8 年。

（二）流行病学

1. 传染源 水痘患者是唯一的传染源,病毒存在于病变皮肤黏膜组织、疱液及血液中,可随鼻咽分泌物排出体外,发病前 1 天至疱疹完全结痂时均具有传染性。

2. 传播途径 传染性极强,易感儿童接触后 90％发病,主要通过直接接触、飞沫、空气传播,也可通过接触被污染的用具传播。

3. 人群易感性 儿童普遍易感,6 个月以下婴儿较少发病。病后可获得持久免疫,但体内高效价抗体不能清除潜伏的病毒,故成年后可发生带状疱疹。

4. 流行特征 以冬春季多见,集体机构内易造成流行,具有很强的传染性。

（三）发病机理

病毒经口鼻侵入机体后,首先在上呼吸道黏膜增殖,随后进入血流,形成第一次病毒血症,在单核-巨噬细胞系统内再次增殖后释放入血,形成第二次病毒血症,引起发热及皮肤和黏膜损害,偶可累及脏器。其主要病理改变仅限于皮肤表层棘细胞,细胞水肿变形,形成单房性透明水疱,内含大量病毒,以后液体吸收结痂。有时疱疹破裂,留下浅表溃疡,很快愈合。无继发细菌感染的疱疹结痂脱落后无瘢痕,口腔黏膜也可有类似病变,皮疹分批出现与病毒间歇性侵入血中有关。严重病例,全身多数脏器受累,可并发间质性肺炎、脑炎、肾炎及肝炎等。水痘并发脑炎时,表现为血管周围的神经脱髓鞘改变。

（四）临床表现

水痘为自限性疾病,10 天左右自愈,潜伏期为 7～21 天,平均 14 天。

1. 典型水痘 出疹前 1 天可出现前驱症状,如发热、头痛、全身不适、食欲减退、咽痛、咳嗽等,持续数小时或 1～2 天内迅速出现皮疹。幼儿常无前驱期。皮疹初为成批的细小红色斑疹或斑丘疹,在数小时内迅速演变成椭圆形、大小不等、水滴状、清亮水疱疹,周围有红晕,有痒感,24 h 内变混浊,易破溃,1～3 天后变干、结痂。皮疹特点:①出疹的顺序是躯干→头皮→面部→四肢;②呈向心性分布(躯干多,四肢、头面部较少);③分批出现,在同一部位可见不同时期的皮疹(斑疹、丘疹、疱疹及结痂);④黏膜皮疹可出现在口腔、眼结膜、生殖器等处,易破溃形成溃疡。出疹期还可伴发热和浅表淋巴结肿大。

2. 重症水痘 多发生在恶性病或免疫功能低下的患儿,持续高热不退和全身中毒症状明显;皮疹多,偶为出血性或融合成大疱。在第 1 周末可暴发紫癜,有的可致败血症。

3. 先天性水痘 孕母在妊娠早期感染水痘,可使胎儿患先天性水痘综合征,可致多发性先天畸形;若发生水痘数天后分娩可导致新生儿水痘。

（五）并发症

最常见的并发症为皮肤继发细菌感染,如脓疱疮、蜂窝织炎等。水痘肺炎多发生在免疫低下的患儿或新生儿中。另外,还可并发脑炎、心肌炎、肾炎、肝炎等。

（六）实验室检查

1. 血常规检查 白细胞计数正常或稍低,淋巴细胞比例增高。

2. 疱疹刮片 刮取新鲜的水疱基底组织,进行涂片,瑞氏染色后镜检见多核巨细胞,苏木素伊红染色可见核内包涵体。

3. 病毒分离 用疱疹液直接接种人胚纤维母细胞,分离出病毒再做鉴定,仅用于非典型病例。

4. 免疫学检测 单次高滴度或双份血清抗体滴度升高 4 倍以上可诊断为近期感染。取疱疹基底刮片或疱疹液,直接荧光抗体染色查病毒抗原简捷有效。

（七）诊断与鉴别诊断

根据流行病学资料、水痘接触史、水痘皮疹的特点,可做出诊断。个别疑难病例,可借助实验室检查。水痘应与丘疹样荨麻疹、脓疱病、疱疹性湿疹、手足口病等能引起疱疹性皮肤损害的疾病相鉴别。

（八）治疗

1. 一般治疗

(1) 隔离:对患者采取呼吸道隔离。

(2) 饮食、休息:急性期应卧床休息,注意水分和营养的补充。小儿应注意修剪指甲,睡眠时可将双手包扎,以免抓破疱疹而继发细菌感染。

2. 对症治疗

(1) 皮肤瘙痒:可用含 0.25% 冰片的炉甘石洗剂或 2%～5% 碳酸氢钠溶液局部涂擦,口服氯苯那敏。

(2) 疱疹破裂:可涂 0.1% 孔雀绿或抗生素软膏防继发感染。维生素 B_{12} 500～1000 μg 肌内注射,每天 1 次,连用 3 天。

(3) 高热:可行物理降温或给予对乙酰氨基酚。

3. 抗病毒治疗 新生儿水痘或播散性水痘、水痘肺炎、脑炎等严重患者应及早使用抗病毒药物,首选阿昔洛韦 10～20 mg/kg 静脉滴注,每天 3 次,疗程 7～10 天。阿糖腺苷 10 mg/(kg·d),静脉滴注,5～7 天,早期使用 α-干扰素能较快抑制皮疹发展,促进恢复。

4. 防治并发症 皮肤继发感染时加用抗菌药物,因脑炎出现脑水肿颅内压增高者应脱水治疗。禁用肾上腺皮质激素治疗,但病程后期水痘已结痂而不再出现新疹,并发重症肺炎或脑炎,中毒症状重,病情危重者可酌情使用肾上腺皮质激素。

5. 中医中药治疗

(1) 疏风清热宜选用胡萝卜芫荽羹:胡萝卜、芫荽各 60 g,洗净切碎,加水煮烂,加冰糖服,每天 1 剂,分 3 次服完。连服 1 周,婴儿只服汤汁。

(2) 解毒祛湿宜选用薏米红豆粥:薏苡仁 20 g,红豆、土茯苓各 30 g,粳米 100 g,洗净共煮,粥熟豆烂拌冰糖。每天 1 剂,分 3 次服完。适于水痘已出,发热、尿赤、神疲纳差者。

（九）预防

隔离患者应到全部皮疹干燥结痂为止。对密切接触者应检疫 3 周,易感儿应避免接触水痘患者。还可接种水痘减毒活疫苗,起到保护作用。

四、手足口病

手足口病(hand foot mouth disease)是由多种肠道病毒引起的急性传染病。主要临床特征为发热和手、足、口腔等部位出现散在的皮疹、疱疹或溃疡。主要侵犯 5 岁以下的婴幼儿,多数患儿症状轻微可自愈,少数患儿可出现中枢神经系统、呼吸系统、循环系统等损害,引发脑膜炎、肺水肿、心肌炎等并发症,个别重症患儿病情进展快,可致死亡。

Note

（一）病原学

引起手足口病的病毒有 20 多种（型），均为单股正链 RNA 病毒，小 RNA 病毒科，肠病毒属。其中引起手足口病的肠道病毒有肠道病毒 71 型、柯萨奇病毒和埃可病毒的某些血清型。肠道病毒抵抗力较强，适合在湿热环境下生存与传播，对乙醚、去氯胆酸盐等不敏感，75％酒精和 5％来苏水亦不能将其灭活，但对紫外线、干燥敏感，各种氧化剂（漂白粉、1％高锰酸钾等）、碘酊、甲醛都能将其灭活。

（二）流行病学

1. 传染源　人是肠道病毒的唯一传染源。患儿、隐性感染者和无症状带毒者均为本病的传染源。流行期间，患儿为主要传染源，以发病后 1 周内传染性最强。散发期间，隐性感染者为主要传染源。

2. 传播途径　主要经粪-口和呼吸道飞沫传播，也可经接触患儿疱疹液、呼吸道分泌物及被其污染的毛巾、玩具、衣物等传播。其中，被污染的手是传播中的关键媒介。

3. 易感人群　普遍易感，以隐性感染为主，隐性感染与显性感染后都可获得特异性免疫力，但各型之间无交叉免疫。

4. 流行特征　无明显的地区性，一年四季均可发病，以夏秋季多见。本病传染性强，传播途径复杂，传播速度快，在短时间内可造成大范围的流行。流行期间，可发生幼儿园和托儿所集体感染和家庭聚集发病。各年龄组均可发病，5 岁以下多发，3 岁以下易发展为重症病例。

（三）发病机制与病理变化

发病机制尚未完全明确，一般认为，病毒由呼吸道或消化道侵入，在局部黏膜或淋巴组织中繁殖，此时可从口鼻分泌物或粪便中排出病原体，同时增殖的病毒侵入血液循环导致第一次病毒血症，在全身单核-巨噬细胞系统内再次增殖后入血，形成第二次病毒血症，病毒散布全身各组织器官，引起病变，主要损害皮肤，也可累及内脏。

手足口病特征性组织学改变是皮疹、疱疹或溃疡。脑膜脑炎、心肌炎和肺炎是本病的三个严重并发症，分别引起相应部位的炎性改变。

（四）临床表现

潜伏期为 3～7 天，多数患儿突然起病。

1. 轻症病例表现　急性起病，约半数患儿于发病前 1～2 天或发病的同时有发热，体温多在 38 ℃左右。以手、足、臀皮疹及口痛为特征。因口咽部疼痛明显，患儿常流涎拒食、哭闹、烦躁不安。口腔黏膜疹出现较早，米粒大小，周围有红晕，主要位于舌及两颊部或口唇。手、足等远端部位及臀部、躯干和四肢成簇出现斑丘疹或疱疹，无疼痛及痒感。斑丘疹在 5 天左右由红变暗，然后消退；疱疹呈圆形或椭圆形扁平凸起，内有混浊液体，长径与皮纹走向一致，大小不等，一般在 5～10 天内结硬皮并逐渐消失，不留瘢痕。手、足、口病损在同一患儿不一定全部出现。患儿可伴有咳嗽、流涕、食欲缺乏、恶心、呕吐、头痛等症状。部分病例无发热，仅表现为皮疹或疱疹，多在 1 周内痊愈。绝大多数患儿病情温和、病程自限，预后良好。

2. 重症病例表现　少数病例（尤其是 3 岁以下患儿）病情进展迅速，在发病 1～5 天出现脑膜炎、脑炎（以脑干脑炎最为凶险）、脑脊髓炎、肺水肿、循环障碍等，极少数病例病情危重，可致死亡，存活病例可留有后遗症。

（1）神经系统：往往出现在皮疹后 2～4 天，表现为精神差、嗜睡、惊厥、头痛、呕吐、谵妄；肢体抖动、肌阵挛、眼球震颤、共济失调、眼球运动障碍；无力或急性弛缓性麻痹。体格检查可见脑膜刺激征，腱反射减弱或消失，巴宾斯基征阳性等。

（2）呼吸系统：呼吸浅促、呼吸困难或节律改变，口唇发绀，咳嗽，咳白色、粉红色或血性泡沫样痰,肺部可闻及湿啰音或痰鸣音。

（3）循环系统:面色苍灰、皮肤有花纹、四肢发凉,指(趾)发绀;心率增快或减慢,脉搏细数或减弱甚至消失;血压升高或下降;肝大。

（五）并发症

常见的并发症主要见于呼吸系统、循环系统和神经系统三大系统。其中,脑膜脑炎、心肌炎和肺炎是手足口病的三个严重并发症。神经系统病变累及脑干,损伤严重者易导致患儿死亡,存活者都留下严重后遗症。

（六）诊断

1. 流行病学资料　本病于4—7月流行,常见于学龄前期儿童及婴幼儿。常在婴幼儿集聚场所发生,发病前有直接或间接接触史。

2. 临床特点　患儿出现发热(或无发热)伴手、足、口、臀部皮疹应考虑本病。出现神经受累、呼吸及循环功能障碍等表现应警惕重症病例。

3. 辅助检查

（1）血常规检查:轻症病例白细胞计数正常或轻度增高,以淋巴细胞增多为主。重症病例白细胞计数可明显升高($>15×10^9$/L)或显著降低($<2×10^9$/L),恢复期逐渐降至正常。

（2）血生化检查:部分病例可有轻度谷草转氨酶、谷丙转氨酶及心肌酶升高,升高程度与疾病严重程度和预后密切相关。重症病例可有肌钙蛋白、血氨、血肌酐、尿素氮、血糖等升高。C反应蛋白一般不升高。

（3）病原学检查:肠道病毒的特异性核酸阳性或分离到肠道病毒是明确诊断的主要方法。咽、气道分泌物、疱疹液、粪便阳性率较高。

（4）血清学检查:急性期与恢复期血清特异性抗体或其他肠道病毒中和抗体有4倍或以上的升高证明病毒感染。

（七）鉴别诊断

1. 出疹性疾病　如麻疹、水痘、风疹、幼儿急疹等,可根据流行病学特点、皮疹特点、病原学及血清学检查进行鉴别(表13-1)。

表 13-1　几种小儿出疹性疾病的鉴别诊断

疾病名称	病原	全身症状及其他特征	皮疹特点	发热与皮疹关系
麻疹	麻疹病毒	呼吸道卡他性炎症,眼结膜炎,发热第2~3天出现麻疹黏膜斑	红色斑丘疹,头面部→颈→躯干→四肢,退疹后,有色素沉着及细小脱屑	发热3~4天,出疹期体温更高
风疹	风疹病毒	全身症状轻,耳后、颈后、枕后淋巴结肿大并触痛	面部→躯干→四肢,斑丘疹,疹间有正常皮肤,退疹后无色素沉着及脱屑	发热半天至1天出疹
幼儿急疹	人疱疹病毒6型	一般情况好,高热时可有惊厥,耳后、枕后淋巴结亦可肿大	红色斑丘疹,颈及躯干部多见,1天出齐,次日消退	高热3~5天,热退疹出
猩红热	β型溶血性链球菌	高热,中毒症状重,咽峡炎,杨梅舌,环口苍白圈,扁桃体炎	皮肤弥漫性充血,上有密集针尖大小丘疹,持续3~5天,1周后全身大片脱皮	发热1~2天出疹,出疹时高热

续表

疾病名称	病原	全身症状及其他特征	皮疹特点	发热与皮疹关系
肠道病毒	埃可病毒等	发热,卡他,腹泻,淋巴结肿大	多型疹,不脱屑	发热时或热退后出疹
感染药物疹	某种药物	原发病症状	多型疹,痒,摩擦及受压部位多	发热,服药史

2. 其他病毒引起的脑炎或脑膜炎 可根据流行病学特点、临床表现特点、病原学及血清学检查进行鉴别。

3. 脊髓灰质炎 重症手足口病合并急性迟缓性瘫痪时需与脊髓灰质炎相鉴别。后者有双峰热、退热前或退热过程中出现迟缓性瘫痪,无皮疹。

(八) 治疗

1. 轻症病例 治疗原则主要是对症处理。

(1) 一般治疗:家庭隔离,避免交叉感染。适当休息,给予清淡、富有营养、易消化的流质或半流质食物。注意口腔和皮肤护理。

(2) 对症治疗:发热、腹泻、呕吐等给予相应处理。

(3) 病因治疗:尽早给药,目前还缺乏特异、高效的抗病毒药物,可酌情选用利巴韦林抗病毒治疗,小儿按体重每天 10～15 mg/kg,分 4 次口服,疗程 5～7 天;或者静脉滴注,小儿按体重每天 10～15 mg/kg,分 2 次给药,每次静脉滴注 20 min 以上,疗程 3～7 天。

2. 重症病例

(1) 神经系统受损:预防控制颅内压增高,限制入液量,甘露醇 0.5～1.0 g/kg,快速静脉滴注,每 4～8 h 1 次,每次静脉滴注 20～30 min;静脉滴注免疫球蛋白,总量 2 g/kg,在 2～5 天内给完;必要时酌情应用糖皮质激素。

(2) 呼吸、循环系统衰竭:保持呼吸道通畅,吸氧;确保两条静脉给药通道通畅,检测呼吸、心率、血压、血氧饱和度;呼吸功能障碍时,及时行气管插管治疗;维持血压稳定,限制入液量;半卧位,上身抬高 15°～30°,保留胃管、导尿管;酌情使用多巴胺、多巴酚丁胺、利尿药等;维持内环境稳定;应用质子泵抑制剂,如奥美拉唑等;应用抗生素预防肺部感染。

(3) 恢复期:严密观察,加强护理,避免继发感染。进行各种功能康复治疗,促进各器官功能恢复。

(九) 预防

手足口病传播途径多,婴幼儿和儿童普遍易感。切断传播途径,做好儿童个人、家庭和托幼机构的清洁工作是预防本病的关键。

1. 个人预防措施

(1) 不要让小儿喝生水、吃生冷食物;婴幼儿使用的奶瓶、奶嘴使用前后应充分清洗;饭前、便后、外出回家后要用肥皂或洗手液等给小儿洗手。

(2) 看护人接触小儿前、替婴儿更换尿布、处理粪便后均要洗手,并妥善处理污物。

(3) 本病流行期间不宜带小儿到人群聚集、空气流通差的公共场所,注意保持家庭环境卫生,居室要经常通风,勤晒衣被。

(4) 小儿出现相关症状时要及时到医疗机构就诊。轻症患儿不必住院,宜居家治疗、休息,以减少交叉感染。居家治疗的患儿,不要接触其他小儿,父母要及时对患儿的衣物进行晾晒或消毒,对患儿粪便及时进行消毒处理。

2. 托幼机构及小学等集体单位的预防控制措施

（1）本病流行季节，人员集中的场所要保持良好通风。

（2）每天对玩具、个人卫生用具、餐具等物品进行清洗消毒。

（3）进行清扫或消毒工作（尤其清扫厕所）时，工作人员应戴手套。清洗工作结束后应立即洗手。

（4）每天对门把手、楼梯扶手、桌面等物体表面进行擦拭消毒。

（5）每天进行晨检，发现可疑患儿，要采取及时送诊、居家休息的措施；对患儿所用的物品要立即进行消毒处理。

（6）患儿增多时，要及时向当地教育和卫生部门报告。根据疫情控制需要，当地教育和卫生部门可考虑采取托幼机构或小学放假措施。

3. 医疗机构的预防控制措施

（1）疾病流行期间，医院应实行预检分诊，引导发热出疹患儿到专门诊室（台）就诊，候诊及就诊等区域应增加清洁消毒频次，室内清扫时应采用湿式清洁方式。

（2）医护人员在诊疗、护理每一位患儿后，均应认真洗手或进行双手消毒。

（3）诊疗、护理患儿过程中所使用的非一次性的仪器、物品等要擦拭消毒。

（4）同一间病房内不应收治其他非肠道病毒感染的患儿。重症患儿应单独隔离治疗。

（5）对住院患儿使用过的病床及桌椅等设施和物品必须消毒后才能继续使用。

（6）患儿的呼吸道分泌物和粪便及被其污染的物品要进行消毒处理。

（7）医疗机构发现手足口病患儿增多或肠道病毒感染相关死亡病例时，要立即向当地卫生行政部门和疾控机构报告。

第二节　流行性腮腺炎

流行性腮腺炎（mumps，epidemic parotitis）俗称痄腮，是由腮腺炎病毒引起的急性呼吸道传染病。临床上以腮腺非化脓性肿胀、疼痛、发热伴咀嚼受限为特征，各种腺体组织及器官均可受累。

一、病原学

腮腺炎病毒属副黏病毒，为 RNA 病毒，只有一个血清型。腮腺炎病毒抵抗力低，对物理和化学因素敏感，紫外线、甲醛、酒精、1%甲酚皂溶液和 56 ℃加热均可使之灭活。

二、流行病学

1. 传染源　患者和隐性感染者为传染源。一般在腮腺肿大前 7 天和肿大后 9 天内有高度传染性。

2. 传播途径　病毒主要经呼吸道飞沫传播。

3. 人群易感性　人群对腮腺炎病毒普遍易感，感染腮腺炎病毒后无论发病与否都能产生免疫反应，再次感染而发病者很少见。

4. 流行特征　儿童集体机构中易造成流行，但以 5～15 岁小儿多见，冬春季多发。

三、发病机理

病毒通过口、鼻侵入人体后，经上呼吸道黏膜上皮细胞和局部淋巴结繁殖，导致局部炎症和免疫反应,并进入血液引起第一次病毒血症。病毒定位于腮腺和中枢神经系统,进一步繁殖后再次侵入血液形成第二次病毒血症,并进一步侵犯第一次尚未累及的器官,可使多种腺体(腮腺、舌下腺、颌下腺、胰腺、生殖腺)发生炎症改变。腮腺炎的病理特征是非化脓性炎症。

四、临床表现

潜伏期 14～25 天,平均 18 天。多数以耳下部肿胀为首发症状,少数患儿表现为发热、头痛、食欲缺乏、乏力等前驱症状。发病 1～2 天后首先出现颧骨弓或耳部疼痛,腮腺逐渐肿大,随之唾液腺肿大,体温高达 40 ℃。通常先一侧腮腺肿大,2～4 天后累及对侧。双侧同时受累约占患儿总数的 75％。腮腺肿大以耳垂为中心,向前、后、下发展,上缘可达颧骨弓,后缘可达胸锁乳突肌,下缘延至下颌骨下达颈部,腮腺肿大同时伴有周围组织水肿,导致面部变形。局部皮肤紧张发亮,不发红,不化脓,呈梨形,表面灼热,触之有弹性、疼痛,边缘不清,腮腺管口早期红肿成脐形,影响张口、咀嚼、吞咽等,因腮腺管发炎阻塞,进食酸性食物时疼痛加剧。腮腺 2～3 天肿胀达高峰,持续 4～5 天后逐渐消退,整个病程 1～2 周。颌下腺或舌下腺可同时受累,有时单独受累。颌下腺肿大时颈前下颌处明显肿胀,可触及椭圆形腺体;舌下腺肿大时,可见舌下及颈前下颌肿胀,并出现吞咽困难。

五、并发症

1. 脑膜脑炎 脑膜脑炎是小儿腮腺炎中最常见的并发症。一般在腮腺肿胀 4～5 天出现症状,也可出现在腮腺肿大前或腮腺肿大消失以后。症状在 2 周内消失,脑膜脑炎预后一般良好。若侵犯脑实质,可出现高热、谵妄、抽搐、昏迷,重症可致死亡。并可遗留耳聋、视力障碍等后遗症。

2. 睾丸炎 睾丸炎是男孩最常见并发症,常在腮腺肿大后 1 周左右发病,大多侵犯一侧。早期表现为发热、寒战、头痛、恶心、下腹痛,患侧睾丸有明显肿痛、触痛,临近皮肤及阴囊发红、水肿明显,持续 1～2 周后痊愈,30％～40％患儿受累睾丸发生萎缩,但很少引起不育症。常伴有附睾炎,后者也可单独出现。

3. 卵巢炎 约 7％青春期后女性患儿可并发卵巢炎,有发热、呕吐、下腹疼痛及压痛,但不影响日后生育功能。

4. 胰腺炎 严重的急性胰腺炎较少见。多发生于腮腺肿大后数天,表现为体温骤升、恶心、呕吐、中上腹剧痛。由于单纯腮腺炎可引起血尿淀粉酶增高,因此须做脂肪酶检查,若升高则有助于胰腺炎诊断。

5. 其他疾病 在腮腺炎发生前后还可发生心肌炎、肾炎、乳腺炎、甲状腺炎、关节炎和胸膜炎等。

六、实验室检查

1. 血清和尿淀粉酶测定 90％患儿血清和尿淀粉酶在发病早期增高。无腮腺肿大的脑膜炎患儿,血清和尿淀粉酶也可升高。如并发胰腺炎,则血脂肪酶增高。

2. 血清学检查 大多采用酶联免疫吸附测定法检测血清中核蛋白的 IgM 抗体,有早期诊断的意义,用于患儿唾液检查阳性率也很高。双份血清特异性 IgG 抗体效价增高 4 倍或以上为阳性。亦可用 PCR 技术检测腮腺炎病毒 RNA,来提高可疑患儿的诊断率。

3. 病毒分离 取早期患儿的唾液、血、尿或脑膜炎患儿的脑脊液,接种于鸡胚或人胚肾细胞进行病毒分离实验,阳性者可以确诊。

七、诊断

本病根据流行病学史与密切接触史以及腮腺肿大的特点及腮腺管口红肿,临床不难诊断。

Note

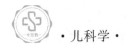

对可疑病例可通过实验室检查确诊。鉴别诊断包括化脓性腮腺炎、其他病毒性腮腺炎以及其他原因的腮腺肿大,如白血病、淋巴瘤、慢性肝病、腮腺导管受阻和罕见的腮腺肿瘤等。

八、预防

对患儿及早采取呼吸道隔离,隔离至临床症状完全消失。病室内要注意开窗通风,被污染的用物进行煮沸消毒或暴晒处理。主动免疫是预防腮腺炎的重点。目前国内外应用腮腺炎减毒活疫苗,采取皮下、喷鼻、皮内或气雾方法进行接种,90%以上接种者可产生抗体。国际上推荐应用麻疹-腮腺炎-风疹三联疫苗,也取得了较好的保护作用。

九、治疗

无特殊疗法,主要是对症治疗和支持疗法。

隔离患儿宜卧床休息,直至腮腺肿胀和其他症状完全消退;注意口腔清洁,可给予清淡易消化的流质或半流质饮食,避免酸性食物,补充水分和营养;早期可试用利巴韦林 15 mg/kg,静脉滴注,5～7 天为 1 个疗程;腮腺炎合并睾丸炎者可试用干扰素治疗,头痛和腮腺痛明显者可用镇痛剂,睾丸胀痛可用棉花垫和丁字带托起,并用局部间歇冷敷治疗;出现剧烈头痛、喷射样呕吐等颅内高压表现时,应用 20%甘露醇,小儿 1～2 g/kg 静脉注射,每 4～6 h 重复 1 次直至好转;中医治疗以清热解毒、消毒散结为主,方剂用银翘散加减或普济消毒饮,局部可用紫金锭、青黛散或金黄散醋调外敷,也可用鲜仙人掌捣碎外敷。

第三节　中毒性菌痢

中毒性菌痢(toxic bacillary dysentery)是急性细菌性痢疾的危重型,临床特征为突然高热、抽搐、昏迷,迅速出现循环和(或)呼吸衰竭。本型多见于 2～7 岁小儿,病死率高,必须积极抢救。

一、病原学及流行病学

病原菌是痢疾杆菌,属于肠杆菌科志贺菌属,根据生物化学反应及抗原组成分成 4 群,即 A 群(痢疾志贺菌)、B 群(福氏志贺菌)、C 群(鲍氏志贺菌)、D 群(宋内志贺菌)。各群均可产生内毒素,痢疾志贺菌还可产生外毒素,我国以福氏志贺菌多见。本菌属在潮湿环境中存活力强,在食品、用具上可存活 1～2 周,日晒 30 min,或加热 60 ℃ 10 min 和 100 ℃即可杀死。一般消毒剂如新洁尔灭、漂白粉、来苏水等均可使其灭活。患者和带菌者为传染源,经粪-口途径传播。人群普遍易感,病后免疫力短暂而不稳定,各菌之间无交叉免疫,故可多次反复感染。

二、发病机理

痢疾杆菌进入肠道后,在上皮细胞内大量增殖,并侵入黏膜固有层,引起黏膜层细胞变性坏死。细菌裂解后释放大量内毒素进入血液,引起内毒素血症。此时,机体产生强烈的应激反应。内毒素一方面激发机体产生致热原,引起高热,另一方面使儿茶酚胺等多种血管活性物质增加,致全身小血管痉挛而引起微循环障碍。同时,损伤血管壁引起 DIC 及血栓形成,加重血液循环障碍,引起休克型中毒性菌痢。脑微循环障碍使脑细胞缺血缺氧,促使脑水肿和脑疝形成,引起脑型中毒性菌痢,表现为惊厥、昏迷和呼吸衰竭。细菌性痢疾的病变,大多见于结肠,以乙状结肠和直肠最多见。

三、临床表现

潜伏期1~2天，短者数小时。以严重毒血症状、休克和(或)中毒性脑病为主要临床表现，而肠道症状较轻，甚至开始无腹痛及腹泻症状，发病24 h内出现腹泻及痢疾样大便。本病可分为以下四型。

1. 脑型(脑微循环障碍型) 因脑缺氧、水肿而发生反复惊厥、昏迷和呼吸衰竭。早期表现为精神萎靡或烦躁不安、嗜睡、呕吐、头痛等。随病情进展很快进入昏迷、频繁或者持续惊厥。瞳孔忽大忽小，或两侧不等大，对光反射迟钝或消失。意识由烦躁、谵妄而进入昏迷。此型较为严重，病死率高。

2. 休克型(皮肤内脏微循环障碍型) 以感染性休克为主要表现，见感染性休克章节。

3. 肺型(肺微循环障碍型) 又称呼吸窘迫综合征，以肺微循环障碍为主，常在脑型或休克型的基础上发展而来，病情危重，病死率高。

4. 混合型 同时具有以上两型或三型表现，是最为凶险的一种，病死率很高。

四、实验室检查

1. 便常规检查 病初可为正常，以后出现脓血、黏液便，镜检可见大量白细胞、脓细胞、红细胞和吞噬细胞。

2. 血常规检查 白细胞总数增高，分类示中性粒细胞增多，并有核左移。当有DIC时，血小板明显减少。

3. 病原学检查 粪细菌培养见到痢疾杆菌可确诊。在抗菌药物应用前采集新鲜粪便标本，取黏液脓血部分及时送检和早期多次送检可提高阳性率。

五、诊断与鉴别诊断

根据临床表现和流行病学特征诊断不难。2~7岁小儿，夏秋季节突发高热，伴有反复惊厥、脑病和(或)休克表现，并有不洁食物摄入史，均应考虑中毒性菌痢。可用冷盐水灌肠或肛拭子取粪便送检，如发现有多数脓细胞和红细胞基本可确诊。本病应与高热惊厥、流行性乙型脑炎、急性出血性坏死性肠炎等疾病相鉴别。

六、治疗

必须积极迅速进行抢救。针对不同阶段的主要病情变化采取相应措施。

1. 降温止惊 可综合使用物理、药物降温或亚冬眠疗法。惊厥不止者，可用地西泮0.3 mg/kg肌内注射或静脉注射(最大剂量每次≤10 mg)；或用水合氯醛40~60 mg/kg保留灌肠，或肌内注射苯巴比妥钠每次5 mg/kg。

2. 抗休克治疗 扩充血容量，纠正酸中毒，维持水、电解质平衡。在充分扩容的基础上应用莨菪碱、酚妥拉明、多巴胺或间羟胺等血管活性药物改善微循环。及早应用糖皮质激素抗休克，常用地塞米松每次0.2~0.5 mg/kg静脉滴注，每天1~2次，疗程3~5天。纳洛酮能有效提高血压和心肌收缩力，每次剂量0.01~0.02 mg/kg，肌内注射或静脉注射，必要时可重复使用。

3. 防治脑水肿和呼吸衰竭 保持呼吸道通畅，给氧。首选20%甘露醇降低颅内压，每次剂量0.5~1.0 g/kg静脉注射。每6~8 h 1次，疗程3~5天，或与利尿剂交替使用，可短期静脉推注地塞米松，剂量同上。若出现呼吸衰竭应及早使用呼吸机。

4. 抗菌治疗 为迅速控制感染，通常选用两种对痢疾杆菌敏感的抗生素静脉滴注，因近年来对氨苄西林、庆大霉素等耐药的痢疾杆菌菌株日益增多，故可选用阿米卡星、头孢噻肟钠和头孢曲松钠等药物。

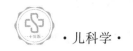

七、预防

（1）管好水源，不饮生水，不吃不清洁或霉烂变质食物，不吃被苍蝇沾过的食物。

（2）早发现，早治疗，早隔离，控制流行。

（3）儿童集体机构的厨师、保管员要定期检查粪便，必要时做细菌培养。

第四节　小儿结核病

一、概述

小儿结核病是由结核分枝杆菌引起的一种慢性感染性疾病，全身各脏器均可受累。在小儿时期以原发性肺结核最为常见。近年来，结核病的发病有上升趋势。

（一）病因

结核分枝杆菌属于分枝杆菌属，抗酸染色阳性。结核分枝杆菌分为人型、牛型、鸟型和鼠型四型，对人类有致病力的主要为人型和牛型，人型结核分枝杆菌为主要病原体。

（二）流行病学

1. 传染源　排菌的结核病患者是主要传染源。

2. 传播途径　经呼吸道传播为主要传播途径，病原体可经飞沫或带有结核分枝杆菌的痰液干燥后随尘土飞扬进入呼吸道，形成肺部的原发病灶；也可通过使用未经消毒处理而带有致病菌的牛乳或与排菌患者共食、亲吻或吮手指等情况而咽下结核分枝杆菌，产生消化道的原发病灶。经皮肤或胎盘传染者少见。

3. 易感人群　生活贫困、居住拥挤、营养不良、社会经济落后等是结核病高发的原因。新生儿对结核分枝杆菌非常敏感。儿童发病与否主要取决于结核分枝杆菌的毒力及数量，机体抵抗力的强弱以及遗传因素。

（三）发病机制

小儿初次感染结核分枝杆菌4~8周内，产生迟发变态反应，同时获得一定的免疫力。变态反应与免疫都是由致敏T淋巴细胞介导的，是同一细胞免疫过程的两种不同表现。临床上两者常同时存在，例如，接种卡介苗后，机体既产生免疫力，结核菌素反应亦由阴性转为阳性。

感染结核分枝杆菌后机体可获得免疫力，90%可终生不发病；5%因免疫力低下当即发病，即为原发性肺结核；另5%仅于日后机体免疫力降低时发病，称为继发性肺结核，是成人肺结核的主要类型。初染结核分枝杆菌除潜匿于胸部淋巴结外，亦可随感染初期菌血症转到其他脏器，并长期潜伏，成为肺外结核发病的来源。

（四）诊断

早期诊断很重要，诊断不仅是发现病灶，还需要确定其性质、范围和是否排菌，从而确定其是否活动，以作为预防和治疗的根据。

1. 病史

（1）中毒症状：有无长期低热、轻咳、盗汗、乏力、食欲减退、消瘦等。

（2）结核病患者接触史：应详细询问与结核病患者的接触史，尤其是开放性结核病患者的接触史对诊断有重要意义，年龄越小参考价值越大。

（3）卡介苗接种史：接种卡介苗可以提高对结核病的抵抗力，应仔细检查患儿左上臂有无卡介苗接种后瘢痕。

（4）近期急性传染病史：麻疹、百日咳等可使机体免疫功能暂时降低，致使体内潜伏的结核病灶活动、恶化，或成为感染结核病的诱因。

2. 结核菌素试验

（1）结核菌素试验（PPD 试验）：是用结核分枝杆菌的菌体蛋白测定机体对结核分枝杆菌有无过敏反应，从而了解受试者是否曾被结核分枝杆菌感染的一种皮肤变态反应试验，属于迟发型变态反应。一般取 1：2000 稀释的旧结核菌素 0.1 mL 于左前臂的掌侧下 1/3 交接处做皮内注射，使之成一皮丘。注射后 48～72 h 看结果，以 72 h 时为准。阳性反应者局部可有红晕、硬结形成，硬结平均直径不足 5 mm 为阴性，5～9 mm 为阳性（＋），10～19 mm 为中度阳性（＋＋），大于 20 mm 为强阳性（＋＋＋），局部除硬结外，还有水肿、破溃、淋巴管炎及双圈反应等为极强阳性（＋＋＋＋）。若患儿结核变态反应强烈，如患疱疹性结膜炎、结节性红斑或一过性多发性结核过敏性关节炎等，宜用 1 个结核菌素单位的 PPD 试验，以防局部的过度反应及可能的病灶反应。

（2）临床意义。

①阳性反应见于接种过卡介苗或感染过结核者。3 岁以下小儿，尤其是婴幼儿未接种卡介苗者，阳性反应多表示体内有新的结核病灶。年龄越小，活动性结核的可能性越大。未接种过卡介苗的年长儿，无临床症状而只是呈一般阳性反应者，表示曾有过结核分枝杆菌感染。呈强阳性者，表示体内有活动性病灶。由阴性反应转为阳性反应，表示新近有感染。

②阴性反应见于下列情况：未感染过结核，未接种卡介苗或接种卡介苗免疫力已消失者；虽已感染，但在 4～8 周内，尚未产生变态反应者；由机体免疫功能低下或受抑制所致，可出现假阴性反应，如患急性传染病，如麻疹、水痘、风疹、百日咳等；如部分危重结核病；体质极度衰弱者，如重度营养不良、重度脱水、重度水肿等；应用糖皮质激素或其他免疫抑制剂治疗时；原发或继发免疫缺陷病；技术误差。

3. 实验室检查

（1）结核分枝杆菌检查：从痰、胃液、脑脊液、浆膜腔液及抽取物中找到结核分枝杆菌是重要的确诊手段。

（2）免疫学诊断及分子生物学诊断：如酶联免疫吸附试验（ELISA）、聚合酶链反应（PCR）。

（3）血沉：结核活动期血沉多增快。

4. 影像学诊断

（1）X 线检查：除正前后位胸片外，同时应拍侧位片。可检出结核病灶的范围、性质、类型、活动或进展情况。重复检查有助于结核病与非结核疾病的鉴别，亦可观察治疗效果。

（2）计算机断层扫描：胸部 CT 检查对肺结核的诊断及鉴别诊断很有意义，有利于发现隐蔽区病灶。淋巴结的钙化显示率也高于 X 线检查。

5. 其他辅助检查

（1）纤维支气管镜检查。

（2）周围淋巴结穿刺液涂片检查。

（3）肺穿刺活体组织检查或胸腔镜取肺活体组织检查。

总之，结核病的诊断必须结合病史、临床表现以及实验室检查的结果，加以综合分析。对于个别疑难病例，必要时给予抗结核药物试验性治疗。

（五）治疗

1. 一般治疗 有明显结核中毒症状、极度衰弱者应卧床休息。居住环境应阳光充足，空

Note

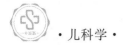

气流通。加强营养,选用富含蛋白质和维生素的食物。

2. 抗结核药物治疗

(1) 治疗原则:早期、规律、联用、适量、全程。

(2) 抗结核药物的种类。

①杀菌药物:全杀菌药,如异烟肼(INH)和利福平(RFP);半杀菌药,如链霉素(SM)和吡嗪酰胺(PZA)。

②抑菌药物:常用者有乙胺丁醇(EMB)及乙硫异烟胺(ETH)。

③针对耐药菌株的几种新型抗结核药物:老药的复合剂型,如 rifamate(内含 INH 150 mg 和 RFP 300 mg),rifater(内含 INH、RFP 和 PZA)等;老药的衍生物,如 rifapentine;新的化学制剂,如力排肺疾(dipasic)。

(3) 抗结核治疗方案。

①标准疗法:一般用于无明显自觉症状的原发性肺结核。每天服用 INH、RFP 和(或)EMB,疗程 9~12 个月。

②两阶段疗法:用于活动性原发性肺结核、急性粟粒性结核病及结核性脑膜炎。强化治疗阶段,联用 3~4 种杀菌药物,目的在于迅速杀灭敏感菌及生长繁殖活跃的细菌与代谢低下的细菌,防止或减少耐药菌株的产生,为化疗的关键阶段。在长程化疗时,此阶段一般需 3~4 个月,短程疗法时一般为 2 个月。巩固治疗阶段,联用 2 种抗结核药物,目的在于杀灭持续存在的细菌以巩固疗效,防止复发。在长程疗法时,此阶段可长达 12~18 个月;短程疗法时一般为4 个月。

③短程疗法:直接监督下服药与短程化疗是世界卫生组织(WHO)治愈结核病患者的重要策略。短程化疗的作用机制是快速杀灭机体内处于不同繁殖速度的细胞内、外结核分枝杆菌,使痰菌早期转阴并持久阴性,且病变吸收消散快,远期复发少。可选用以下几种 6~9 个月短程化疗方案:2HRZ/4HR(数字为月数,以下同),2SHRZ/4HR,2EHRZ/4HR。若无 PZA 则将疗程延长至 9 个月。

（六）预防

1. 接种卡介苗 接种卡介苗是预防小儿结核病的有效措施。但是先天性胸腺发育不全症、严重联合免疫缺陷病患者、急性传染病恢复期、注射局部有湿疹或患全身性皮肤病、结核菌素试验阳性者禁止接种卡介苗。

2. 控制传染源 结核菌涂片阳性患者是小儿结核病的主要传染源,早期发现及合理治疗结核菌涂片阳性患者,是预防小儿结核病的根本措施。

3. 预防性抗结核治疗

(1) 适应证:①密切接触开放性肺结核患者的婴幼儿,不论结核菌素试验是阳性或阴性;②3 岁以下婴幼儿未接种卡介苗而结核菌素试验阳性者;③结核菌素试验新近由阴性转为阳性者;④结核菌素试验阳性伴结核中毒症状者;⑤结核菌素试验阳性,新患麻疹或百日咳小儿;⑥结核菌素试验阳性小儿需较长期使用糖皮质激素或其他免疫抑制剂者。

(2) 方法:INH 每天 10 mg/kg(≤300 mg/d),疗程 6~9 个月;或 INH 每天 10 mg/kg(≤300 mg/d)联合 RFP 每天 10 mg/kg(≤300 mg/d),疗程 3 个月。

二、原发型肺结核

原发型肺结核是结核分枝杆菌初次侵入肺部后发生的原发感染,是小儿肺结核的主要类型,占儿童各型肺结核总数的 85.3%。包括原发复合征和支气管淋巴结结核。

（一）病理

结核分枝杆菌第一次经呼吸道侵入小儿体内,常在胸膜下、肺上叶底部和下叶的上部形成原发病灶,右侧较左侧多见。基本病变为渗出、增殖、坏死。渗出性病变以炎症细胞、单核细胞及纤维蛋白为主要成分;增殖性改变以结核结节及结核性肉芽肿为主;坏死性病变为干酪样改变。结核性炎症的主要特征是上皮样细胞结节及朗格汉斯细胞浸润。

典型的原发复合征由肺部原发病灶、支气管淋巴结炎及两者之间的淋巴管炎组成。呈"双极"病变。由于小儿机体处于高度敏感状态,病灶周围炎症广泛,原发病灶范围扩大到一个肺段甚至一叶。小儿年龄越小,此种大片性病变越明显。引流淋巴结肿大多为单侧,但亦有对侧淋巴结受累者。原发性肺结核的病理转归如下。

1. 吸收好转 病变完全吸收、钙化或硬结(隐伏或痊愈)。此种转归最常出现钙化,表示病变已有 6～12 个月。

2. 进展 原发病灶扩大产生空洞;支气管淋巴结周围炎恶化形成淋巴结支气管瘘,支气管内膜结核或干酪性肺炎;支气管淋巴结肿大,造成肺不张或阻塞性肺气肿;结核性胸膜炎。

3. 恶化 血行播散导致急性粟粒性肺结核或全身粟粒性结核病。

(二)临床表现

起病缓慢,症状轻重不一。一般可有低热、食欲不振、疲乏、盗汗等结核中毒症状,多见于年龄较大儿童。婴幼儿及症状较重者可急性起病,高热可达到 39 ℃左右或更高,但一般情况尚好,与发热不相称,持续 2～3 周后转为低热,并伴结核中毒症状。干咳和轻度呼吸困难是最常见的症状。婴儿可表现为体重不增或生长发育障碍。当胸内淋巴结高度肿大时,可产生一系列压迫症状,压迫气管分叉处,可出现类似百日咳样痉挛性咳嗽;压迫喉返神经可致声嘶;压迫支气管使其部分阻塞时可引起喘鸣;压迫静脉可致胸部一侧或双侧静脉怒张。体格检查可见周围淋巴结不同程度肿大。肺部体征可不明显,与肺内病变不一致。如原发病灶较大,叩诊呈浊音,听诊呼吸音减低或有少许干、湿啰音。婴儿可伴肝大。

(三)诊断与鉴别诊断

应结合病史、临床表现、实验室检查、结核菌素试验及肺部影像学进行综合分析。

1. 病史 包括结核病接触史、卡介苗接种史以及慢性结核中毒症状,如长期低热、轻咳、盗汗、食欲不振、乏力或消瘦等。特别是近期患麻疹、百日咳等传染病的小儿,应警惕活动性结核病的可能性。

2. 体格检查 肺部体征大多不明显,少数可闻及少许干、湿啰音。如并发肺不张者,在相应胸壁叩诊呈浊音,听诊呼吸音减低或消失。颈部淋巴结可有不同程度的成串肿大,偶见疱疹性结膜角膜炎或结节性红斑。

3. 结核菌素试验 多呈强阳性反应。

4. 实验室检查 血沉增快。痰或胃液中可找到结核分枝杆菌。

5. X 线检查

(1)原发复合征:原发病灶多呈圆形小片状阴影,常位于右肺上叶的下部或下叶的上部,肺门淋巴结呈团块阴影,原发病灶与淋巴结之间有条索状阴影(即淋巴管炎)相连,此三者构成哑铃状"双极影",是原发复合征的典型所见。

(2)支气管淋巴结结核:在肺门处可见圆形或椭圆形结节状阴影。阴影边缘模糊不清者称浸润型,淋巴结明显肿大边缘清楚者称肿瘤型。

本病应与上呼吸道感染、支气管炎、百日咳、风湿热、伤寒、各种肺炎、支气管异物、支气管扩张、纵隔良恶性肿瘤相鉴别。

(四)治疗

1. 一般治疗及治疗原则 见本节概述。

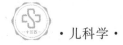

2．抗结核药物的应用

（1）无明显症状的原发性肺结核选用标准疗法，每天服用 INH、RFP 和（或）EMB，疗程9～12个月。

（2）活动性原发性肺结核宜采用直接督导下短程化疗（DOTS）。常用方案为 2HRZ/4HR。

三、结核性脑膜炎

结核性脑膜炎简称结脑，是由结核分枝杆菌侵犯脑膜引起的炎症，是全身粟粒性肺结核的一部分，易在初染结核分枝杆菌 3～6 个月发生，多见于婴幼儿，是小儿结核病中最严重的类型。早期诊断和合理治疗是改善本病预后的关键。

（一）发病机制与病理

主要通过血行播散，少数也可由脑内或脊髓结核瘤穿破至蛛网膜下腔而引起。此外，脊椎、颅骨、中耳及乳突的结核灶也可直接侵犯脑膜。

结脑的主要病理改变是结核性渗出性病变、脑膜弥漫充血、脑回变平。大量渗出物堆积在脑底、延髓、脑桥、大脑脚及视神经交叉等处，蛛网膜下腔有混浊的渗出物。脑室较扩张并含有稍混浊液体。浓稠的渗出物及脑水肿可挤压脑神经。如渗出物聚积于小脑延髓池或大脑导水管和第四脑室孔被渗出物堵塞可引起脑积水。如治疗不彻底，病程较长者，增生性结核病变较明显，引起脑动脉闭塞、脑实质软化等改变，引起偏瘫。

（二）临床表现

起病多缓慢，偶有骤起者。根据临床表现，病程可分为三期。

1．早期（前驱期） 1～2 周，主要症状为小儿性格改变，如少言、懒动、烦躁、易怒、发热、食欲不振、盗汗、呕吐、消瘦等。年长儿可自诉头痛，多轻微或非持续性；婴儿起病较急，前驱期很短。

2．中期（脑膜刺激期） 1～3 周，因颅内压增高，患儿出现持续性进行性剧烈头痛或喷射性呕吐，嗜睡或烦躁不安、惊厥、皮肤划纹征阳性等。出现明显脑膜刺激征，颈强直、克尼格征和布鲁津斯基征阳性，巴宾斯基征亦常阳性。婴幼儿则表现为前囟膨隆。此期可出现展神经瘫痪征象（斜视）或眼球震颤。部分患儿出现脑炎症状及体征，如定向、运动及（或）语言障碍。眼底检查可见视盘水肿、视神经炎或脉络膜粟粒状结核结节。

3．晚期（昏迷期） 1～3 周，以上症状逐渐加重，意识蒙眬，半昏迷继而昏迷。陈旧性或强直性惊厥频繁发作。患儿极度消瘦，呈舟状腹。常出现水、电解质代谢紊乱。最终因颅内压急剧增高导致脑疝，致使呼吸及心血管运动中枢麻痹而死亡。

（三）诊断

早期诊断主要依靠详细询问病史，周密的临床观察及对本病高度的警惕性，综合资料全面分析，最可靠的诊断依据是脑脊液中查见结核分枝杆菌。

1．病史 大多数结脑患儿有结核病患者接触史，特别是与开放性肺结核患者接触史；绝大多数患儿未接种过卡介苗；既往结核病史，尤其是 1 年内发现结核病又未经治疗者，对诊断颇有帮助；近期急性传染病史，如麻疹、百日咳等常为结核病恶化的诱因。

2．临床表现 凡有上述病史的患儿出现性格改变、头痛、不明原因的呕吐、嗜睡与烦躁不安相交替及顽固性便秘时，即应考虑可能为本病。

3．脑脊液检查 脑脊液检查对本病的诊断极为重要。脑脊液压力增高，外观无色透明或呈毛玻璃样，蛛网膜下腔阻塞时，可呈黄色，静置 12～24 h 后，脑脊液中可有蜘蛛网状薄膜形成，取之涂片做抗酸染色，结核分枝杆菌检出率较高。白细胞数多为（50～500）×10^6/L，分类以淋巴细胞为主，蛋白含量增高，一般为 1.0～3.0 g/L，椎管阻塞时可高达 40～50 g/L。糖和

Note

氯化物均降低为结脑的典型改变。对脑脊液改变不典型者,需重复化验,动态观察变化。

4. 其他检查

(1) 结核分枝杆菌抗原检测:ELISA 法检测脑脊液结核分枝杆菌抗原最敏感,是快速诊断结脑的辅助方法。

(2) 抗结核抗体测定:以 ELISA 法检测结脑患儿脑脊液 PPD-IgM 抗体和 PPD-IgG 抗体,其水平高于血清中的水平。PPD-IgM 抗体于病后 2～4 天开始出现,2 周达高峰,至 8 周时基本降至正常,为早期诊断依据之一;PPD-IgG 抗体则于病后 2 周起逐渐上升,至 6 周之后达高峰,约在 12 周时降至正常。

(3) 腺苷脱氨酶(ADA)活性测定:ADA 在结脑发病 1 个月内明显增高,治疗 3 个月后明显降低。

(4) 结核菌素试验:阳性对诊断有帮助,但高达 50% 的患儿可呈阴性反应。

(5) 脑脊液结核分枝杆菌培养是诊断结脑可靠的依据。

(6) 聚合酶链反应(PCR):应用 PCR 技术在结脑患儿脑脊液中扩增出结核分枝杆菌所特有的 DNA 片段,能使脑脊液中极微量结核分枝杆菌 DNA 被准确地检测出来。

(7) X 线检查、CT 扫描或磁共振(MRI):约 85% 结脑患儿的胸片有结核病改变,其中 90% 为活动性病变,呈粟粒性肺结核者占 48%。胸片证明有血行播散性结核病对确诊结脑很有意义。脑 CT 在疾病早期可正常,随着病情进展可出现基底核阴影强,脑池密度增高、模糊、钙化、脑室扩大、脑水肿或早期局灶性梗死症。

(四) 鉴别诊断

应与化脓性脑膜炎、病毒性脑膜炎、隐球菌性脑膜炎、脑肿瘤进行鉴别。

(五) 治疗

应抓住抗结核治疗和降低颅内高压两个重点环节。

1. 一般疗法 应卧床休息,细心护理,经常变换体位,以防止压疮和坠积性肺炎。做好眼睛、口腔、皮肤的清洁护理。加强营养,对昏迷患儿可予鼻饲或胃肠外营养。

2. 抗结核治疗 联合应用易透过血脑屏障的抗结核药物,分阶段治疗。

(1) 强化治疗阶段:疗程 3～4 个月,联合使用 INH、RFP、PZA 及 SM。其中 INH 每天 15～25 mg/kg,RFP 每天 10～15 mg/kg(<450 mg/d),PZA 每天 20～30 mg/kg(750 mg/d),SM 每天 15～20 mg/kg(<750 mg/d)。开始治疗的 1～2 周,将 INH 全天量的一半加入 10% 葡萄糖中静脉滴注,余量口服,待病情好转后改为全天量口服。

(2) 巩固治疗阶段:继续用 INH、RFP 或 EMB。RFP 或 EMB 9～12 个月。抗结核总疗程不短于 12 个月,或待脑脊液恢复正常后继续治疗 6 个月。早期患儿采用 9 个月短程治疗方案有效。

3. 降低颅内高压 颅内压增高最早于 10 天时出现,故应及时控制颅内压,措施如下。

(1) 脱水剂:常用 20% 甘露醇,每次 0.5～1.0 g/kg,20～30 min 内静脉输注,4～6 h 1 次,脑疝时可加大剂量至每次 2 g/kg。2～3 天后逐渐减量,7～10 天后停用。

(2) 利尿剂:常用呋塞米,每次 2 mg/kg,加入生理盐水 50 mL 内静脉滴注,每天 2～3 次,一般于停用甘露醇前 1～2 天加用。

(3) 侧脑室穿刺引流。

(4) 腰椎穿刺减压及鞘内注药。

(5) 分流手术。

4. 糖皮质激素 糖皮质激素为有效对抗结脑的辅助疗法。常用泼尼松 1～2 mg/(kg·d)(<45 mg/d),1 个月后逐渐减量,疗程 8～12 周。

5. 对症治疗　对频繁惊厥或呼吸困难发作者,予以间歇性吸氧,解痉、镇静;纠正水、电解质紊乱。

6. 随访观察　停药后 4 年内有复发病例,绝大多数在 2～3 年内复发。停药后随访观察 3～5 年,凡临床症状消失,脑脊液正常,疗程结束后 2 年无复发者,方可认为治愈。

（六）并发症及后遗症

最常见的并发症为脑积水、脑实质损害、脑出血及脑神经障碍。严重后遗症为脑积水、肢体瘫痪、智力低下、失明、失语及尿崩症等。晚期结脑发生后遗症者约占 2/3,而早期结脑后遗症很少。

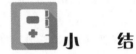

小　　结

传染病又称感染性疾病,是由各种病原体引起的具有传染性和流行性的疾病。病原体种类有细菌、病毒、寄生虫、真菌、螺旋体等。儿童由于免疫力较差,感染性疾病发生率较高。出疹性传染病是儿童时期常见的一类传染病,仔细观察皮疹的形态、大小、颜色、分布,出疹的顺序、自觉症状,消退时间、消退后皮肤的改变以及皮疹与发热之间的关系等特点,对明确诊断有很重要的参考意义。小儿结核病在类型、临床表现上与成人不同,临床上凡遇到持续 2 周以上的咳嗽伴低热、盗汗、消瘦、乏力的患儿应考虑结核病的可能。

（达朝玲　王洪涛）

能力检测

Note

第十四章　遗传代谢内分泌疾病

学习目标

1. 掌握：21-三体综合征的临床表现、诊断；先天性甲状腺功能减退症的临床表现、诊断与鉴别诊断。

2. 熟悉：苯丙酮尿症的发病机制、临床表现、诊断与治疗；先天性甲状腺功能减退症的治疗。

3. 了解：先天性甲状腺功能减退症的病因与发病机制。

本章 PPT

第一节　21-三体综合征

案例导入 14-1

患儿，女，6岁，因智力低下就诊。患儿9个月会独坐，2岁1个月开始独立行走，智力反应差，只会说简单词句。查体：神清，两眼外侧上斜，眼裂小，两眼距宽，瞳孔对光反射灵敏，鼻梁低平，张口伸舌，心、肺、腹无明显异常，神经系统查体未见明显异常。

问题：

1. 应首先考虑什么疾病？有哪些诊断依据？

2. 为确诊需做哪些检查？需要和哪些疾病相鉴别？

21-三体综合征（21-trisomy syndrome）又称唐氏综合征，以前也称先天愚型，是人类最早被确定也是最常见的一种染色体病，在新生儿中的发病率为（1∶800）～（1∶600），男性多于女性。母亲年龄越大，发生率越高。

一、病因

该病的细胞遗传学特征是第21号染色体呈三体征，其形成是由于在亲代之一的配子形成时或在受精卵卵裂时出现染色体不分离，使一个配子含多余染色体，另一配子缺失该条染色体，受精后形成异常的三体型或单体型子代细胞。由于单体型患儿多不能存活，故一般只能生出三体型后代。

二、临床表现

1. 特殊外貌　出生时即有明显的特殊面容，表情呆滞，眼裂小，眼距宽，外眼角上斜，内眦

Note

赘皮,鼻梁低平,耳位低,耳根低平,硬腭窄小,张口伸舌,有时流涎,头小而圆,前囟大且关闭延迟。

2. 智力低下 这是本病最突出、最严重的临床表现。绝大部分患儿都有程度不等的智力发育障碍,随年龄增大而逐渐明显。

3. 生长发育迟缓 患儿出生时的身长和体重均较正常婴儿低,出生后体格、动作和性发育均迟缓。

4. 骨骼、关节和肌肉 身材矮小,骨龄常落后于实际年龄,出牙延迟,顺序异常。患儿头小而圆,颈短而宽,枕骨扁平。手指粗短,小指向内弯曲,草鞋足。韧带松弛,关节可过度弯曲。肌张力低下,腹膨隆。

5. 伴发畸形 常见先天性心脏病,其次是消化道畸形。先天性甲状腺功能减退症和急性白血病的发病率高于正常人群。部分男孩可有隐睾,成年后大多无生育能力。女孩无月经,仅少数可有生育能力。免疫功能低下,易患感染性疾病,尤以呼吸道感染为常见。

6. 皮纹特点 手掌出现猿线(俗称通贯手),轴三角的 atd 角度一般大于 45°,第四、五指桡箕增多。单侧或双侧通贯手约见于 50% 患儿。

三、实验室检查

1. 细胞遗传学检查 根据核型分析可分为三型。

(1)标准型:核型 47,XX(XY),+21 最常见,约占患儿总数的 95%,患儿体细胞染色体为 47 条。此型的发生率随母亲年龄增大而增高。双亲外周血淋巴细胞核型正常。

(2)嵌合型:较少见,占 2%~4%。核型为 46,XX(XY)/47,XX(XY),+21。此型患儿临床表现的严重程度与正常细胞所占百分比有关。患儿体内有两种及以上细胞系(以两种为多见),一系为正常,另一系为 21-三体细胞。

(3)易位型:占 2.5%~5%。核型为 46,XX(XY),−D(G)+t Dq(Gq)/21q。易位染色体以 13 号与 14 号染色体最为多见。

2. 荧光原位杂交 可快速、准确地进行诊断。以 21 号染色体的相应部位序列作为探针,与外周血中的淋巴细胞或羊水细胞进行杂交,本病患儿的细胞中呈现 3 个 21 号染色体的荧光信号。

3. 血生化检查 此类患儿 T 淋巴细胞转化反应受到抑制,血中丙种球蛋白含量低。白细胞中的碱性磷酸酶增高。

四、诊断和鉴别诊断

典型病例根据特殊外貌、智力低下与生长发育迟缓、皮纹特点等可做出临床诊断,但应做染色体检查以便与其他原因引起的先天性智力低下以及其他类型的染色体疾病相鉴别。本病应与先天性甲状腺功能减退症相鉴别,后者在出生后即有嗜睡、哭声嘶哑、喂养困难、颜面黏液性水肿、皮肤粗糙、腹胀、便秘、生理性黄疸延迟消退等症状,舌大而厚,但无本病的特殊外貌。可检测血清 TSH、T_4 和进行核型分析来鉴别。

五、遗传咨询和产前筛查

标准型 21-三体综合征的再发风险率为 1%,母亲年龄越大,风险率越高,大于 35 岁者发病率明显上升。易位型患儿的双亲应进行核型分析,以便发现平衡易位携带者。在易位型中再发风险率为 4%~10%。但如双亲中一方为 21 号染色体与 21 号染色体罗伯逊易位携带者,将无法生育染色体正常的孩子,因为他们的后代或者是 21 单体,无法存活到出生,或者是易位型 21-三体综合征患儿。对于生育过 21-三体综合征患儿的孕妇以及其他高危孕妇(如高

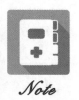

龄孕妇),应在怀孕期间进行羊水染色体检查,预防 21-三体综合征患儿的出生。

对高危孕妇可做羊水细胞或绒毛膜细胞染色体检查进行产前诊断。唐氏筛查(血清学筛查)是目前被普遍接受的孕期筛查方法,筛查项目为甲胎蛋白、游离雌三醇和绒毛膜促性腺激素。根据孕妇检测此三项值所得的结果,结合孕妇年龄计算出本病的危险度,分为高危与低危两类,对高危孕妇进行羊水穿刺做出诊断。无创性产前筛查(NIPT)可检测到胎儿游离 DNA,用于胎儿染色体异常的筛查,能够将检出率提高到 99%。

六、治疗

本病无特殊治疗,要采用综合措施,包括医疗和社会服务,着重于对患儿的训练与教育。训练的目的主要在于使患者能生活自理及进行简单的工作。应注意预防感染,如伴有其他畸形,可考虑手术矫治。

第二节 苯丙酮尿症

苯丙酮尿症(phenylketonuria,PKU)是一种常见的氨基酸代谢病,是先天性氨基酸代谢障碍中最为常见的一种,是由于苯丙氨酸代谢途径中的酶缺陷,导致苯丙氨酸及其酮酸蓄积并从尿中大量排出而得名。该病属常染色体隐性遗传。其发病率随种族和地域而异,我国发病率约为 1/11000。

一、病因和发病机制

苯丙氨酸(phenylalanine,PA)是人体必需氨基酸之一,正常小儿每天需要的摄入量为 200～500 mg,摄入体内的 PA 一部分供蛋白质合成,另一部分则通过肝细胞中苯丙氨酸羟化酶(phenylalanine hydroxylase,PAH)的作用转化为酪氨酸,合成甲状腺素、肾上腺素和黑色素。仅有少量的 PA 经过次要代谢途径,在转氨酶的作用下转变成苯丙酮酸。

此类患儿因 PAH 活性降低,不能将苯丙氨酸转化为酪氨酸,导致苯丙氨酸在血液、脑脊液及组织中的浓度极度增高,通过旁路代谢产生大量苯丙酮酸、苯乙酸、苯乳酸和对羟基苯乙酸,高浓度的苯丙氨酸及其代谢物导致脑损伤。

苯丙氨酸羟化过程中除 PAH 外,还必须有辅酶四氢生物蝶呤(BH$_4$)的参与,人体内的 BH$_4$ 来源于鸟苷三磷酸(GTP),在其合成和再生途径中必须经过鸟苷三磷酸环化水解酶(GTP-CH)、6-丙酮酰四氢蝶呤合成酶(6-PTS)和二氢生物蝶呤还原酶(DHPR)的催化。PAH、GTP-CH、DHPR 三种酶的编码基因中任一基因的突变都有可能造成相关酶的活性缺陷,致使体内苯丙氨酸发生异常蓄积。BH$_4$ 是苯丙氨酸、酪氨酸、色氨酸等在催化过程中所必需的共同辅酶,缺乏时不仅苯丙氨酸不能氧化成酪氨酸,而且造成多巴胺等重要神经递质的合成受阻,进一步加重了神经系统的功能损害。

二、临床表现

患儿出生时正常,通常在出生后 3～6 个月时出现呕吐、易激惹、生长迟缓等现象,1 岁时症状明显。

1. 神经系统 智力发育落后最为突出,可有精神行为异常,如兴奋不安、忧郁、多动、攻击性行为、孤僻等。约 25% 患儿有癫痫发作,多见于严重智力低下者,80% 有脑电图异常。

2. 皮肤 患儿在出生数月后因黑色素合成不足,毛发、皮肤和虹膜色泽变浅。湿疹常见。

3. 体味　由于尿和汗液中排出苯乙酸,有的患儿有特殊的鼠尿臭味。

上述症状大部分是可逆的。经过饮食控制后,大部分症状可好转,但智力发育落后很难转变,只有出生后早发现、早治疗才能预防智力发育障碍。

三、诊断

本病为少数可治性遗传代谢病之一,应力求早期诊断与治疗,以避免神经系统的不可逆性损伤。根据智力落后、头发由黑变黄,特殊体味和血苯丙氨酸升高,排除四氢生物蝶呤缺乏症就可以确诊。患儿在早期症状不典型,因此,必须借助实验室检查才能在宫内或新生儿早期确诊。

1. 新生儿期筛查　新生儿喂奶 3 天后,针刺婴儿足跟取末梢血 1 滴,吸在厚滤纸上,晾干后即可寄送至筛查实验室,进行苯丙氨酸浓度测定。

2. 尿液筛查　尿三氯化铁试验用于较大婴儿的筛查,如尿中苯丙氨酸浓度增高,则立即出现绿色,反应为阳性。本实验特异性较差。

3. 尿蝶呤分析　PAH 缺乏的患儿尿中蝶呤总排出量增高,新蝶呤与生物蝶呤比值正常;DHPR 缺乏的患儿呈现蝶呤总排出量增加,四氢生物蝶呤减少;6-PTS 缺乏的患儿则呈现新蝶呤与生物蝶呤比值增高,新蝶呤排出量增加;GTP-CH 缺乏的患儿呈现蝶呤总排出量减少。

4. 血 PA 和酪氨酸生化定量　凡筛查阳性患儿都要经过此项检查加以确诊。

5. DNA 分析　该技术近年来广泛用于 PKU 诊断、杂合子检出和产前诊断。

四、治疗

诊断一旦明确,应立即给予积极治疗,主要是饮食疗法。治疗开始的年龄越小,效果越好。

1. 低苯丙氨酸饮食　适应证是典型的 PKU,以及血 PA 持续高于 1.22 mmol/L 者。主要采用低苯丙氨酸配方奶,待血 PA 浓度降至理想浓度时可逐渐少量添加天然饮食。为婴幼儿添加辅食时应以淀粉类、蔬菜和水果等低蛋白质食物为主。由于苯丙氨酸是合成蛋白质的必需氨基酸,缺乏时亦会导致神经系统损害,一般出生后 2 个月以内者需 50～70 mg/(kg·d),3～6 个月约 40 mg/(kg·d),2 岁为 25～30 mg/(kg·d),4 岁以上为 10～30 mg/(kg·d),以能维持血中苯丙氨酸浓度在 0.12～0.60 mmol/L(2～10 mg/dL)为宜,饮食治疗应有周密计划,治疗中应定期检测 PA 水平,以调整饮食。低苯丙氨酸饮食至少持续到青春期,终身治疗对患者更有益。

2. BH_4、5-羟色氨酸和左旋多巴　除饮食控制外,对非典型 PKU 患儿应给予此类药物。

3. 孕母治疗　成年女性患者孕前应重新开始饮食控制,将血苯丙氨酸控制在有效浓度直至分娩,避免影响胎儿。

第三节　先天性甲状腺功能减退症

先天性甲状腺功能减退症(congenital hypothyroidism)简称先天性甲减,是甲状腺激素合成不足或其受体缺陷所造成的一类疾病。根据病因的不同可分为散发性和地方性两大类。散发性先天性甲减是由于先天性甲状腺发育不良、异位或甲状腺激素合成途径缺陷所致的内分泌疾病,临床较常见,发生率为 1/7000～1/4000;地方性先天性甲减多见于甲状腺肿流行的地区,是由地区性水、土和食物中碘缺乏所致。随着我国碘化食盐的应用,其发病率显著下降。根据病变涉及的位置又分为原发性和继发性。原发性甲减是由甲状腺本身疾病所致。继发性甲减的病变位于垂体或下丘脑,又称中枢性甲减,多数与其他下丘脑-垂体轴功能缺陷同时存在。

一、病因和病理机制

1. 散发性先天性甲减 主要由先天性甲状腺发育障碍及甲状腺激素合成途径缺陷所致。

(1) 甲状腺不发育或发育不全或易位:亦称原发性甲减。如甲状腺缺如、发育不良、异位等,约占先天性甲减患儿的 90%,多见于女孩。原因可能与遗传物质、免疫介导机制有关。其中 1/3 为甲状腺完全缺如,其余为发育不全,或在下移过程中停留在其他部位形成异位甲状腺,导致部分或完全丧失功能。

(2) 甲状腺激素合成障碍:亦称家族性甲状腺激素合成障碍。其发病率仅次于甲状腺发育缺陷,多为常染色体隐性遗传病。多见于甲状腺激素合成和分泌过程中酶(过氧化物酶、偶联酶、脱碘酶及甲状球蛋白合成酶等)的缺陷,导致甲状腺素不足。

(3) 促甲状腺素(TSH)缺乏:亦称下丘脑-垂体性甲减或中枢性甲减,是指因特发性垂体功能低下或下丘脑发育缺陷导致垂体分泌 TSH 障碍而起病。单纯 TSH 缺乏极为少见,常与其他垂体激素(如生长激素(GH)、催乳素(PRL)、黄体生成素(LH)等)联合缺陷,是因位于 3q11 的 Pit-1 基因突变所致,临床上称为多种垂体激素缺乏症(MPHD)。

(4) 甲状腺或靶器官反应迟钝:均为罕见病。前者是甲状腺细胞对 TSH 不敏感,后者是甲状腺激素靶器官对 T_3、T_4 不敏感所致。

(5) 母亲服用抗甲状腺药物或母体内存在抗甲状腺抗体:亦称暂时性甲减,通过胎盘影响胎儿,导致甲状腺功能减退,通常可在 3 个月内消失。

2. 地方性先天性甲减 多因孕妇饮食缺碘致使胎儿在胚胎期即因碘缺乏而导致先天性甲减。随着我国广泛使用碘盐,其发病率已明显下降。

二、临床表现

患儿症状出现的早晚及轻重程度与残留甲状腺组织的多少及甲状腺功能减退的程度有关。先天性甲状腺或酶缺陷患儿在婴儿早期即可出现症状,甲状腺发育不良者常在出生后3~6 个月时出现症状,亦有在数年后出现症状者。主要临床特征为生长发育迟缓、智力落后和生理功能低下。

1. 新生儿期甲减 症状和体征缺乏特异性,大多轻微,仔细询问病史及体检可发现可疑线索。多为过期产儿,出生体重大于第 90 百分位,身长、头围可正常,前、后囟大。出生后常处于睡眠状态,对外界反应低下,肌张力低,喂养困难,呼吸慢,声音嘶哑,体温低,四肢冷,皮肤出现斑纹或有硬肿现象,生理性黄疸延长。出生后常有腹胀、便秘和脐疝,易误诊为先天性巨结肠。

2. 典型症状 多数先天性甲减患儿在出生半年后出现典型症状。

(1) 特殊面容:头大,颈短,面部臃肿,表情淡漠,面色苍黄,反应迟钝,毛发稀疏无光泽,眼睑水肿,眼距宽,鼻梁低平,唇厚,舌大而宽厚,舌外伸。

(2) 神经系统症状:智力低下,表情呆板、反应淡漠,神经反射迟钝,记忆力、注意力均降低;运动发育障碍,行走延迟,常伴有听力减退,感觉迟钝,嗜睡,严重者昏迷。

(3) 生长发育停滞:身材矮小,躯干长,四肢短,上、下部量比值常大于 1.5,骨发育明显延迟,腹部膨隆,常有脐疝。

(4) 生理功能低下:精神差,食欲缺乏,安静少动,对周围事物反应少,体温低而怕冷,肌张力低,心动过缓,心音低钝,可伴有心包积液,心电图呈低电压,P-R 间期延长,T 波低平等。

3. 地方性甲减 因在胎儿期碘缺乏而不能合成足量甲状腺激素,影响中枢神经系统发育,临床表现为两种不同的综合征,可相互交叉重叠。

(1) 神经性综合征:表现为共济失调、痉挛性瘫痪、聋哑和智力低下,但身材正常,且甲状腺功能正常或仅轻度降低。

(2) 黏液性水肿综合征:临床以生长和性发育明显落后、黏液性水肿、智力低下为特征,血清 T_4 降低、TSH 升高。约 25% 患儿有甲状腺肿大。

4. TSH 和 TRH 分泌不足 患儿可保留部分甲状腺激素分泌功能,临床症状较轻,常伴有其他垂体激素缺乏的症状,如小阴茎(Gn 缺乏)、低血糖(ACTH 缺乏)、尿崩症(AVP 缺乏)等。

三、实验室检查

先天性甲减发病率高,在生命早期对神经系统功能损害严重,治疗容易,疗效佳,故早期诊断与治疗至关重要。

1. 新生儿筛查 我国 1995 年颁布的《中华人民共和国母婴保健法》已将本病列入新生儿筛查的疾病。新生儿筛查是早期确诊、避免神经精神发育严重缺陷、减轻家庭和社会负担的重要防治措施。目前多采用出生后 3 天的新生儿干血滴纸片测验 TSH 浓度作为初筛,结果大于 15 mU/L 时,再检测血清 T_4 和 TSH 以确诊。但该方法只能检出原发性甲减和高 TSH 血症,对中枢性甲减及 TSH 延迟升高的患儿不能检出,对于筛查阴性的患儿需结合临床表现,如有可疑症状仍应抽血查甲状腺功能。

2. 甲状腺功能检查 测定外周血 T_3、T_4 和 TSH。任何新生儿筛查结果可疑或临床可疑的患儿都应检测血清 T_4、TSH 浓度,如 T_4 降低、TSH 明显升高即可确诊。血清 T_3 浓度可降低或正常。

3. 甲状腺放射性核素显像(^{99m}Tc) 检测患儿甲状腺发育情况及甲状腺位置、大小、形状。

4. X 线检查 摄骨龄片提示骨龄明显落后。

5. TRH 激发试验 用于鉴别下丘脑或垂体性甲减。若血清 T_4、TSH 均低则疑 TRH、TSH 分泌不足,可做 TRH 刺激试验。若未出现高峰,要考虑垂体病变;若 TSH 峰值很高或出现时间延长,提示下丘脑病变。

四、诊断和鉴别诊断

1. 诊断

(1) 新生儿甲减诊断:本病在新生儿期不易确诊,故对新生儿进行群体筛查是诊断本病的重要手段。标本采集必须在出生第 3 天以后进行。

(2) 年长儿童甲减诊断:根据病史及典型的临床症状和实验室检查可明确诊断。

2. 鉴别诊断

(1) 21-三体综合征:又称唐氏综合征,患儿智力和动作发育均落后,且有特殊面容,如眼距宽、外眼角上斜、鼻梁低、舌外伸,关节松弛,皮肤和毛发正常,无黏液性水肿,常伴有其他先天性畸形。染色体核型分析可鉴别。

(2) 佝偻病:患儿有运动发育迟缓、生长落后等表现,但智力正常,皮肤正常,有佝偻病的体征,血生化、X 线检查可鉴别。

(3) 先天性软骨发育不良:有生长迟缓症状,四肢短,头大,智力正常。X 线显示长骨骨干变短,干骺端变宽。

(4) 先天性巨结肠:患儿出生后即开始便秘,腹胀,并常有脐疝,但其面容、精神反应和哭声等均正常,钡灌肠可见结肠痉挛段与扩张段。

(5) 黏多糖 I 型:出生时大多正常,不久便可出现临床症状。头大,鼻梁低平,丑陋面容,毛发增多,肝大、脾大,X线检查可见特征性肋骨飘带状、椎体前部呈楔状,长骨骨骺增宽,掌骨和指骨较短。

五、治疗

本病应早期诊断,早期治疗,以避免对脑的损伤,需终身服药,从小剂量开始逐渐加至足量,定期复查,维持甲状腺正常功能。甲状腺素是治疗先天性甲减最有效的药物。饮食中应富含蛋白质、维生素及矿物质。目前甲状腺素制剂有两种。

1. 干甲状腺片 每片 40 mg,该制剂较稳定,但 T_3、T_4 的含量及两者比例不恒定。

2. 左甲状腺素钠(L-T_4) 每片 25 μg 或 50 μg。L-T_4 100 μg 相当于干甲状腺片 60 mg。一般起始剂量为每天 8~9 μg/kg,大剂量为每天 10~15 μg/kg。替代治疗参考剂量见表 14-1。

表 14-1 甲状腺素替代治疗参考剂量

年龄	甲状腺素剂量/(μg/d)	甲状腺素剂量/(μg/(kg·d))
0~6 个月	25~50	8~10
6~12 个月	50~100	5~8
1~5 岁	75~100	5~6
6~12 岁	100~150	4~5
12 岁到成人	100~200	2~3

治疗必须个体化,用药剂量应根据甲状腺功能及临床表现进行适当调整,须定期随访,观察患儿生长曲线、智商、骨龄,以及血 T_3、T_4、TSH 变化等。甲状腺素用量不足时患儿身高及骨骼生长延迟。用量过大时可引起烦躁、多汗、消瘦、腹痛、腹泻、发热等症状,用药过程中应注意观察,治疗开始时每 2 周随访 1 次;血清 TSH 和 T_4 正常后,每 3 个月 1 次;服药 1~2 年后,每 6 个月 1 次。

六、预防及预后

新生儿筛查可早期确诊患儿,及时替代治疗,可预防智力低下的发生。如果出生后 3 个月内开始治疗,预后尚可,智力绝大多数可达到正常;如果未能及早诊断而在 6 个月后才开始治疗,虽然给予甲状腺素可以改善生长状况,但是智力仍会受到严重损害。新生儿筛查项目方法简便、费用低廉、准确率较高,是早期诊断治疗、避免神经精神发育严重缺陷、减轻家庭和国家负担的最佳预防措施。

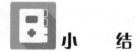 小 结

21-三体综合征、苯丙酮尿症和先天性甲状腺功能减退症都有智力发育障碍,注意区分其特殊的临床表现和实验室检查,后两者可通过新生儿筛查早发现、早诊断、早治疗,终身治疗,开始治疗的年龄越小,预后越好。21-三体综合征目前无有效治疗方法,强调对患儿长期耐心教育和训练。

(蒋祥林)

能力检测

Note

第十五章　免疫性疾病

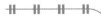
 学习目标

1. 掌握：风湿热、川崎病的临床表现、实验室检查、诊断和治疗原则。
2. 熟悉：风湿热、川崎病的病因、病理、发病机制和预防。
3. 了解：小儿免疫系统发育特点和我国常见的几种原发性免疫缺陷疾病特点。

第一节　小儿免疫系统发育特点

案例导入 15-1

　　13岁的明明是个聪明的孩子，小学六年级学生，深受爷爷奶奶及邻居喜爱，平时上课专心听讲，下课后回家喜欢鼓捣各种汽车模型。最近老说嗓子痛，吃饭也说不舒服，饭量减小很多，老是无精打采，家人以为孩子上学太累，开始不太注意，但是休息后孩子还是不精神，老师也说孩子最近一段时间老是想睡觉，上课不专心，学习成绩下降不少，爱玩的汽车模型也不玩了，他告诉奶奶"不想走路，腿疼"，还告诉妈妈"上课太冷，老是想再穿衣服"。妈妈听了很紧张，认为可能是孩子"感冒"了，发现孩子的双膝关节有些肿胀，决定带孩子去医院看看。

　　问题：

　　1. 上述哪些信息有临床意义？

　　2. 根据上述病史，初步诊断是什么？还需要哪些信息支持你的诊断？

　　免疫(immunity)是机体的生理性保护机制，其本质为识别自身，排除异己。具体功能包括防御感染，清除衰老、损伤或死亡的细胞，识别和清除突变细胞。免疫功能失调可致异常免疫反应，即变态反应、自身免疫反应、免疫缺陷和发生恶性肿瘤。

　　小儿免疫系统状况与成人有明显不同，导致其疾病的特殊性。传统观点认为，小儿时期尤其是新生儿期或小于3个月婴儿，免疫系统不成熟。实际上出生时，免疫器官及免疫细胞已经相当成熟，免疫功能低下可能为尚未接触抗原，没有建立免疫记忆之故。

一、非特异性免疫特点

　　1. 屏障作用　防御屏障主要是由皮肤-黏膜屏障、血-脑脊液屏障、血-胎盘屏障、淋巴结过滤作用等构成的解剖屏障和由溶菌酶、胃酸等构成的生化屏障。小儿皮肤角质层薄嫩，易受机械或物理损伤而继发感染；肠道通透性高，胃酸较少，杀菌力低；血-脑脊液屏障、淋巴结过滤作用

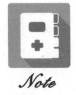

发育不成熟,呼吸道纤毛细胞发育不完善等,均导致新生儿和婴幼儿的非特异性免疫功能低下。

2. 细胞吞噬功能　血液中具有吞噬功能的细胞主要是单核-巨噬细胞和中性粒细胞。新生儿单核细胞发育已完善,但因缺乏辅助因子,其趋化、黏附、吞噬、氧化杀菌能力均较成人差。新生儿期接触抗原或过敏原的类型和剂量不同直接影响单核-巨噬细胞的免疫调节功能,因而影响日后的免疫状态。新生儿出生后 12 h 外周血中性粒细胞计数较高,72 h 后逐渐下降,维持一段低水平后再渐升达成人水平;新生儿中性粒细胞黏附和趋化分子等表达不足,因而其功能暂时性低下,易发生化脓性感染。

3. 补体系统　母体的补体不能转输给胎儿,新生儿补体经典途径成分(CH50、C3、C4 和 C5)活性是其母亲的 $50\%\sim60\%$,出生后 3～6 个月达到成人水平。旁路途径的各种成分发育更为落后,B 因子和备解素仅分别为成人的 $35\%\sim60\%$ 和 $35\%\sim70\%$。未成熟儿补体经典途径和旁路途径均低于成熟儿。

二、特异性免疫特点

1. 细胞免疫　细胞免疫是指由 T 淋巴细胞介导产生的免疫反应。足月新生儿外周血中 T 淋巴细胞绝对计数已达成人水平,但 T 淋巴细胞分类和功能与成人不同。其中具有辅助/诱导作用的 $CD4^{+}$ T 淋巴细胞数比具有抑制细胞毒性作用的 $CD8^{+}$ T 淋巴细胞数多,使 $CD4^{+}/CD8^{+}$ 的值高达 3～4,约 2 岁时 $CD4^{+}/CD8^{+}$ 值达成人水平,新生儿时期 T 细胞产生的 γ 干扰素(IFN-γ)和白细胞介素-4(IL-4)为成人的 $10\%\sim20\%$,约 3 岁时达成人水平。

2. 体液免疫　体液免疫是指 B 淋巴细胞在抗原刺激下转化成浆细胞并产生抗体(即免疫球蛋白),特异性地与相应抗原在体内结合而引起的免疫反应。

(1) B 淋巴细胞:胎儿和新生儿有产生 IgM 的 B 淋巴细胞,但无产生 IgG 和 IgA 的 B 淋巴细胞。分泌 IgG 的 B 淋巴细胞于 2 岁时,分泌 IgA 的 B 淋巴细胞于 5 岁时达成人水平。

(2) 免疫球蛋白(Ig):具有抗体活性的球蛋白为免疫球蛋白。①IgG:唯一能通过胎盘的 Ig 类别,其转运过程为主动性。大量 IgG 通过胎盘发生在妊娠后期,使出生时婴儿血清 IgG 水平甚高,随母体 IgG 消失,出生后 3 个月血清 IgG 降至最低点,至 10～12 个月时体内 IgG 均为自身产生,8～10 岁时达成人水平。②IgM:胎儿期已能产生 IgM,出生后产生更快,男孩于 3 岁时,女孩于 6 岁时达到成人血清水平。脐血 IgM 水平增高,提示宫内感染。③IgA:发育最迟,至青春后期或成人期才达成人水平。分泌型 IgA 存在于唾液、泪液、乳汁等外分泌液中,新生儿期不能测出,2 个月时唾液中可测到,12 岁时才达成人水平。新生儿和婴幼儿分泌型 IgA 水平低下是其易患呼吸道和胃肠道感染的重要原因。④IgD:在新生儿血中含量极微,5 岁时才达成人水平的 20%。⑤IgE:出生时 IgE 水平约为成人的 10%,7 岁左右达成人水平。

知识链接 15-1

我国常见的几种原发性免疫缺陷病

　　原发性免疫缺陷病是由于免疫系统先天性发育不良而导致的免疫功能低下的一组疾病。多为遗传病,临床主要表现为抗感染能力低下,易发生反复且严重的感染,同时伴有自身稳定和免疫监视功能的异常,导致发生自身免疫性疾病、过敏性疾病和恶性肿瘤的机会增加。大多数在婴幼儿时期开始发病,严重者导致夭折。原发性免疫缺陷病种类很多,目前常分为抗体缺陷、细胞免疫缺陷、抗体和细胞免疫联合缺陷、吞噬功能缺陷和补体缺陷等。

三、几种常见的免疫缺陷病

1. X-连锁无丙种球蛋白血症　又称先天性无丙种球蛋白血症,出生后头几个月可无症状,可能与来自母体的丙种球蛋白有关。多于出生 6 个月后起病,表现为反复、持续的细菌感染(如肺炎、鼻窦炎、中耳炎、败血症等),但对病毒、真菌和原虫感染的抵抗力基本正常。患儿血清丙种球蛋白常在 2 g/L 以下,IgG、IgA 或 IgM 含量难以测出。血液中 B 淋巴细胞缺如,但 T 淋巴细胞免疫功能正常。

2. 婴儿暂时性低丙种球蛋白血症 本病是一种自限性疾病,可能为母体产生抗胎儿 Ig 的抗体,通过胎盘破坏或抑制新生儿产生 Ig,使出生后一段时间内血清 Ig 总量低于 4 g/L,IgG 低于 2.5 g/L。患儿易发生细菌感染,1 岁半后可自愈。

3. 先天性胸腺发育不全 本病又称迪格奥尔格综合征,男女均可发病,大多为非遗传性的。出生后 1~2 h 即有低钙抽搐,反复感染,特殊面容(下颌小、鱼样口、上唇沟缩短、眼距宽、耳郭低、并有切迹)。常伴有先天性心脏病,多数患儿因严重低钙抽搐于出生后 1 周死亡,存活者可反复发生各种病毒、真菌感染,对各种减毒活疫苗不耐受。X 线检查无胸腺阴影。

4. 严重联合免疫缺陷病(SCID) 本病是原发性免疫缺陷病(PID)中较严重的类型之一,以 T 淋巴细胞的分化严重障碍为特征。多于出生后 1~2 个月内易患各种严重感染,且反复出现,治疗困难。预后很差,多于 1 岁左右死亡。

第二节 风 湿 热

风湿热(rheumatic fever)是常见的风湿性疾病,是一种与 A 组 β 型溶血性链球菌感染有关的反复发作的急性或者慢性风湿性疾病,主要累及心脏、关节和皮下组织,偶可累及中枢神经系统、血管、浆液及肺、肾等内脏,临床表现以关节炎和心脏炎为主,可伴有发热、皮疹、皮下结节、舞蹈病等。本病发作呈自限性,可反复发作。心脏炎是最严重的临床表现,急性期可危及患儿生命,反复发作可致永久性心脏瓣膜病变。一年四季均可发病,冬春季节多见,好发年龄为6~15 岁,3 岁之内婴幼儿少见,无性别差异。

目前风湿热的发病率已明显降低,病情也明显减轻,但在发展中国家,风湿热和风湿性心脏病仍常见和严重。我国各地发病率不一,风湿热总发病率约为 22/100000,明显高于西方国家,近年来我国农村及偏远地区发病率仍高,值得重视。

一、病因及发病机制

1. 病因 风湿热是 A 组 β 型溶血性链球菌致咽峡炎后的晚期并发症。0.3%~3.0%因该菌引起的咽峡炎患儿于 1~4 周后发生风湿热。皮肤及其他部位 A 组 β 型溶血性链球菌感染不会引起风湿热。影响本病发生的因素:①链球菌在咽峡部存在的时间,时间越长,发病机会越大;②特殊菌株所致风湿热与 A 组 β 型溶血性链球菌株;③患儿的遗传学背景,一些人群具有明显的易感性。

2. 发病机制

(1)分子模拟:链球菌细胞壁与宿主心肌、心脏瓣膜、心血管平滑肌和脑组织存在交叉抗原。机体的免疫反应可与人体组织产生免疫交叉反应,导致Ⅱ型变态反应性组织损伤,还可因链球菌菌体成分及其产物与相应抗体作用形成免疫复合物沉积于关节、心肌、心脏瓣膜,导致Ⅲ型变态反应性组织损伤。

(2)自身免疫性反应:链球菌与抗链球菌抗体可形成免疫复合物沉积于人体关节滑膜、心肌、心脏瓣膜、激活补体产生炎性病变等,发生自身免疫性反应。

(3)毒素学说:链球菌细菌产生细胞毒素学说,产生直接损害链球菌毒素学说。

二、病理

1. 急性渗出期 受累部位如心脏、关节、皮肤等结缔组织变性和水肿,淋巴细胞和浆细胞浸润;心包膜纤维素性渗出,关节腔内浆液性渗出。本期持续约 1 个月。

2. 增生期 主要存在于心肌和心内膜,特点为形成风湿小体,小体中央为胶原纤维素样坏死物质,外周有淋巴细胞、浆细胞和巨大的多核细胞。风湿小体还可分布于肌肉及结缔组织,好发部位为关节处皮下组织和腱鞘,形成皮下小结,是诊断风湿热的病理依据。本期持续 3~4 个月。

3. 硬化期 风湿小体中央变性和坏死物质被吸收,炎症细胞减少,纤维组织增生和瘢痕形成。二尖瓣最常受累,其次为主动脉瓣。本期持续 2~3 个月。

此外,大脑皮质、小脑、基底核可见散在的非特异性细胞变性和小血管透明变性。

三、临床表现

急性风湿热发生前 1~6 周有链球菌咽峡炎史。如发热、咽痛、颌下淋巴结肿大、咳嗽等,如未经治疗,一次急性发作一般不超过 6 个月,未预防者常反复发作。多急性起病,亦可为隐匿性进程。主要表现为心脏炎、关节炎、舞蹈病、皮下小结和环形红斑。发热和关节炎是最常见的主诉。

1. 一般表现 精神不振、疲倦、食欲减退、面色苍白、多汗、鼻出血、腹痛等。个别有急性起病,体温 38~40 ℃,热型不规则,隐匿起病仅为低热或无发热。个别患儿有胸膜炎或者肺炎。

2. 心脏炎 40%~50% 的患儿累及心脏,是风湿热唯一的持续性器官损害。一般于起病 1~2 周出现心脏症状。初次发病以心肌炎和心内膜炎最多见,如同时累及心肌、心内膜和心包者称为全心炎。

(1)心肌炎:轻者可无症状,重者可伴不同程度的心力衰竭;安静时心率加快,与体温升高不成比例;心脏扩大,心尖搏动弥散;心音低钝,可闻及奔马律,心尖部可闻及收缩期吹风样杂音。心电图示 P-R 间期延长,伴有 T 波低平和 ST 段异常,或有心律失常。

(2)心内膜炎:主要侵犯二尖瓣和(或)主动脉瓣,二尖瓣关闭不全表现为心尖部全收缩期吹风样杂音,主动脉瓣关闭不全时胸骨左缘第三肋间可闻及舒张期叹气样杂音,急性期瓣膜损害多为充血水肿,恢复期可渐消失。多次复发可造成心脏瓣膜永久性瘢痕形成,导致风湿性心脏病。

(3)心包炎:积液量很少时,可有心前区疼痛,有时于心底部听到心包摩擦音。积液量多时心前区搏动消失,心音遥远,有颈静脉怒张、肝大等心包填塞表现。X 线检查心影向两侧扩大成烧瓶形,心电图示低电压,早期 ST 段抬高,随后 ST 段回到等电线,并出现 T 波改变。

3. 关节炎 占风湿热总数的 50%~60%,特点为游走性和多发性,以膝、踝、肘、腕等大关节为主。表现为关节红、肿、热、痛,活动受限,每个受累关节持续数天后自行消退,不留畸形。持续 3~4 周。

4. 舞蹈病 占风湿热患儿的 3%~10%,常在其他症状出现后数周至数月出现,表现为全身或部分肌肉的无目的、不自主快速运动,如伸舌歪嘴、挤眉弄眼、耸肩缩颈、语言障碍、书写困难、精细动作不协调等,兴奋或注意力集中时加剧,入睡后即消失。患儿常伴肌无力和情绪不稳定。

5. 皮肤症状

(1)环形红斑:出现率 6%~25%,较少见,环形或半环形边界明显的淡色红斑,大小不等,中心苍白,分布于躯干和四肢近端,呈一过性或时隐时现,呈迁延性,可持续数周。

211

（2）皮下小结：占风湿热患儿的 2%～16%，常与心脏炎并存，为坚硬无痛结节，与皮肤不粘连，直径 0.1～1.0 cm，出现于肘、膝、腕、踝等关节伸面，或枕部、头皮及脊椎突起处，2～4 周消失。

四、实验室检查

1. 链球菌感染证据　20%～25%咽拭子培养可发现 A 组 β 型溶血性链球菌，链球菌感染 1 周后血清抗链球菌溶血素"O"（ASO）开始上升，2 个月后逐渐下降，50%～80%风湿热患儿 ASO 升高。同时测定抗脱氧核糖核酸酶 B、抗链球菌激酶（ASK）、抗透明质酸酶（AH）等，链球菌感染 1 周后升高则阳性率可提高到 95%。

2. 风湿热活动指标　包括白细胞计数和中性粒细胞增高、血沉增快、C 反应蛋白阳性和黏蛋白增高等，但仅能反映疾病的活动情况，对诊断无特异性。

五、诊断与鉴别诊断

1. 诊断　风湿热的诊断有赖于临床表现和实验室检查的综合分析。1992 年修改的 Jones 诊断标准（表 15-1）包括三个部分：①主要表现；②次要表现；③链球菌感染证据。诊断时在确定链球菌感染证据的前提下，有 2 项主要表现或 1 项主要表现伴 2 项次要表现即可做出诊断。由于近年来风湿热不典型和轻症病例增多，强制执行 Jones 诊断标准可能造成失误，因此对比 1992 年修改的 Jones 诊断标准，2002—2003 年 WHO 对风湿热进行了分类诊断并做出了如下改变：①对伴有风湿性心脏病的复发病例的诊断明显放宽，只需要具有 2 项次要表现及前驱链球菌感染证据即可确定诊断；②对隐匿发病的风湿性心脏病和舞蹈病的诊断也放宽，不需要其他主要表现，即使前驱链球菌感染证据缺如，也可做出诊断；③对多关节炎、多关节痛或者可能发展为风湿热给予重视，以免误诊和漏诊。

表 15-1　1992 年修改的 Jones 诊断标准

主要表现	次要表现	链球菌感染证据
心脏炎	发热	咽拭子培养 A 组溶血性链球菌阳性
多关节炎	关节痛	快速链球菌抗原试验阳性
舞蹈病	风湿热既往史	抗链球菌抗体滴度升高
环形红斑	风湿性心脏瓣膜病史	近期猩红热病史
皮下小结	辅助检查： （1）血沉增高、CRP 阳性、白细胞增高 （2）P-R 间期延长 Q-T 间期延长	

注：主要表现为关节炎者，关节痛不再作为次要表现；主要表现为心脏炎者，P-R 间期延长不再作为次要表现。在有链球菌感染证据的前提下，存在以下 3 项之一者亦应考虑风湿热：①排除其他原因的舞蹈病；②无其他原因可解释的隐匿性心脏炎；③以往已确诊为风湿热，存在 1 项主要表现，或有发热和关节痛，或急性期反应物质增高，提示风湿热复发。

当风湿热确诊后，应尽可能明确发病类型，了解是否有心脏损害。

2. 鉴别诊断

（1）幼年风湿性关节炎：①3 岁以下，小关节；②遗留畸形；③X 关节变形；④不侵犯心脏。

（2）急性化脓性关节炎：①全身中毒症状；②大关节；③血培养阳性，金黄色葡萄球菌多见。

（3）病毒性心肌炎：①杂音不明显；②心内膜炎少；③早搏多；④ASO 不高，但可发现病毒感染依据。

（4）感染性心内膜炎：①见于先天性心脏病或风湿性心脏病；②伴贫血、脾大、皮肤淤斑；

③血培养阳性;④超声可见赘生物。

(5) 非特异性肢痛:又名"生长痛",下肢疼痛,夜间好发,喜按摩、局部正常,无发热,与链球菌无关。

六、治疗

风湿热的治疗目标是清除链球菌;去除诱发风湿热的病因;控制临床症状,使心脏炎、关节炎、舞蹈病及风湿热症状迅速缓解;解除风湿热带来的痛苦;处理各种并发症,提高患儿身体素质,延长寿命。

1. 休息和饮食 卧床休息的期限取决于心脏受累的程度和心功能状态。急性期患儿卧床 2 周,随后逐渐恢复活动,于 2 周后达到正常活动水平;心脏炎无心力衰竭患儿卧床休息 4 周,随后于 4 周内逐渐恢复活动;心脏炎伴充血性心力衰竭患儿则需要卧床休息 8 周,在以后 2～3 个月内逐渐恢复活动量。有心力衰竭者限制水分和盐的摄入。

2. 清除链球菌 应用青霉素 80 万 U 肌内注射,每天 2 次,持续 2 周,以彻底清除链球菌感染。青霉素过敏者可改用其他有效抗生素,如红霉素等。

3. 抗风湿热治疗 心脏炎时宜早期使用糖皮质激素,常用泼尼松每天 2 mg/kg,最大量每天不超过 60 mg,分次口服,2～4 周后减量,总疗程 8～12 周。无心脏炎的患儿可用阿司匹林,每天 100 mg/kg,最大量每天不超过 3 g,分次服用,2 周后逐渐减量,疗程 4～8 周。

4. 其他治疗 有充血性心力衰竭时,及时给予大剂量静脉注射糖皮质激素,慎用或不用洋地黄制剂,以免发生洋地黄中毒。必要时给予氧气吸入、利尿剂和血管扩张剂。舞蹈病时可用苯巴比妥、安定等镇静剂。

七、预后和预防

风湿热的预后主要取决于心脏炎的严重程度、首次发作时是否得到正确治疗以及是否采取正规抗链球菌感染治疗。心脏炎易复发,预后差,尤其是严重心脏炎伴有充血性心力衰竭的患儿。多发性关节炎可痊愈,舞蹈病预后良好,每 3～4 周肌内注射一次苄星青霉素 120 万 U,预防注射至少 5 年,最好用到 25 岁;有风湿性心脏病者,宜进行终身药物预防。对青霉素过敏者改用抗敏抗生素(如红霉素类药物)口服,每月口服 6～7 天,持续时间同前。

第三节 川 崎 病

川崎病(Kawasaki disease,KD)又称皮肤黏膜淋巴结综合征(mucocutaneous lymph node syndrome,MCLS),是一种以全身血管炎为主要病变的急性发热出疹性疾病,15%～20% 未经治疗的患儿发生冠状动脉损害。本病呈散发或小流行,四季均可发病。婴幼儿多见,我国流行病学调查表明,2000—2004 年,北京 5 岁以下儿童发病率为 49.4/100000。在 5 岁以内发病率为 87.4%。男女发病比例为 1.83∶1。

一、病因与发病机制

病因不明,流行病学资料提示立克次体、丙酸杆菌、葡萄球菌、链球菌、逆转录病毒、支原体感染为其病因,但均未能证实。目前多认为川崎病是易感宿主对多种感染触发的一种免疫介导的全身性血管炎。

二、病理

本病的病理变化为全身血管炎,好发于冠状动脉。病理过程可分为四期,各期变化如下。

Ⅰ期:1～9天,小动脉周围炎,冠状动脉主要分支血管壁上的小营养动脉和静脉受到侵犯。心包、心肌间质及心内膜浸润,包括中性粒细胞、嗜酸性粒细胞及淋巴细胞。

Ⅱ期:12～25天,冠状动脉主要分支全层血管炎,血管内皮水肿、血管壁平滑肌及外膜炎细胞浸润。弹性纤维和肌层断裂,可形成血栓和动脉瘤。

Ⅲ期:28～31天,动脉炎症逐渐消退,血栓和肉芽形成,纤维组织增生,内膜明显增厚,导致冠状动脉部分或者完全阻塞。

Ⅳ期:数月或者数年,病变逐渐愈合,心肌瘢痕形成,阻塞的动脉有可能再通。

三、临床表现

1. 主要表现

(1) 发热:体温39～40 ℃,持续7～14天或更久,为稽留热或弛张热,抗生素治疗无效。

(2) 黏膜表现:起病3～4天出现眼结膜充血,无脓性分泌物;口唇充血皲裂或出血,口腔黏膜弥漫充血,舌乳头突起、充血呈"草莓舌"。

(3) 手足症状:急性期手足硬性水肿和掌跖红斑,恢复期指(趾)端甲下和皮肤交界处出现膜状脱皮,指(趾)甲有横沟,重者指(趾)甲亦可脱落。

(4) 皮肤表现:发热2～3天即出现弥漫性充血性斑丘疹或多形红斑样或猩红热样皮疹。肛周皮肤发红、脱皮。

(5) 颈淋巴结肿大:单侧或双侧肿大,坚硬有触痛,表面不红,非化脓性,发热后3天出现,热退时消散。

2. 心脏表现 病程第1～6周可出现心包炎、心肌炎、心内膜炎、心律失常。冠状动脉损害多发生于病程第2～4周,也可发生在疾病恢复期。发生冠状动脉瘤或狭窄者可无临床表现,心肌梗死和冠状动脉瘤破裂可致心源性休克甚至猝死。3岁以下男孩红细胞沉降率、血小板、C反应蛋白明显升高是冠状动脉病变的高危因素。

3. 其他 可有间质性肺炎、无菌性脑膜炎、消化系统症状、关节痛和关节炎。

四、实验室及其他检查

1. 血液检查 白细胞总数增高,以中性粒细胞为主,伴核左移。轻度贫血,血小板于第2～3周增多。血沉增快,C反应蛋白、血浆纤维蛋白原和血浆黏度增高,血清转氨酶升高。

2. 免疫学检查 血清IgG、IgM、IgA、IgE和血循环免疫复合物水平升高,总血清补体水平正常或稍高,Th2细胞因子如IL-6明显升高。

3. 心电图 早期非特异性ST-T改变,心包炎时可有广泛的ST段抬高和低电压;心肌梗死时ST段明显抬高、T波倒置及异常Q波。

4. 胸部平片 可示肺部纹理增多、模糊或者有片状阴影,心影可以扩大。

5. 超声心动图 可见心包积液、左心室扩大、二尖瓣关闭不全、冠状动脉瘤等,冠状动脉狭窄。

6. 冠状动脉造影 超声波检查有多发性冠状动脉瘤,或有心电图心肌缺血表现者,应进行冠状动脉造影,以观察冠状动脉病变程度,指导治疗。

7. 多层螺旋CT 在检测冠状动脉狭窄、血栓、钙化方面的能力明显优于超声心动图,可部分取代传统的冠状动脉造影。

五、诊断及鉴别诊断

1. 诊断标准 发热 5 天以上,伴下列 5 项中 4 项者,排除其他疾病,即可诊断为川崎病。

(1) 四肢变化:急性掌跖红斑,手足硬性水肿,恢复期指(趾)端膜状脱皮。

(2) 多形性红斑。

(3) 眼结膜充血,无脓性分泌物。

(4) 唇充血皲裂,口腔黏膜弥漫充血,舌乳头突起,充血,呈"草莓舌"。

(5) 颈部淋巴肿大。

如 5 项临床表现中不足 4 项,但超声心动图有冠状动脉损害,亦可确诊为川崎病。

2. 鉴别诊断 本病需与渗出性多形性红斑、幼年特发性关节炎和猩红热相鉴别。

六、治疗

1. 阿司匹林 每天 30~50 mg/kg,分 2~3 次服用,热退后 3 天减量,2 周左右减至每天 3~5 mg/kg,维持 6~8 周。如有冠状动脉病变,应延长用药时间,直至冠状动脉恢复正常。

2. 静脉注射丙种球蛋白 剂量为 1~2 g/kg,于 8~12 h 静脉缓慢注射,宜在发病早期(10 天内)应用,可以迅速退热,预防冠状动脉病变的发生。应同时合并应用阿司匹林,剂量和疗程同上。部分患儿使用丙种球蛋白效果不好,可重复使用,少数病例无效。使用过丙种球蛋白的患儿在 9 个月内不宜进行麻疹、风疹、腮腺炎等疫苗接种。

3. 糖皮质激素 因为可以促进血栓形成,易发生冠状动脉瘤和影响冠状动脉病变修复,故不宜单独使用,静脉注射丙种球蛋白无效可以考虑使用。

4. 其他治疗 抗血小板聚集,可加用双嘧达莫,每天 3~5 mg/kg;对症治疗,根据病情对症治疗和支持治疗,如补充液体、保护心脏、控制心力衰竭、纠正心律失常等,有心肌梗死者应及时进行溶栓治疗;心脏手术者、严重冠状动脉病变者需要进行动脉搭桥术。

七、预后

川崎病为自限性疾病,多数预后良好。复发见于 1%~2% 的患儿,强调定期复查的重要性,无冠状动脉病变患儿于出院后第 1、3、6 个月及 1~2 年进行一次全面检查;未经治疗的患儿,15%~25% 发生冠状动脉瘤者更应长期密切随访,6~12 个月一次。冠状动脉瘤多于病后 2 年内自行消失,但常遗留管壁增厚和弹性减弱等功能异常。大的动脉瘤不易完全消失,常致血栓形成或管腔狭窄。

案例导入 15-2

案例导入 15-1 资料补充

接诊的李大夫详细地询问了病史,并且给明明做了全面的身体检查,得到以下新的信息:明明 3 个星期以前曾患过化脓性扁桃体炎,吃了村医开的头孢氨苄后就好了。体格检查:体温 38 ℃,脉搏 120 次/分,呼吸 25 次/分,精神萎靡,面色苍白,躯干及四肢屈侧有散在的环形皮疹,双肺呼吸音清,心率 120 次/分,律齐,心尖部第一心音低钝,心尖区可听到吹风样收缩期杂音,双侧膝关节红肿伴活动受限,四肢关节伸侧隆起处皮下可触及圆形、质硬、无压痛、可活动、豌豆大小的数个结节样物,心电图示过早搏动,其余无异常发现。

问题:

1. 根据上述信息,明明最可能的诊断是什么?需要和哪些疾病进行鉴别?

2. 还需要做哪些检查支持你的诊断?

Note

能力检测

小　结

　　本章重点介绍了小儿免疫系统常见的两种疾病:风湿热和川崎病。风湿热是一种与 A 组 β 型溶血性链球菌感染有关的有反复发作倾向的结缔组织疾病,是一种自身免疫性疾病。临床表现主要为心脏炎、关节炎、舞蹈病、皮下结节、环形红斑,心脏炎是本病最严重的表现,急性期可危及患儿的生命,反复发作可导致心脏瓣膜永久性损害。川崎病又称皮肤黏膜淋巴结综合征,是一种以全身血管炎为主要病理改变的结缔组织疾病。临床特点为急性发热、皮肤黏膜改变和淋巴结肿大。心脏损害是川崎病最严重的表现,可导致患儿死亡。治疗要点是及早采用阿司匹林及丙种球蛋白控制炎症,预防或减轻冠状动脉病变的发生。

（韩秀慈）

Note

第十六章　儿科急症

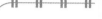

学习目标

1. 掌握：小儿惊厥的诊断和治疗；充血性心力衰竭的抢救治疗措施；心肺复苏术。

2. 熟悉：小儿惊厥的病因；充血性心力衰竭、心搏呼吸骤停的临床表现、诊断要点和治疗措施。

3. 了解：小儿惊厥的预后；充血性心力衰竭、心搏呼吸骤停的病因，充血性心力衰竭常用药物，洋地黄中毒的表现与处理。

本章 PPT

第一节　小 儿 惊 厥

案例导入 16-1

　　东东是个4岁的留守儿童，爸爸妈妈都在外地打工，爷爷奶奶带着他住在山区老家。这天东东发烧了，最高到39 ℃，头痛，乏力，但没有恶心、呕吐的情况，爷爷抱着东东赶到卫生所，医生说这是"感冒"，开了点药(具体不详)，症状明显好转。但1周后东东又发烧了，体温38.5 ℃，精神不好，头也痛，爷爷给他喂药后也没见好转。接着东东抽搐1次，意识也不清醒，口唇变成青紫色，口吐白沫，四肢僵直，大约持续了3 min才缓解。妈妈急忙赶回来把东东送至当地县医院治疗，王医生热情地接诊了东东，问妈妈家里有没有人患结核，妈妈说爷爷有"痨病"，曾经吃过药，但具体是啥药不清楚，他经常忘记吃药，现在干脆不吃药了，还是经常咳嗽。王医生又问东东有没有按时接种疫苗，妈妈说接种过，具体哪些也记不起来了。

　　问题：

　　1. 如何询问东东的病史？对于病史询问要注意什么？该如何与患儿家长沟通？

　　2. 上述哪些信息有临床意义？

　　3. 体格检查重点需注意哪些方面？还需要哪些信息支持你的诊断？

　　惊厥(convulsion)是小儿常见急症，它是由多种原因致脑神经功能紊乱而引起的全身或局部不随意收缩或阵挛，并伴有不同程度的意识障碍。多见于3岁以下的婴幼儿，6岁以下发生率为4%～6%，较成人高10～15倍。俗称"抽风"或"惊风"。易有频繁或严重发作，甚至惊厥持续状态。惊厥持续状态(status convulsion)是指惊厥持续30 min以上，或惊厥反复发作，且在间歇期意识不恢复者。惊厥持续状态易造成脑损伤，应尽快控制。

Note

一、病因

1. 感染性病因

（1）颅内感染：由细菌、病毒、寄生虫、真菌等致病微生物引起的中枢神经系统感染均可导致惊厥。常表现为反复而严重的惊厥发作，大多出现在疾病初期或极期。伴有不同程度的意识障碍和颅内压增高表现。

（2）颅外感染：非颅内感染性疾病引起的惊厥发作。

①热性惊厥：儿科最常见的急性惊厥，见本节后文专述。

②感染中毒性脑病：大多并发于败血症、重症肺炎、细菌性痢疾、百日咳等严重细菌性感染疾病，出现类似脑炎的表现。与感染和细菌毒素导致急性脑水肿等有关。通常于原发病极期出现反复惊厥、意识障碍和颅内压增高症状。

2. 非感染性病因

（1）颅内疾病。

①颅脑损伤与出血：新生儿窒息、缺氧缺血性脑病、癫痫等各种原因引起的颅脑损伤和颅内出血。

②先天发育畸形：如颅脑发育异常、脑积水、神经皮肤综合征等。大多表现为反复发作，常伴有智力和运动发育落后。

③颅内占位性病变：如肿瘤、囊肿或血肿等。除反复惊厥发作外，伴颅内压增高和定位体征，病情进行性加重。

（2）颅外（全身性）疾病。

①代谢性：常见水、电解质和酸碱平衡紊乱，如重度脱水、低血钙、低血镁、低血钠、高血钠、酸中毒和低血糖均可引起惊厥。患儿均有相应临床表现及其基础病因。遗传代谢性疾病如苯丙酮尿症、半乳糖血症等亦可引起进行性加重的惊厥或癫痫发作。

②中毒性：如杀鼠药、农药和中枢神经兴奋药及一氧化碳中毒。大多有顽固惊厥发作伴意识障碍及肝、肾功能损伤。

③心源性：阿-斯综合征和先天性心脏病并发脑血栓形成、脑脓肿等均可引起惊厥发作。

④肾源性：伴高血压或尿毒症时可引起惊厥发作。

二、临床表现

惊厥发作可分全身性和局限性，全身性发作时意识丧失，局限性发作则意识清楚或仅部分受损。骨骼肌收缩可有强直-阵挛、强直、阵挛等多种发作形式。新生儿及婴儿惊厥常不典型，常为微小发作，表现为阵发性眼球转动、斜视、凝视或上翻，也可反复眨眼，面肌抽动等，需与婴儿生理性动作相鉴别。

三、诊断

惊厥是一个症状，在现场急救后，应尽快找到原因，给予针对病因的处理，以免反复发作或发生惊厥持续状态造成不可逆的脑损伤。小儿惊厥的病因诊断需在了解其年龄、发病季节，询问相关病史，进行体格检查后综合分析，初步判断其是感染性还是非感染性原因，颅内因素还是颅外因素导致，从而选择必要的辅助检查进一步明确诊断。

1. 年龄

（1）新生儿期：颅脑损伤、颅内畸形、颅内感染、代谢紊乱等。

（2）婴儿：颅内感染、低血钙、热性惊厥、颅脑畸形等。

（3）1～3岁幼儿：热性惊厥、颅内感染、中毒性脑病、低血糖、颅脑外伤、癫痫等。

（4）3岁以上儿童：癫痫、颅内肿瘤、急性心肾疾病、中毒、颅脑外伤、颅内感染、中毒性脑病等。

2．季节

（1）夏秋季节：中毒性菌痢、乙型脑炎、低血糖等。

（2）冬春季节：维生素 D 缺乏性低钙惊厥、一氧化碳中毒、流脑、重症肺炎中毒性脑病等。

3．病史

（1）根据是否伴有发热：不伴发热者大多非感染性，但 3 个月内婴儿、新生儿，以及休克者例外；伴发热者大多为感染性，但惊厥持续状态可致体温升高。

（2）根据惊厥严重程度：顽固、反复、持续状态提示颅内病变。

4．体格检查

（1）体温和生命体征：注意体温、血压、心率是否升高。

（2）头面部检查：注意有无头颅血肿、头皮破损，观察头围的大小，前囟的大小、张力，骨缝有无增宽等。

（3）神经系统检查：神志变化，有无脑膜刺激征及锥体束征。

（4）皮肤：有无淤点、淤斑，有无皮疹及局部感染灶。

5．辅助检查　根据患儿年龄、病史、症状及体征选择必要的实验室检查及其他辅助检查。

（1）三大常规：血、尿、大便，判断有无相关感染性疾病。

（2）血生化检查：血糖、血钙、血镁、血钠、肝肾功能等。

（3）脑脊液检查：疑有颅内中枢神经系统感染者应尽快做腰椎穿刺送检。

（4）其他：脑电图、颅脑 CT 或磁共振检查等。

四、热性惊厥

热性惊厥，既往又称高热惊厥，是小儿时期最常见的惊厥性疾病，目前对热性惊厥的定义尚未完全统一，多数学者认同的定义为，初次发作在 3 个月至 5 岁之间，高峰年龄在 18～22 个月。在上呼吸道感染或其他传染病的初期，体温在 38 ℃ 以上突然出现的惊厥，排除颅内感染和其他导致惊厥的器质性或代谢性异常，既往没有无热惊厥病史。该病有明显年龄依赖性和自限性。儿童期患病率为 3％～4％，男孩稍多于女孩，绝大多数小儿 5 岁后不再发作。患儿常有热性惊厥家族史。

热性惊厥分为单纯性和复杂性两种。单纯性热性惊厥（又称典型热性惊厥），多数呈全身性强直-阵挛性发作，少数也可有其他发作形式，如肌阵挛、失神等。持续数秒至 10 min，可伴有发作后短暂嗜睡。发作后患儿除原发疾病表现外，一切恢复如常，不留任何神经系统体征。在一次发热疾病过程中，大多只有 1 次，个别有 2 次发作。约 80％ 的热性惊厥为单纯性热性惊厥。少数热性惊厥呈不典型经过，称复杂性热性惊厥，其主要特征包括一次惊厥发作持续 15 min 以上、局灶性发作、24 h 内反复发作 2 次及以上。单纯性热性惊厥与复杂性热性惊厥的主要区别见表 16-1。

表 16-1　单纯性与复杂性热性惊厥的鉴别要点

特点	单纯性	复杂性
惊厥发作形式	全身性发作	局灶性发作
惊厥持续时间	短（<10 min）	长（>10 min）
惊厥频率	24 h 内仅 1 次	24 h 内反复多次
神经系统异常	无	有
惊厥持续状态	少有	较常见

五、治疗

小儿惊厥为急症，必须立即处理。治疗原则是维持生命体征、控制惊厥发作、查找惊厥的原因并对因治疗、预防惊厥复发。

1. 保持气道通畅 惊厥发作时立即将患儿平卧,头偏向一侧,解开衣领,松解衣服,清除口、鼻腔分泌物,必要时将舌向外牵拉,防止舌后坠。有条件者立即吸氧。

2. 预防外伤 在已长牙患儿上下牙间垫牙垫,防止舌咬伤;勿强力按压小儿肢体,防骨折脱臼;有条件者床边放置床档,防坠床。

3. 使用止惊药 根据患儿病情给药,首选地西泮,静脉注射,剂量为 $0.3\sim0.5$ mg/kg,一次总量不超过 10 mg,注射速度不超过 2 mg/min,$1\sim3$ min 生效,最宜用于急救;苯巴比妥,肌内注射吸收慢,多用作维持治疗;苯妥英钠,多用于惊厥持续状态。对于短暂的惊厥发作在就诊时已经自动缓解者,可先不用止惊药,密切观察。

4. 防治脑水肿 对于频繁、持续抽搐继发脑水肿者,可在应用止惊药的同时应用呋塞米、甘露醇或地塞米松。

5. 对因治疗 积极查找病因,治疗原发病。

(1)退热治疗:热性惊厥是引起小儿惊厥最常见的原因,患儿发热时应迅速降温。可采用药物降温和物理降温。

(2)低血糖和低血钙是新生儿和婴幼儿常见的无热惊厥的原因,应通过检测血糖和血钙后进行葡萄糖、钙剂的补充,同时注意低镁血症的可能。

(3)其他:脑炎、脑膜炎患儿抗感染治疗,代谢紊乱者及时纠正,高血压者给予降压药,中毒所致惊厥者根据毒物不同做相应处理等。

6. 加强护理 保持环境安静,减少刺激。密切观察病情变化,注意心肺功能。维持营养及体液平衡。

六、预后与预防

1. 预后 不同原因的惊厥有不同的预后。热性惊厥中单纯性热性惊厥预后良好。多数患儿首次发作后,不再复发。复杂性热性惊厥预后相对较差,特别是有癫痫家族史者。神经系统异常或发育落后的患儿转变成癫痫的可能性较大。

2. 预防 对发作次数少,非长程发作的单纯性热性惊厥,仅针对原发病处理,无须药物预防。对长程热性惊厥或反复多次的热性惊厥,有复发倾向者,可用间歇预防法,于每次发热开始即使用地西泮(安定)1 mg/(kg·d),分 3 次口服,连服 $2\sim3$ 天。间歇预防法无效者,可采用长期预防法口服丙戊酸或苯巴比妥,疗程 $1\sim2$ 年,个别患儿需适当延长。其他传统抗癫痫药对热性惊厥发作的预防作用较差。

知识链接 16-1

热性惊厥的再发风险

热性惊厥总的再发风险为 30%~40%,再发风险高低与下列因素有关。

1. 起始年龄小(小于 18 个月)。

2. 一级亲属中有癫痫史。

3. 一级亲属中有热性惊厥史。

4. 经常患发热性疾病。

5. 开始发作时为低热。

无风险因素的再发率约为 10%,具备 1~2 项风险因素的再发率为 25%~50%,具备 3 项及以上风险因素的再发率为 50%~100%。可以在发热初期间断应用止惊药,预防惊厥再次发作,长期的抗癫痫治疗不能阻止随后的癫痫发生。

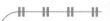

第二节 儿童心肺复苏术

心肺复苏(cardiopulmonary resuscitation,CPR)是指采取急救医学手段,恢复已中断的呼吸和循环功能,使生命得以维持的方法。

一、儿童心搏、呼吸骤停病因

引起儿童心搏、呼吸骤停的原因很多,与成人不同的是,原发于心律失常的心搏骤停在儿童中少见,潜在的或严重的呼吸窘迫及休克是导致儿童心搏、呼吸骤停的最常见原因。

1. 呼吸系统因素 严重的哮喘、喉炎、重症肺炎、气管异物、窒息、肺透明膜病等。

2. 心血管系统因素 病毒性或中毒性心肌炎、低血压、心力衰竭和反复发作的心律失常等。

3. 手术、操作因素 应用全身麻醉药物及大量镇静剂的使用、气道的吸引、腰椎穿刺、任何形式的呼吸支持(如人工呼吸机的应用)的撤离、气管插管、胃管的放置等。

4. 意外及中毒因素 溺水、外伤、药物中毒等。

5. 神经系统因素 感染、肿瘤、脑水肿、脑疝等。

二、儿童心搏、呼吸骤停表现

(1) 突然昏迷,一般心搏停止8～12 s后出现,部分有一过性抽搐。

(2) 瞳孔散大和对光反射消失,一般心搏停止30～40 s开始。

(3) 大动脉搏动消失,心搏、呼吸骤停后,颈动脉、股动脉搏动随之消失。

(4) 若心率60次/分,心音极微弱,此时心脏虽未停搏,但心排血量已极低,不能满足机体所需,也要进行胸外心脏按压。

(5) 呼吸停止,心脏停搏30～40 s后出现呼吸停止,并伴随面色灰暗或发绀。若呼吸过于浅弱、缓慢或喘息样呼吸时,不能进行有效气体交换,所造成的病理生理改变与呼吸停止相同,亦需要进行人工呼吸。

(6) 心电图检查可见等电位线、心室颤动或电机械分离等。

三、儿童心搏、呼吸骤停诊断

心搏、呼吸骤停的诊断并不困难,一般患儿突然昏迷及大动脉搏动消失即可诊断,对可疑病例应先行复苏,而不必因反复触摸脉搏或听心音而延误抢救时机。

四、儿童心肺复苏技术

(一) 儿童心肺复苏技术含义

1. 儿童基本生命支持 儿童基本生命支持包括一系列支持或恢复呼吸或心搏、呼吸停止儿童的有效通气或循环功能的技能。主要措施为胸外心脏按压、开放气道、口对口人工呼吸。任何一个受过训练的医务人员或非医务人员都可以进行基本生命支持,它对伤病儿童的最终恢复是非常重要的。当心搏、呼吸停止或怀疑停止时,同样需要迅速将患儿送到能给予进一步生命支持的医疗机构。

Note

2. 儿童高级生命支持 儿童高级生命支持指在基本生命支持基础上应用辅助器械与特殊技术、药物等建立有效的通气和血液循环。有经验的医务人员参与此时的抢救工作,并且常有明确的分工,协调处理呼吸、胸外心脏按压、辅助药物应用、输液、监护及必要的记录。小儿心搏、呼吸骤停后对人工通气或用氧有反应,或需要高级生命支持的时间小于 5 min,在复苏成功后神经系统正常的可能性较大。

3. 复苏后稳定处理 复苏后稳定处理指为使复苏后的患儿稳定而进行的进一步处理及监护。

（二）儿童心肺复苏技术操作关键点

对于心搏、呼吸骤停,立即实施现场抢救十分必要,应争分夺秒地进行,以保持呼吸道通畅、建立呼吸及人工循环,以保证心、脑等重要脏器的血液灌流及氧供应,这些是心肺复苏成功的关键。

1. 快速评估和启动急救医疗服务系统 主要评估现场环境以及患儿反应、呼吸和脉搏,快速做出决定。救护者通过轻拍和大声说话判断患儿的反应水平。如患儿无反应,没有肢体活动或语言活动,同时快速检查患儿是否呼吸,触摸大动脉搏动。未看到患儿有呼吸动作或仅有喘息样呼吸,须大声呼救,激活急救医疗服务系统,并准备开始进行心肺复苏。当患儿无自主呼吸或呼吸微弱,但存在大动脉搏动,且脉搏每分钟大于 60 次时,无须给予胸外心脏按压,可给予每分钟 12～20 次人工呼吸。

2. 迅速实施心肺复苏 婴儿及儿童心肺复苏的推荐程序为 C→A→B。

（1）胸外心脏按压（chest compression/circulation,C）:当发现患儿无反应、没有自主呼吸或只有无效的喘息样呼吸时,应立即实施胸外心脏按压。实施胸外心脏按压是将患儿仰卧于地面或硬板上,救护者通过向脊柱方向挤压胸骨,使心脏内血液被动排出而维持血液循环。

对新生儿或婴儿进行胸外心脏按压时可用双指按压法,救护者一手托住患儿背部,将另一手两手指置于患儿两乳头连线正下方之胸骨上,向脊柱方向按压。双指按压法适用于单人救护时,效果不及双手环抱法。双手环抱法是指救护者双手或两手掌及四手指托住患儿两侧背部,双手大拇指重叠或平放于两乳头连线正下方按压胸骨。对于幼儿,可用单掌按压法,仅用一只手掌按压患儿两乳头连线下方,即胸骨下半段,肘关节伸直,凭借体重、肩臂之力垂直向患儿脊柱方向按压,按压时手指不可触及胸壁以免肋骨骨折,放松时手掌不应离开患儿胸骨,以免按压部位变动。对于年长儿（>8 岁）,需用两只手掌按压,方法及位置同上述单掌按压法。按压深度为胸部前后径的 1/3（婴儿大约 4 cm,儿童大约 5 cm）,新生儿、婴儿和儿童按压频率为每分钟至少 100 次。

（2）开放气道（airway,A）:窒息为儿童尤其是低龄儿童心搏、呼吸骤停的主要原因,且气道不通畅也影响复苏效果。因此,建立和维持气道的开放和保持足够的通气是基本生命支持最重要的内容。

首先应去除患儿气道内的分泌物、异物或呕吐物,有条件时予以口、鼻等上气道吸引。异物吸入是儿童常见的气道阻塞原因,复苏时应予以考虑,尽可能去除气道异物。在无头、颈部损伤情况下,使用"仰头-抬颏"法开放气道,即将患儿头向后仰,抬高下颌,一只手置于患儿的前额,将头向背部倾斜处于正中位,颈部稍微伸展,将另一只手的几个手指放在下颌骨的颏下,提起下颌骨向外上方,注意不要让嘴闭上或推颏下的软组织,以免阻塞气道。颈部过度伸展或过度屈曲都会导致气道阻塞。当疑有颈椎损伤时,通过"托颌"法来开通气道。若"托颌"法无法有效打开气道,仍使用"仰头-抬颏"法。也可放置口咽导管,使口咽部处于开放状态。

知识链接 16-2

婴儿气道异物现场急救方法

采用拍背胸部冲击法,操作者取坐位或单膝跪地,将婴儿俯卧于操作者一侧手臂上,手托住婴儿头部及下颌部,头部低于躯干;将婴儿前臂靠在膝盖或大腿上,用另一手掌根部向前下方,用力拍击婴儿背部肩胛之间,每秒 1 次,拍打 5 次;然后,用手固定婴儿头颈部,两前臂夹住婴儿躯干,小心将其翻转呈仰卧位,翻转过程中,保持婴儿头部低于躯干;用两指快速、冲击性按压婴儿两乳头连线正下方胸骨 5 次,每秒 1 次;反复进行,直至异物清除或婴儿失去反应。

(3) 建立呼吸(breathing,B):气道通畅后,患儿可能出现自主呼吸。仍无自主呼吸或呼吸不正常时应采用人工辅助通气,维持气体交换。常用于新生儿,如无自主呼吸或为无效喘息、有自主呼吸但心率<100 次/分、在 80% 浓度的氧吸入后仍有中心性发绀时即可进行正压通气复苏。常用的方法有以下几种。

①口对口人工呼吸:用于无条件的院外现场急救。救护者先深吸一口气,如患儿是 1 岁以下婴儿,将嘴覆盖婴儿的鼻和嘴;如果是较大的婴儿或儿童,用口对口封住,拇指和食指紧捏住患儿的鼻子,保持其头后倾;将气吹入,同时可见患儿的胸廓抬起。停止吹气后,放开鼻孔,使患儿自然呼气,排出肺内气体。重复上述操作,儿童 18～20 次/分,婴儿可稍加快。口对口呼吸即使操作正确,吸入氧浓度也较低(<18%),操作时间过长,操作者极易疲劳,也有感染疾病的潜在可能,故应尽快用其他辅助呼吸的方法替代。

②球囊面罩通气:用于有条件的院外急救及院内急救。气囊复苏器构造简单,携带方便,插管与非插管患儿皆可使用。非插管患儿首先选择大小合适的面罩,面罩有圆形和解剖形两种,根据患儿年龄选择大小合适的面罩,正确的面罩大小应该能保证将空气密闭在面部,从鼻梁到下颏间隙盖住口鼻,但露出眼睛。采用"EC 钳"技术进行球囊面罩通气,操作者中指、无名指、小指成"E"字形向面罩方向托颌,拇指和食指呈"C"字形将面罩紧紧扣在面部。婴幼儿最好保持在中间的吸气位置,而不要过度伸展头部,以免产生气道压迫梗阻。常用的气囊通气装置为自膨胀气囊,婴幼儿使用的自膨胀气囊的容量要有 450～500 mL,对于较大的儿童或青少年,需要一个成人的自膨胀气囊(1000 mL)以使胸廓扩张。自膨胀气囊不接储氧器,在氧流量为 10 L/min 时,输送的氧气浓度为 30%～80%,连接储氧器后,可输送 60%～95% 的高浓度氧。儿童气囊的氧流量为 10～15 L/min,气囊常配有压力限制活瓣装置,压力水平在 35～40 cmH$_2$O。在使用复苏气囊之前应检查其功能,包括检查设备装置是否完好、检查球囊有无漏气、检查储气袋有无破损、漏气及检查减压阀功能是否完好。应用球囊面罩通气应避免过度通气,每一次缓慢给气超过 1 s,而且注意观察患儿胸廓的起伏。

无论是口对口人工通气还是球囊面罩通气,操作时都应观察患儿的胸廓起伏以了解通气的效果。如胸廓无抬起,应考虑气道开放不恰当,须再次尝试开放气道,若再次开放气道后人工呼吸仍不能使胸廓抬起,应考虑可能有异物堵塞气道,须予相应处理排除异物。

③气管内插管人工呼吸法:用于院内患儿需要持久通气,或面罩吸氧不能提供足够通气时,需要用气管内插管代替面罩吸氧。小于 8 岁的患儿用不带囊插管,大于 8 岁的患儿用带囊插管。插管后可继续进行皮囊加压通气,或连接人工呼吸机进行机械通气。

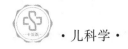

气管导管内径的选择

1. 无囊导管:早产儿 2.5 mm;足月新生儿、婴儿 3 mm 或 3.5 mm;1 岁以内 4 mm;1～2 岁 5 mm;＞2 岁按公式无囊导管大小(mm)＝年龄/4＋4 计算。

2. 有囊导管:婴儿 3 mm,1～2 岁 3.5 mm;＞2 岁按公式有囊导管大小(mm)＝年龄/4＋3.5 计算。

导管插入深度:气管隆凸上,2 岁以上应用公式导管深度(cm)＝年龄(岁)/2＋12 或导管内径(mm)×3 计算。

④胸外心脏按压与人工呼吸的协调:未建立高级气道(气管插管)时,如为单人复苏婴儿和儿童,在胸外心脏按压 30 次和开放气道后,立即给予 2 次有效的人工呼吸,胸外心脏按压与人工呼吸比为 30：2,若为双人复苏则为 15：2。建立高级气道后,按压者以 100 次/分的频率进行不间断按压,通气者以 8～10 次/分进行通气。持续 CPR 2 min 后判断有无改善,观察颈动脉、股动脉搏动,瞳孔大小及皮肤颜色等。在临床上当触及大动脉搏动提示按压有效;如有经皮血氧饱和度监测,其值上升也提示有效。

3. 除颤 儿童大部分心搏骤停由呼吸衰竭引起,然而仍有部分患儿可能发生室颤。在能够取得自动体外除颤仪(automated external defibrillator,AED)或手动除颤仪的条件下,若目击患儿突发心搏骤停,或心电监护仪显示有室颤或无脉性室性心动过速时,应尽早除颤。1 岁以下婴儿首选手动除颤仪,次选能量衰减型 AED,如两者均无法获得,可使用标准型 AED,1～8 岁使用能量衰减型 AED。首选除颤能量是 2 J/kg,如果需要第二次除颤,要调至 4 J/kg,最大不超过 10 J/kg。除颤后立即恢复 CPR,尽可能缩短电击前后的胸外心脏按压中断时间(＜10 s)。2 min 后重新评估心跳节律。

4. 迅速启动急救医疗服务系统 如有 2 名及以上人员参与急救,则一人在实施 CPR 的同时,另一人迅速启动急救医疗服务系统,如电话联系"120"或附近医院急救电话和获取除颤仪。如果只有一人施救,需马上实施 CPR,同时大声呼救,寻求他人帮助,如果呼救未果,则在实施五个循环的 CPR 后,自己电话联系急救医疗服务,并尽快恢复 CPR,直至急救医务人员抵达或患儿开始自主呼吸。

5. 药物治疗 大多数患儿,尤其是新生儿在呼吸道通畅、呼吸建立后心跳可恢复。如胸外心脏按压仍无效,可试用药物。在心搏骤停时,最好静脉内给药,但由于很难建立静脉通路,有些药物可经气管内给入,如阿托品、肾上腺素、利多卡因等,其中肾上腺素是最常用的药物。儿童气管内用药最佳剂量尚不确定,气管内用药剂量应比静脉内用量大,才能达到同样的疗效。药物从骨髓腔注入能很好地被吸收,骨髓腔内注射与静脉内注射效果相同。常用药物有以下几种。

(1) 肾上腺素:儿科患者最常见的心律失常是心脏停搏和心动过缓,肾上腺素有正性肌力和正性频率作用。剂量 0.01 mg/kg(1：10000 溶液 0.1 mL/kg),静脉或骨髓腔内给药;第二剂和以后的剂量可与首剂相同,也可用 1：1000 溶液 0.1 mL/kg 气管内给药,剂量为 0.1～0.2 mg/kg。上述给药可间隔 3～5 min 重复 1 次。每 2 min 评估心律。

(2) 碳酸氢钠:儿科患者心搏骤停的主要病因是呼吸衰竭,快速有效的通气对控制心搏、呼吸骤停引起的酸中毒和低氧血症很有必要。改善通气和扩容一般可以解决酸中毒。碳酸氢钠在较长时间的心搏骤停患儿中可考虑使用,其剂量为 3～5 mL/kg,可经静脉或骨髓腔给药。当自主循环建立及抗休克液体输入后,碳酸氢钠的用量可依血气分析的结果而定。

(3) 阿托品:应用指征为低灌注和低血压性心动过缓、预防气管插管引起的迷走神经性心动过缓、房室传导阻滞所引起的少见的症状性心动过缓以及抗胆碱酯酶类药中毒等。剂量

0.01～0.02 mg/kg，静脉、气管内或骨髓腔内给药，间隔 5 min 可重复使用。最大剂量儿童不能超过 1 mg，青少年不超过 2 mg。

（4）葡萄糖：在婴幼儿心脏复苏时，应快速进行床边的血糖检测，有低血糖时应立即给葡萄糖。当无血糖监测条件而患儿有低血糖症状或临床怀疑有低血糖时，也可给予葡萄糖。剂量 0.5～1.0 g/kg，以 25% 葡萄糖液静脉注射。

（5）利多卡因：当存在室颤时可用利多卡因。负荷量为 1 mg/kg，负荷量给予后即给静脉维持，剂量为 20～50 μg/(kg·min)。

第三节　充血性心力衰竭

充血性心力衰竭（congestive heart failure）简称心衰。心衰是指心脏收缩或舒张功能障碍，使心排血量绝对或相对不足，组织的血液灌注减少，不能满足机体需要，从而导致的一系列病理生理改变。心衰是儿童时期常见的急危重症之一。1 岁以内发病率最高，其中以先天性心脏病引起者最为多见。

一、病因

根据病理生理改变可分为以下几类。

1. 心肌收缩功能障碍　见于各种原因引起的心肌炎、风湿性心脏病、心肌病、心内膜弹力纤维增生症等。

2. 心室后负荷过重　即心室压力负荷过重，指心脏在收缩时承受的阻抗负荷增加。见于主动脉狭窄、肺动脉狭窄、高血压等。

3. 心室前负荷过重　即心室容量负荷过重，指心脏舒张期承受的容量负荷过大。见于左向右分流的先天性心脏病、瓣膜关闭不全导致的反流性疾病等。

4. 其他　严重贫血、新生儿重度窒息、甲状腺功能亢进、电解质紊乱、维生素 B_1 缺乏等也可引起心衰。

根据年龄不同，心衰的常见原因不同。新生儿期，先天性心脏病是常见原因；婴幼儿期，除先天性心脏病仍是常见原因外，心肌病变如心内膜弹力纤维增生症、病毒性心肌炎等引起的心衰增加，并应注意近年日渐增多的川崎病；儿童时期，风湿性心脏病及心肌病为心衰主要原因。

另外，感染（特别是呼吸道感染）、贫血、心律失常、输液过快、电解质紊乱和酸碱平衡失调等为心衰的常见诱因。

二、临床表现

典型临床表现可简单概况为以下三个方面。

1. 心功能障碍　心动过速，是较早出现的代偿表现，心脏扩大、第一心音低钝、末梢循环障碍，患儿表现为脉搏无力，血压偏低，脉压变小，可有交替脉，四肢末梢发凉及皮肤发花等。

2. 肺循环淤血表现　患儿呼吸急促、肺部啰音、喘鸣音，咳泡沫血痰，发绀等。

3. 体循环淤血表现　肝大，是体循环淤血最早、最常见的体征，颈静脉怒张，水肿。

新生儿和婴儿心衰表现多不典型，主要差异在可单纯表现为烦躁不安、喂养困难。呼吸急促多表现为喂养困难，喝奶时气急加重、喝奶中断；颈静脉怒张不明显，可表现为头皮静脉或手背静脉充盈饱满；水肿不明显，主要表现为眼睑或骶尾部轻度水肿，主要通过体重测量判断有无水肿。

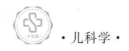

三、辅助检查

1. 胸部 X 线　表现为心影多呈普遍性扩大,搏动减弱,肺纹理增多,肺门或肺门附近阴影增加,肺部淤血。可评价心脏大小、肺部情况。

2. 心电图　不能表明有无心衰,但对心律失常及心肌缺血引起的心衰有诊断价值,并可用于指导洋地黄的应用。

3. 超声心动图　表现为心室和心房腔扩大,二维超声心动图显示心室收缩时间延长,射血分数降低。多普勒超声心动图显示 $E/A<1$。超声心动图对病因诊断及治疗前后心功能评估十分重要。

4. 生化及常规化验检查　包括电解质、肝肾功能、甲状腺素水平及血常规等,可作为初诊时的常规检查。一方面有助于评估患儿心衰常见的并发症,另一方面也有助于评估患儿的原发病。

四、诊断

(1) 安静时心率增快,婴儿>180 次/分,幼儿>160 次/分,不能用发热或缺氧解释者。

(2) 呼吸困难,青紫突然加重,安静时呼吸达 60 次/分以上。

(3) 肝大达肋下 3 cm 以上,或在密切观察下短时间内较前增大,而不能用横膈下移等原因解释者。

(4) 心音明显低钝或出现奔马律。

(5) 突然烦躁不安,面色苍白或发灰,而不能用原有疾病解释者。

(6) 尿少、下肢水肿,排除营养不良、肾炎、维生素 B_1 缺乏等原因所造成者。

上述前四项为临床诊断的主要依据。可结合其他几项以及辅助检查进行综合分析。

五、治疗

主要原则为去除病因,保护心功能。

(一) 去除病因

去除病因是控制心衰的重要环节,不知病因的治疗,风险将增大。先天性心脏病患儿尽早择期手术或介入治疗;积极抗感染、抗风湿、纠正电解质紊乱、治疗贫血或维生素 B_1 缺乏、控制高血压等,以除去引起心衰的原因或诱因。

(二) 保护心功能

1. 一般治疗　保证充分的休息,以减轻心脏负担,减少心肌耗氧,可采取平卧位或半卧位,并尽力避免患儿烦躁、哭闹,必要时给予镇静剂,如苯巴比妥、吗啡等,但需警惕呼吸抑制。患儿有烦躁、气促、发绀时需吸氧,用鼻前庭导管给氧或面罩给氧,供给湿化氧。限制液体摄入量,限制钠盐摄入。给予容易消化及富有营养的食品。

2. 药物治疗

(1) 洋地黄类药物:迄今为止洋地黄仍是儿科临床上广泛使用的强心药物之一。洋地黄制剂有增强心肌收缩、减慢心率、扩张血管和利尿的作用,除正性肌力作用外,洋地黄还具有负性传导、负性心率等作用。洋地黄对左心瓣膜反流、心内膜弹力纤维增生症、扩张型心肌病和某些先天性心脏病等所致的心衰均有效。尤其是合并心率增快、房扑、房颤者更有效,而对贫血、心肌炎引起者疗效较差。

小儿时期常用的洋地黄制剂为地高辛和西地兰。地高辛可口服和静脉注射给药,口服吸收良好,起作用时间较短,排泄亦较迅速,因此剂量容易调节,药物中毒时处理也比较容易,为儿科治疗心衰的主要药物。西地兰肌内注射吸收不良,不能达到快速起作用的效果,故主要采取静脉注射的方法治疗心衰。早产儿对洋地黄比足月儿敏感,足月儿又比婴儿敏感。婴儿的有效浓度为 2~4 ng/mL,大年龄儿童为 1~2 ng/mL。因为洋地黄的剂量和疗效的关系受到多种因素的影响,所以洋地黄的剂量要个体化。常用剂量和用法见表 16-2。

表 16-2 洋地黄制剂的临床应用

洋地黄制剂	给药法	洋地黄化总量/(mg/kg)	每天平均维持量	效力开始时间	效力最大时间	中毒作用消失时间	效力完全消失时间
地高辛	口服	<2 岁 0.05~0.06 >2 岁 0.03~0.05 (总量不超过 1.5 mg)	1/5 洋地黄化总量,分 2 次	2 h	4~8 h	1~2 天	4~7 天
	静脉	口服量的 1/2~2/3		10 min	1~2 h		
毛花苷丙(西地兰)	静脉	<2 岁 0.03~0.04 >2 岁 0.02~0.03		15~30 min	1~2 h	1 天	2~4 天

①洋地黄化法:病情较重或不能口服者,可选用西地兰或地高辛静注,首次给洋地黄化总量的 1/2,余量分 2 次,每隔 4~6 h 给予 1 次,多数患儿可于 8~12 h 内达到洋地黄化;能口服的患儿开始给予口服地高辛,首次给洋地黄化总量的 1/3 或 1/2,余量分 2 次,每隔 6~8 h 给予 1 次。

②维持量:洋地黄化后 12 h 可开始给予维持量。维持量的疗程视病情而定,急性肾炎合并心衰者往往不需用维持量或仅需短期应用;短期难以去除病因者如心内膜弹力纤维增生症或风湿性心脏病等,则应注意随患儿体重增长及时调整剂量,以维持小儿血清地高辛的有效浓度。

③使用洋地黄注意事项:洋地黄正性肌力作用与用量呈线性关系,中毒量与治疗量较接近,故计算用量时必须十分仔细,并反复核对。用药前应了解患儿在 2~3 周内的洋地黄使用情况,以防药物过量引起中毒。各种病因引起心肌炎的患儿对洋地黄耐受性差,一般按常规剂量减去 1/3,且饱和时间不宜过短。未成熟儿和出生 2 周内的新生儿因肝肾功能尚不完善,易引起中毒,洋地黄化剂量应偏小,可按婴儿剂量减少 1/3~1/2。低血钾、低血镁、酸中毒、肾功能不全、缺氧等患儿对洋地黄敏感性增强,应用时易中毒。钙剂对洋地黄有协同作用,故用洋地黄类药物时应避免用钙剂。地高辛与维拉帕米、普萘洛尔、奎尼丁、普罗帕酮、胺碘酮、卡托普利等合用,可使肾清除及分布容积下降,致血药浓度升高,易发生中毒。地高辛与红霉素合用,可增加地高辛吸收,致血浓度升高,可致中毒。

④洋地黄中毒:心衰越重、心功能越差者,其治疗量和中毒量越接近,故易发生中毒。洋地黄中毒可促使患儿心衰加重,甚至造成死亡。小儿洋地黄中毒最常见的表现为心律失常,主要为窦性心动过缓、房室传导阻滞、非阵发性窦性心动过速等,而室性期前收缩和室性心动过速则较成人少见;其次为恶心、呕吐等胃肠道症状,多见于年长儿;神经系统症状,如嗜睡、昏迷、视力障碍等较少见。

⑤洋地黄中毒的治疗:立即停用洋地黄和利尿剂,同时补充钾盐。小剂量钾盐能控制洋地黄引起的室性期前收缩和阵发性心动过速。轻者每天用氯化钾 0.075~0.1 g/kg,分次口服;严重者每小时 0.03~0.04 g/kg 静脉滴注,总量不超过 0.15 g/kg,静脉滴注时用 10% 葡萄糖稀释成 0.3% 浓度。肾功能不全和合并房室传导阻滞时忌静脉给钾。窦性心动过缓、窦房传导阻滞者可用阿托品每次 0.01~0.03 mg/kg,口服、皮下注射或静脉注射,每天 3~4 次。苯妥英钠对洋地黄中毒所致的房室传导阻滞、室性期前收缩、室上性心动过速及室性心动过速疗

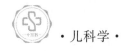

效较好。利多卡因可用于室性心律失常。高度房室传导阻滞者可安装临时起搏器。

（2）利尿剂：主要包括袢利尿剂、噻嗪类利尿剂及保钾利尿剂三类。对急性心衰或肺水肿者可选用快速强效利尿剂（如呋塞米或依他尼酸），其作用快而强，可排出较多的 Na^+，而 K^+ 的损失相对较少。呋塞米每次 $1\sim2$ mg/kg 静脉注射，必要时每 $6\sim12$ h 重复使用，静脉用药数天后，可继续口服维持疗效；或依他尼酸每次 $0.5\sim1.0$ mg/kg 静脉注射，必要时每 $8\sim12$ h 重复使用。应用袢利尿剂时应注意其副作用，低血钠、低血钾、代谢性碱中毒为其常见副作用，另外，袢利尿剂还可对听神经有毒性作用，可致耳鸣、眩晕、听力下降甚至耳聋，多发生于药量较大及肾功能不全者。慢性心衰一般联合应用噻嗪类利尿剂与保钾利尿剂，并采用间歇疗法维持治疗，防止电解质紊乱。

（3）血管紧张素转化酶抑制剂：通过血管紧张素转化酶的抑制，减少循环中血管紧张素Ⅱ的浓度，从而扩张小动脉和静脉，减轻心室前、后负荷，心肌耗氧和冠状动脉阻力降低，增加冠状动脉血流和心肌耗氧，改善心功能。小儿常用卡托普利、依那普利和贝那普利。如卡托普利初始剂量为每天 0.5 mg/kg，以后根据病情逐渐加量，每周递增 1 次，每次增加 0.3 mg/(kg·d)，最大耐受量为 5 mg/(kg·d)，分 $3\sim4$ 次口服。

（4）硝普钠：硝普钠能释放一氧化氮，松弛血管平滑肌，扩张小动脉、静脉的血管平滑肌，作用强、生效快、持续时间短。硝普钠对急性心衰（尤其是急性左心衰、肺水肿）伴周围血管阻力明显增加者效果显著。在治疗体外循环心脏手术后的低心排血量综合征时联合多巴胺效果更佳。应在动脉压力监护下进行。剂量为 $0.5\sim8$ μg/(kg·min)，静脉滴注。硝普钠溶液见光易降解，使用及保存均应避光，随配随用。

（5）β受体激动剂：主要用于心衰伴有血压下降时，可与硝普钠合用。多巴胺 $5\sim10$ μg/(kg·min)，持续静脉滴注。必要时剂量可适当增加，一般不超过 30 μg/(kg·min)。多巴酚丁胺 $2.5\sim7.5$ μg/(kg·min)，持续静脉滴注。多巴胺和多巴酚丁胺可联合应用，各 7.5 μg/(kg·min)，效果较好，且可避免剂量过大引起周围血管收缩和心律失常的不良反应。

小　结

本章讲述了儿科临床常见急症及抢救技能，如小儿惊厥、儿童心肺复苏术和充血性心力衰竭。小儿惊厥病因复杂，有感染性和非感染性因素，颅内和颅外因素，需通过病史资料认真鉴别。其中热性惊厥是小儿时期最常见的惊厥性疾病，热性惊厥分为单纯性和复杂性两种。惊厥持续状态为惊厥的危重情况。惊厥为急症，必须立即处理，治疗原则包括维持生命体征、控制惊厥发作、查找惊厥的原因并对因治疗以及预防惊厥复发。心肺复苏术是儿科基本抢救技能，最重要的是掌握基本生命支持，即胸外心脏按压、开放气道和人工通气，并注意不同年龄的儿童操作方法和操作步骤不一样，在抢救过程中每一步都应做到位，注意每一个细节，这直接关系到抢救是否成功。对于充血性心力衰竭，应通过临床表现尽快做出诊断并实施抢救。在抢救时应注意了解造成心力衰竭的原因，掌握洋地黄药物的使用，能及时判断洋地黄中毒并处理。

（欧明娥）

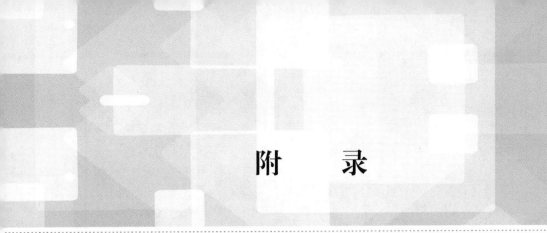

附　录

附录 A

表 A-1　2015 年九市 3 岁以下儿童体格发育测量值($\overline{x}\pm s$)

年龄/月		人数		体重/kg			身长/cm			头围/cm		
		男	女	男	女	t 值	男	女	t 值	男	女	t 值
城区	初生	2264	2147	3.38±0.40	3.26±0.40	9.861[a]	50.4±1.6	49.8±1.6	11.538[a]	34.0±1.4	33.7±1.3	9.000[a]
	1~<2	1907	1897	4.95±0.60	4.62±0.56	17.649[a]	56.3±2.1	55.2±2.0	16.154[a]	37.7±1.2	37.0±1.2	19.478[a]
	2~<3	1872	1856	6.18±0.70	5.68±0.64	22.569[a]	60.2±2.2	58.9±2.1	18.697[a]	39.5±1.1	38.6±1.1	23.536[a]
	3~<4	1895	1893	7.11±0.79	6.51±0.74	24.043[a]	63.4±2.1	61.9±2.2	21.626[a]	40.9±1.3	39.9±1.2	25.158[a]
	4~<5	1897	1853	7.78±0.89	7.11±0.77	24.712[a]	65.8±2.2	64.1±2.1	23.517[a]	41.9±1.3	40.9±1.3	25.058[a]
	5~<6	1811	1841	8.26±0.94	7.60±0.85	22.129[a]	67.7±2.3	66.1±2.3	22.006[a]	42.9±1.3	41.8±1.3	25.740[a]
	6~<8	1901	1884	8.68±0.94	8.03±0.90	21.565[a]	69.5±2.3	67.9±2.3	22.766[a]	43.8±1.3	42.6±1.2	27.946[a]
	8~<10	1892	1881	9.35±1.03	8.70±1.02	19.506[a]	72.5±2.4	70.9±2.6	19.472[a]	45.0±1.3	43.9±1.3	26.573[a]
	10~<12	1860	1862	9.88±1.11	9.24±1.05	18.084[a]	75.1±2.6	73.7±2.7	16.338[a]	45.7±1.4	44.7±1.3	23.926[a]
	12~<15	1876	1871	10.26±1.10	9.65±1.06	17.308[a]	77.6±2.7	76.2±2.7	15.571[a]	46.3±1.3	45.3±1.3	23.836[a]
	15~<18	1847	1886	11.07±1.19	10.46±1.16	15.731[a]	81.4±3.0	80.1±3.0	12.864[a]	47.0±1.3	46.1±1.3	21.083[a]
	18~<21	1882	1870	11.50±1.26	10.89±1.19	15.327[a]	84.0±3.0	82.8±3.0	12.020[a]	47.6±1.3	46.6±1.3	23.551[a]
	21~<24	1857	1815	12.38±1.35	11.73±1.25	15.216[a]	87.3±3.1	86.1±3.1	11.619[a]	48.1±1.3	47.1±1.3	23.821[a]
	24~<30	1909	1869	12.98±1.48	12.36±1.41	13.139[a]	90.6±3.6	89.3±3.6	11.060[a]	48.5±1.4	47.5±1.4	22.618[a]
	30~<36	1858	1879	14.28±1.71	13.57±1.68	12.792[a]	95.6±3.8	94.2±3.8	11.407[a]	49.1±1.4	48.2±1.4	20.168[a]
郊区	初生	—	—	—	—	—	—	—	—	—	—	—
	1~<2	1808	1806	5.01±0.60[c]	4.72±0.61[c]	14.278[a]	56.3±2.2	55.3±2.1	13.761[a]	37.8±1.2[b]	37.1±1.2[c]	17.592[a]
	2~<3	1792	1749	6.30±0.76[c]	5.79±0.68[c]	20.749[a]	60.5±2.3[c]	59.0±2.2[b]	19.002[a]	39.7±1.3[c]	38.8±1.2[c]	22.279[a]
	3~<4	1825	1839	7.13±0.83	6.50±0.74	23.972[a]	63.3±2.3	61.8±2.2	20.934[a]	41.0±1.3	39.9±1.2	25.192[a]
	4~<5	1730	1741	7.76±0.93	7.11±0.85	21.696[a]	65.6±2.3[b]	64.0±2.2[b]	21.588[a]	42.1±1.3[c]	41.0±1.3	25.474[a]
	5~<6	1803	1785	8.22±0.99	7.59±0.91	19.833[a]	67.5±2.3[b]	65.9±2.3[b]	21.146[a]	43.0±1.3	41.9±1.3[c]	24.680[a]
	6~<8	1896	1869	8.70±1.06	8.07±0.97	19.026[a]	69.4±2.6	67.8±2.5	19.264[a]	43.8±1.3	42.8±1.3[c]	25.016[a]
	8~<10	1876	1882	9.23±1.07[c]	8.62±1.03[b]	17.921[a]	72.2±2.6[c]	70.7±2.5[c]	18.157[a]	44.9±1.3	43.8±1.3	26.891[a]
	10~<12	1876	1901	9.79±1.11[c]	9.10±1.05[c]	19.502[a]	74.8±2.7[c]	73.3±2.6[c]	18.000[a]	45.7±1.3	44.6±1.3[b]	26.630[a]
	12~<15	1904	1872	10.25±1.16	9.66±1.10	15.898[a]	77.5±2.8	76.1±2.7	15.243[a]	46.3±1.3	45.2±1.3[c]	27.100[a]
	15~<18	1868	1847	10.87±1.18[c]	10.29±1.17[c]	14.997[a]	81.1±2.8[c]	79.7±3.0[c]	14.195[a]	46.9±1.3	45.9±1.3[c]	23.568[a]
	18~<21	1884	1880	11.45±1.31	10.79±1.27[b]	15.673[a]	83.6±3.2[c]	82.3±3.1[c]	12.500[a]	47.4±1.3[c]	46.4±1.3[c]	23.772[a]
	21~<24	1867	1821	12.29±1.36[b]	11.65±1.29[c]	14.813[a]	86.7±3.3[c]	85.5±3.2[c]	11.300[a]	48.0±1.3[b]	47.0±1.3	23.180[a]
	24~<30	1919	1905	12.98±1.53	12.33±1.50	13.322[a]	90.6±3.6	89.1±3.5[b]	13.056[a]	48.4±1.4[b]	47.4±1.4	21.507[a]
	30~<36	1904	1877	14.12±1.73[c]	13.59±1.64	9.695[a]	95.1±3.8[c]	94.1±3.7	8.761[a]	49.0±1.4[c]	48.1±1.4[b]	20.339[a]

注:男女比较,[a] $p<0.01$;与城区同年龄同性别比较,[b] $p<0.05$,[c] $p<0.01$;一为未测量;初生指出生 0~3 天。

表 A-2　2015 年九市 3～＜7 岁儿童体格发育测量值（$\bar{x} \pm s$）

年龄组	体重/kg 男	女	t值	身高/cm 男	女	t值	坐高/cm 男	女	t值	胸围/cm 男	女	t值	腰围/cm 男	女	t值
城区															
3.0～＜3.5岁	15.5±2.0	14.9±1.8	9.700[a]	99.4±4.0	98.3±3.8	9.305[a]	58.0±2.4	57.0±2.4	13.020[a]	51.1±2.7	50.0±2.5	13.602[a]	48.4±3.3	47.6±3.0	7.647[a]
3.5～＜4.0岁	16.6±2.2	16.0±2.0	10.064[a]	103.2±4.1	102.0±4.0	8.914[a]	59.6±2.5	58.7±2.4	11.141[a]	52.4±2.7	51.0±2.6	16.007[a]	49.7±3.4	48.6±3.2	9.992[a]
4.0～＜4.5岁	17.8±2.5	16.9±2.2	11.405[a]	106.7±4.2	105.4±4.1	9.795[a]	61.1±2.5	60.1±2.4	12.654[a]	53.4±3.0	51.8±2.7	17.084[a]	50.7±3.8	49.3±3.3	12.230[a]
4.5～＜5.0岁	19.0±2.8	18.1±2.5	10.233[a]	110.1±4.5	108.9±4.4	8.629[a]	62.6±2.6	61.8±2.6	10.175[a]	54.6±3.2	52.8±3.1	17.852[a]	51.7±4.1	50.0±3.7	12.861[a]
5.0～＜5.5岁	20.4±3.1	19.5±2.9	9.103[a]	141.1±4.6	112.8±4.5	9.103[a]	64.2±2.6	63.4±2.5	8.655[a]	55.6±3.5	54.0±3.3	14.285[a]	52.3±4.3	51.0±4.1	9.564[a]
5.5～＜6.0岁	21.7±3.5	20.7±3.2	8.973[a]	117.1±4.7	116.0±4.6	8.212[a]	65.5±2.7	64.8±2.5	7.070[a]	56.7±3.8	55.0±3.7	14.570[a]	53.4±4.7	51.6±4.4	12.078[a]
6.0～＜7.0岁	23.7±4.0	22.3±3.6	11.007[a]	121.8±4.9	120.2±5.0	9.545[a]	67.4±2.8	66.5±2.7	10.769[a]	58.3±4.3	56.1±3.9	16.162[a]	54.7±5.3	52.5±4.7	13.947[a]
郊区															
3.0～＜3.5岁	15.4±1.9	14.8±1.9	9.798[a]	99.0±4.0[c]	97.8±3.9	9.151[a]	57.8±2.5	56.9±2.5	11.672[a]	51.2±2.6	49.9±2.5	15.635[a]	48.5±3.3	47.7±3.3	8.372[a]
3.5～＜4.0岁	16.5±2.1[b]	15.8±2.0	9.264[a]	102.6±4.1[c]	101.5±4.1[c]	7.966[a]	59.4±2.5[c]	58.5±2.4[b]	10.512[a]	52.3±2.6	50.9±2.7	15.703[a]	49.4±3.3[b]	48.4±3.3	9.346[a]
4.0～＜4.5岁	17.6±2.4[c]	16.9±2.3	8.490[a]	106.2±4.2[c]	105.1±4.2[b]	8.063[a]	61.0±2.5[b]	60.0±2.5	11.434[a]	53.2±2.9[b]	51.8±2.9[b]	14.907[a]	50.4±3.7[b]	49.2±3.6	9.593[a]
4.5～＜5.0岁	18.7±2.8[c]	17.9±2.3[c]	9.256[a]	109.4±4.5[c]	108.5±4.2[c]	6.604[a]	62.4±2.6[c]	61.6±2.4	6.162[a]	54.2±3.2[c]	52.6±2.8[c]	16.455[a]	51.0±4.1[c]	49.7±3.6[c]	10.312[a]
5.0～＜5.5岁	20.0±3.1[c]	19.1±2.7[c]	9.170[a]	113.0±4.8[c]	112.1±4.5[c]	6.162[a]	63.8±2.7[c]	63.1±2.5[c]	8.681[a]	55.0±3.5[c]	53.5±3.2[c]	15.641[a]	51.9±4.6[c]	50.5±4.0[c]	10.302[a]
5.5～＜6.0岁	21.3±3.3[c]	20.3±3.2[c]	9.438[a]	116.2±4.7[c]	115.1±4.8[c]	7.545[a]	65.3±2.6[c]	64.4±2.7[c]	9.960[a]	56.3±3.6[c]	54.4±3.6[c]	16.341[a]	52.8±4.8[c]	51.1±4.5[c]	11.444[a]
6.0～＜7.0岁	23.3±4.0[c]	22.0±3.5[c]	10.998[a]	121.2±5.0[c]	119.8±5.1[c]	8.309[a]	67.2±2.8[c]	66.4±2.7	9.707[a]	57.9±4.1[c]	55.8±3.7[c]	17.022[a]	54.2±5.4[c]	52.0±4.7[c]	12.988[a]

注：男女比较，[a] $p<0.01$；与城区同年龄组比较，[b] $p<0.05$，[c] $p<0.01$；城区男孩数按年龄组从上到下分别为 1903，1933，1944，1948，1915，1895，1924 名，女孩 1909，1926，1867，1896，1897，1911，1928 名；郊区男孩数按年龄组从上到下分别为 1896，1904，1868，1883，1889，1884，1885 名，女孩 1898，1874，1889，1876，1891，1893，1890 名。

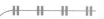
附录 B　小儿常用临床检验正常值

表 B-1　小儿各年龄血液细胞参考值(均数)

测定项目	第 1 天	2～7 天	2 周	3 月	6 月	1～2 岁	4～5 岁	8～14 岁
红细胞/($\times 10^{12}$/L)	5.7～6.4	5.2～5.7	4.2	3.9	4.2	4.3	4.4	4.5
有核红细胞	0.03～0.1	0.03～0.1	0	0	0	0	0	0
网织红细胞	0.03	—	0.003	0.015	0.005	0.005	0.005	—
红细胞平均直径/μm	8.0～8.6	—	7.7	7.3	—	7.1	7.2	—
血红蛋白/(g/L)	180～195	163～180	150	113	123	118	134	139
血细胞比容	0.53		0.43	0.34	0.37	0.37	0.40	0.41
红细胞平均体积(MCH)/fL	35	—	34	29	28	29	30	31
红细胞平均血红蛋白浓度(MCHC)	0.32	—	0.34	0.33	0.33	0.32	0.33	0.34
白细胞/($\times 10^9$/L)	20	15	12	—	12	11	8	
中性粒细胞	0.65	0.4	0.35	—	0.31	0.36	0.58	0.55～0.65
嗜酸与嗜碱粒细胞	0.03	0.05	0.04	—	0.03	0.02	0.02	0.02
淋巴细胞	0.2	0.4	0.55	—	0.60	0.56	0.34	0.30
单核细胞	0.07	0.12	0.06	—	0.06	0.06	0.06	0.06
未成熟白细胞	0.10	0.03	0	—	0	0	0	0
血小板/($\times 10^9$/L)	150～250				250	250～300		

表 B-2　血液生化检验正常参考值

测定项目	法定单位	法定→旧	旧单位	旧→法定
总蛋白(P)	60～80 g/L	×0.1	6～8 g/dL	×10
清蛋白(P)	34～54 g/L	×0.1	3.4～5.4 g/dL	×10
球蛋白(P)	20～30 g/L	×0.1	2～3 g/dL	×10
蛋白电泳(S)				
清蛋白	0.55～0.61	×100	55%～61%	×0.01
α_1 球蛋白	0.04～0.05	×100	4%～5%	×0.01
α_2 球蛋白	0.06～0.09	×100	6%～9%	×0.01
β 球蛋白	0.09～0.12	×100	9%～12%	×0.01
γ 球蛋白	0.15～0.20	×100	15%～20%	×0.01
纤维蛋白原(P)	2～4 g/L	×0.1	0.2～0.4 g/dL	×10
α_1-抗胰蛋白酶	1.5～2.5 g/L	×100	150～250 mg/dL	×0.01
C 反应蛋白(S)	68～1800 μg/L	×1	68～1800 ng/dL	×1

Note

续表

测定项目	法定单位	法定→旧	旧单位	旧→法定
免疫球蛋白 A(S)	140～2700 mg/L	×0.1	14～270 mg/dL	×10
C(S)	5～16.5 g/L	×0.1	500～1650 mg/dL	×10
M(C)	500～2600 mg/L	×0.1	50～260 mg/dL	×10
补体 C_3(S)	600～1900 mg/L	×0.1	60～190 mg/dL	×10
铜蓝蛋白(S)	0.2～0.4 g/L	×100	200～400 mg/dL	×0.01
转铁蛋白(S)	2～4 g/L	×100	200～400 mg/dL	×0.01
铁蛋白(S)	7～140 μg/L	×1	7～140 ng/mL	×1
红细胞原卟啉	<0.8 μmol/L RBC	×56.26	<50 μg/dL RBC	×0.017
葡萄糖(空腹 B)	3.3～5.5 mmol/L	×18	60～100 mg/dL	×0.056
胆固醇(P.S)	2.8～5.2 mmol/L	×38.7	110～200 mg/dL	×0.026
甘油三酯(S)	0.23～1.24 mmol/L	×88.54	20～110 mg/dL	×0.133
血气分析(A.B)				
氢离子浓度	35～50 nmol/L	—	7.3～7.45 pH	—
二氧化碳分压	4.7～6 kPa	×7.5	35～45 mmHg	×0.133
二氧化碳总含量	20～28 mmol/L	×1	20～28 mEq/L	×1
氧分压	10.6～13.3 kPa	×7.5	80～100 mmHg 新生儿 60～90 mmHg	×0.133
氧饱和度	0.91～0.97 0.60～0.85(V)	×100	91%～97% 60%～85%	×0.01
标准重碳酸氢盐	20～24 mmol/L	×1	20～24 mEq/L	×1
缓冲碱	45～52 mmol/L	×1	45～52 mEq/L	×1
碱剩余	−4～+2 mmol/L	×1	−4～+2 mEq/L	×1
二氧化碳结合力(P)	18～27 mmol/L	×2.24	40～60 Vol%	×0.449
阴离子间隙	7～16 mmol/L	×1	7～16 mEq/L	×1
血清电解质、无机盐和微量元素(S)				
钠	135～145 mmol/L	×1	135～145 mEq/L	×1
钾	3.5～5.5 mmol/L	×1	3.5～5.5 mEq/L	×1
氯	96～106 mmol/L	×1	96～106 mEq/L	×1
磷	1.3～1.8 mmol/L	×3.1	4.0～5.5 mg/dL	×0.323
钙	2.2～2.7 mmol/L	×4.0	8.8～10.8 mg/dL	×0.25
镁	0.7～1.0 mmol/L	×2.43	1.8～2.4 mg/dL	×0.411
锌	10.7～22.9 μmol/L	×6.54	70～150 μg/dL	×0.153
铜	12.6～23.6 μmol/L	×6.355	80～150 μg/dL	×0.157
铅	<1.45 μmol/L	×20.7	<30 μg/dL	×0.048
铁	9.0～28.6 μmol/L	×5.58	50～160 μg/dL	×0.179

Note

续表

测定项目	法定单位	法定→旧	旧单位	旧→法定
铁结合力	45～72 μmol/L	×5.58	250～400 μg/dL	×0.179
尿素氮(B)	1.8～6.4 mmol/L	×2.8	5～18 mg/dL	×0.357
肌酐(S)	44～133 μmol/L	×0.0113	0.5～1.5 μg/dL	×88.4
氨(B)	29～58 μmol/L	×1.7	50～100 μg/dL	×0.588
总胆红素(S)	3.4～17.1 μmol/L	×0.059	0.2～1.0 mg/dL	×17.1
直接胆红素(P)	0.50～3.4 μmol/L	×0.059	0.03～0.2 mg/dL	×17.1
凝血酶时间(P)	15～20 s	—	15～20 s	—
凝血酶原时间	12～14 s	—	12～14 s	—
凝血酶原消耗时间(S)	>35 s	—	>35 s	—
抗链球菌溶血素"O"	—	—	<500 U	—
血清酶				
脂肪酶	18～128 U/L	×1	18～128 U/L	×1
淀粉酶	35～127 U/L	×1	35～127 U/L	×1
γ-谷氨酰转肽酶	5～32 U/L	×1	5～32 U/L	×1
谷丙转氨酶（赖氏）	<30 U/L	×1	<30 U/L	×1
谷草转氨酶（赖氏）	<40 U/L	×1	<40 U/L	×1
乳酸脱氢酶	60～250 U/L	×1	60～250 U/L	×1
碱性磷酸酶（金氏）	106～213 U/L	×1	106～213 U/L	×1
酸性磷酸酶（金氏）	7～28 U/L	×1	7～28 U/L	×1
磷酸肌酸酶	5～130 U/L	×1	5～130 U/L	×1
血清激素				
促肾上腺皮质激素	25～100 μg/L	×1	25～100 pg/mL	×1
皮质醇(空腹 8 am)	138～635 nmol/L　8 pm 为 8 am 值的 50%	×0.0362	5～23 μg/dL	×27.6
C 肽(空腹)	0.5～2.0 μg/L	×1	0.5～2 ng/dL	×1
胰岛素(空腹)	7～24 mU/L	×1	7～24 μU/L	×1
三碘甲状腺原氨酸(T_3)	1.2～4.0 nmol/L	×65.1	80～260 ng/dL	×0.0154
甲状腺素(T_4)	90～194 nmol/L	×0.078	7～15 μg/dL	12.9
促甲状腺激素(TSH)	2～10 mU/L	×1	2～10 μU/mL	×1
抗利尿激素（血渗透压正常时）	1～7 ng/L	×1	1～7 Pg/mL	×1

注：(A)动脉血；(B)全血；(P)血浆；(S)血清。

Note

附录 C　2020 年临床助理医师儿科疾病考试大纲

一、绪论

年龄分期和各期特点

二、生长发育

（一）小儿生长发育的规律

（二）体格生长常用指标

（三）骨骼发育和牙齿发育

（四）运动和语言发育

三、儿童保健

（一）计划免疫种类

（二）预防接种实施程序

四、营养和营养障碍疾病

（一）儿童营养基础

1. 能量代谢　2. 营养素的需要（宏量与微量营养素）　3. 水的需要

（二）婴儿喂养

1. 母乳喂养　2. 人工喂养　3. 过渡期食物（辅食）添加

（三）蛋白质-能量营养不良

1. 病因　2. 临床表现　3. 并发症　4. 诊断　5. 治疗

（四）维生素 D 缺乏性佝偻病

1. 病因　2. 临床表现　3. 诊断与鉴别诊断　4. 治疗及预防

（五）维生素 D 缺乏性手足搐搦症

1. 病因　2. 临床表现　3. 诊断与鉴别诊断　4. 治疗

五、新生儿及新生儿疾病

（一）概述

新生儿分类方法

（二）新生儿的特点及护理

1. 正常足月儿和早产儿的外观特点和生理特点　2. 新生儿护理

（三）新生儿窒息与复苏

1. 临床表现　2. 诊断　3. 治疗

（四）新生儿缺氧缺血性脑病

1. 临床表现　2. 诊断　3. 治疗

（五）新生儿黄疸

1. 新生儿胆红素代谢特点

2. 新生儿生理性黄疸与病理性黄疸的鉴别

3. 新生儿病理性黄疸的病因分类与疾病举例

（六）新生儿败血症

1. 临床表现　2. 治疗

六、遗传性疾病

（一）唐氏综合征

1. 临床表现　2. 细胞遗传学检查　3. 诊断与鉴别诊断

Note

（二）苯丙酮尿症

1. 发病机制　2. 临床表现　3. 诊断与鉴别诊断　4. 治疗

七、风湿性疾病

川崎病

1. 临床表现　2. 辅助检查　3. 诊断与鉴别诊断　3. 治疗　4. 预后与随访

八、感染性疾病

常见出疹性疾病（麻疹、风疹、幼儿急疹、水痘、手足口病、猩红热）

1. 病因　2. 各种皮疹特点和出疹规律　3. 常见并发症　4. 治疗和预防

九、结核病

（一）概述

结核菌素试验的临床意义

（二）原发型肺结核

1. 临床表现　2. 诊断与鉴别诊断　3. 治疗

（三）结核性脑膜炎

1. 临床表现　2. 诊断与鉴别诊断　3. 治疗

十、消化系统疾病

（一）解剖生理特点

1. 解剖特点　2. 生理特点

（二）小儿腹泻病

1. 病因　2. 临床表现　3. 诊断与鉴别诊断　4. 治疗

5. 液体疗法（小儿体液特点及其平衡调节、常用溶液配制、液体疗法基本实施方法）

十一、呼吸系统疾病

（一）解剖生理特点

1. 解剖特点　2. 生理特点

（二）急性上呼吸道感染

1. 病因　2. 临床表现　3. 诊断与鉴别诊断　4. 治疗

（三）支气管哮喘

1. 诊断与鉴别诊断　2. 治疗

（四）支气管肺炎

1. 临床表现　2. 并发症　3. 治疗　4. 几种不同病原体所致肺炎的特点

十二、心血管系统疾病

（一）心血管系统生理特点

1. 胎儿-新生儿循环的转换　2. 小儿心率、血压的特点

（二）先天性心脏病概述

1. 分类　2. 几种常见先天性心脏病的临床表现、诊断与鉴别诊断

（三）房间隔缺损

1. 临床表现　2. 诊断　3. 并发症

（四）室间隔缺损

1. 临床表现　2. 诊断　3. 并发症

（五）动脉导管未闭

1. 临床表现　2. 诊断　3. 并发症

（六）法洛四联症

1. 临床表现　2. 诊断　3. 并发症

十三、泌尿系统疾病

（一）泌尿系统解剖、生理特点

1. 解剖特点　2. 生理特点　3. 小儿排尿及尿液特点

（二）急性肾小球肾炎

1. 病因　2. 临床表现与分型　3. 辅助检查　4. 诊断与鉴别诊断　5. 治疗

（三）肾病综合征

1. 分类方法　2. 临床表现　3. 辅助检查　4. 诊断与鉴别诊断　5. 并发症　6. 治疗

十四、造血系统疾病

（一）小儿造血及血象特点

1. 造血特点　2. 血象特点

（二）小儿贫血概述

1. 贫血概念　2. 贫血分类（包括分度、病因分类、形态分类）　3. 治疗原则

（三）缺铁性贫血

1. 病因　2. 临床表现　3. 辅助检查　4. 诊断与鉴别诊断　5. 治疗与预防

（四）营养性巨幼细胞性贫血

1. 病因　2. 临床表现　3. 辅助检查　4. 诊断与鉴别诊断　5. 治疗与预防

十五、神经系统疾病

（一）小儿神经系统发育特点

1. 脑的发育　2. 脊髓的发育　3. 神经反射

（二）热性惊厥

1. 临床表现　2. 诊断与鉴别诊断　3. 治疗

（三）化脓性脑膜炎

1. 病因　2. 临床表现　3. 辅助检查　4. 诊断与鉴别诊断　5. 治疗

十六、内分泌系统疾病

先天性甲状腺功能减退症

1. 病因　2. 临床表现　3. 辅助检查　4. 诊断与鉴别诊断　5. 治疗

主要参考文献

[1] 江载芳,申昆玲,沈颖.诸福棠实用儿科学[M].8版.北京:人民卫生出版社,2015.

[2] 王卫平,孙锟,常立文.儿科学[M].9版.北京:人民卫生出版社,2018.

[3] 张亚钦,李辉.2015年中国九市七岁以下儿童体格发育调查[J].中华儿科杂志,2018,56(3):192-199.

[4] 王洪涛,李玉波.儿童保健与疾病诊疗[M].武汉:华中科技大学出版社,2011.

[5] 沈晓明,王卫平.儿科学[M].7版.北京:人民卫生出版社,2008.

[6] 董卫国.临床医学PBL教程[M].北京.人民卫生出版社,2012.

[7] 毛萌,李廷玉.儿童保健学[M].3版.北京:人民卫生出版社,2014.

[8] 斯特兰奇等.儿科急诊医学[M].3版.陈其,译.北京:人民军医出版社,2012.

[9] 黎海芪.实用儿童保健学[M].北京:人民卫生出版社,2016.

[10] 苏宜香.儿童营养及相关疾病[M].北京:人民卫生出版社,2016.

[11] 中国营养学会.中国居民膳食营养素参考摄入量(2013版)[M].北京:中国标准出版社,2014.

[12] 邵肖梅,叶鸿瑁,丘小汕.实用新生儿学[M].5版.北京:人民卫生出版社,2019.